高等职业学校"十四五"规划书证融通特色教材

数字案例版

▶ 供护理、助产、临床医学、预防医学、药学、医学检验技术、康复治疗技术、医学影像技术等专业使用

生理学

（数字案例版）

U0278689

主　编　卢　兵　王伯平

副主编　景　红　刘重斌　尚曙玉　钟　瑶

编　者　（以姓氏笔画为序）

王伯平　汉中职业技术学院

卢　兵　镇江市高等专科学校

代传艳　贵州工程职业学院

刘重斌　湖州师范学院

李佳欢　镇江市高等专科学校

张　艳　镇江市高等专科学校

尚曙玉　黄河科技学院

钟　瑶　荆门职业学院

景　红　宁夏医科大学

华中科技大学出版社
http://www.hustp.com
中国·武汉

内 容 简 介

本书是高等职业学校"十四五"规划书证融通特色教材（数字案例版）。

本书共十二章，主要包括绪论、细胞的基本功能、血液、血液循环、呼吸、消化和吸收、能量代谢与体温、肾的排泄功能、感觉器官、神经系统的功能、内分泌、生殖。内容着重强调生理学的基本理论和基本概念，但不强求深度；强调科学性、启发性、先进性和适用性，内容简明扼要、深入浅出、条理清晰。

本书可供高等职业院校护理学、助产学及其他医学相关专业专科学生使用。

图书在版编目（CIP）数据

生理学：数字案例版/卢兵，王伯平主编.—武汉：华中科技大学出版社，2022.1（2024.1重印）
ISBN 978-7-5680-7898-6

Ⅰ．①生…　Ⅱ．①卢…　②王…　Ⅲ．①人体生理学-高等职业教育-教材　Ⅳ．①R33

中国版本图书馆 CIP 数据核字（2022）第 006575 号

生理学（数字案例版）　　　　　　　　　　　　　　　　　　　　　　卢　兵　王伯平　主编
Shenglixue(Shuzi Anli Ban)

策划编辑：蔡秀芳
责任编辑：郭逸贤
封面设计：原色设计
责任校对：李　弋
责任监印：周治超
出版发行：华中科技大学出版社（中国·武汉）　　　电话：（027）81321913
　　　　　武汉市东湖新技术开发区华工科技园　　　邮编：430223
录　　排：华中科技大学惠友文印中心
印　　刷：武汉市籍缘印刷厂
开　　本：889mm×1194mm　1/16
印　　张：14
字　　数：407 千字
版　　次：2024 年 1 月第 1 版第 3 次印刷
定　　价：49.80 元

高等职业学校"十四五"规划书证融通特色教材（数字案例版）

编委会

网络增值服务使用说明

欢迎使用华中科技大学出版社医学资源网yixue.hustp.com

1.教师使用流程

（1）登录网址：**http://yixue.hustp.com** （注册时请选择教师用户）

> 注册　登录　完善个人信息　等待审核

（2）审核通过后，您可以在网站使用以下功能：

2.学员使用流程

建议学员在PC端完成注册、登录、完善个人信息的操作。

（1）PC端学员操作步骤

①登录网址：**http://yixue.hustp.com** （注册时请选择普通用户）

> 注册　登录　完善个人信息

② 查看课程资源

如有学习码，请在个人中心-学习码验证中先验证，再进行操作。

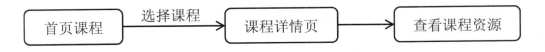

（2）手机端扫码操作步骤

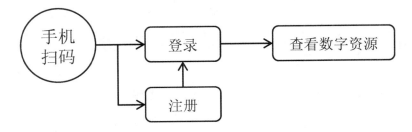

总　序

2019 年国务院正式印发《国家职业教育改革实施方案》(简称《方案》),对职业教育改革提出了全方位设想。《方案》明确指出,职业教育与普通教育是两种不同教育类型,具有同等重要地位,要将职业教育摆在教育改革创新和经济社会发展中更加突出的位置。职业教育的重要性被提高到了"没有职业教育现代化就没有教育现代化"的历史新高度,作为高等职业教育重要组成部分的高等卫生职业教育,同样受到关注。

高等卫生职业教育既具有职业教育的普遍特性,又具有医学教育的特殊性。医学专业的专科人才培养要求以职业技能的培养为根本,以促进就业和适应产业发展需求为导向,与执业资格考试紧密结合,突出职业教育的特色,着力培养高素质复合型技术技能人才,力求满足学科、教学和社会三方面的需求。

为了进一步贯彻落实文件精神,适应医学专业高职教育改革发展的需要,满足"健康中国"对高素质复合型技术技能人才培养的需求,充分发挥教材建设在提高人才培养质量中的基础性作用。经调研后,在全国卫生职业教育教学指导委员会专家和部分高职高专示范院校领导的指导下,华中科技大学出版社组织了全国近 50 所高职高专医药院校的 200 多位老师编写了这套高等职业学校"十四五"规划书证融通特色教材(数字案例版)。

本套教材强调以就业为导向、以能力为本位、以岗位需求为标准的原则。按照人才培养目标,遵循"三基"(基本理论、基本知识、基本技能)、"五性"(思想性、科学性、先进性、启发性、适用性)、"三特定"(特定目标、特定对象、特定限制)的编写原则,充分反映各院校的教学改革成果和研究成果,教材编写体系和内容均有所创新,在编写过程中重点突出以下特点。

(1)紧跟教改,与"1+X"证书制度接轨。紧跟高等卫生职业教育的改革步伐,引领职业教育教材发展趋势,注重体现"学历证书+若干职业技能等级证书"制度(即"1+X 证书"制度),提升学生的就业竞争力。

(2)坚持知行合一、工学结合。教材融传授知识、培养能力、提高技能、提高素质为一体,注重职业教育人才德能并重、知行合一和崇高职业精神的培养。

(3)创新模式,提高效用。教材大量应用问题导入、案例教学、探究教学等编写理念,将"案例"作为基础与临床课程改革的逻辑起点,引导课程内容的优化与传授,适应当下短学制医学生的学习特点,提高教材的趣味性、可读性、简约性。

(4)纸质数字,融合发展。教材对接科技发展趋势和市场需求,将新的教学技术融入教材建设中,开发多媒体教材、数字教材等新媒体教材形式,推进教材的数字化建设。

(5)紧扣大纲,直通医考。紧扣教育部制定的高等卫生职业教育教学大纲和最新执业资格考试要求,随章节配套习题,全面覆盖知识点和考点,有效提高执业资格考试通过率。

本套教材得到了相关专家和领导的大力支持与高度关注,我们衷心希望这套教材能在相关课程的教学中发挥积极作用,并得到读者的青睐。我们也相信这套教材在使用过程中,通过教学实践的检验和实际问题的解决,能不断得到改进、完善和提高。

高等职业学校"十四五"规划书证融通特色教材
(数字案例版)编写委员会

　　为了贯彻落实《国务院关于加快发展现代职业教育的决定》和《教育部关于深化职业教育教学改革全面提高人才培养质量的若干意见》等文件精神，积极落实高等卫生职业教育改革发展的最新成果，华中科技大学出版社组织了来自全国高等医学院校的一线骨干教师参加了本教材的编写工作。

　　编者在编写过程中，着重强调生理学的基本理论和基本概念，但不强求深度；强调教材的科学性、启发性、先进性和适用性，注重内容的简明扼要、深入浅出、条理清晰。为了使教材内容理论联系实际，培养学生的学习兴趣，章节内设有案例引导、知识拓展。同时为便于学生的自学和复习，章前增加了能力目标，章后增加了目标检测，以利于学生对教学内容的理解和掌握。内容在"必需、够用"的前提下，以执业资格考试大纲规定的知识点为主，并根据各学科之间的联系衔接来编写。

　　在本教材编写过程中参考了大量的文献资料，在此，谨向这些著作的作者表示诚挚的敬意和衷心的感谢！同时也得到了华中科技大学出版社和各编委所在单位的大力支持和帮助，在此一并致以衷心的感谢。

　　本教材可供高等职业院校护理学、助产学及其他医学相关专业专科学生使用。因为我们的学术水平有限，本教材难免有许多不妥之处，我们真诚地希望得到使用本教材的广大读者的反馈意见，以便今后改进。

编　者

目 录

MULU

第一章 绪 论

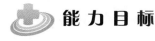

能力目标

1.掌握:兴奋性、内环境和稳态的概念;人体功能活动的主要调节方式;反馈的概念及负反馈的意义。

2.熟悉:生命的基本特征。

3.了解:生理学研究的内容及其与医学的关系。

本章PPT

第一节 概 述

一、生理学的对象和任务

生理学是研究机体的正常生命活动规律和各个组成部分功能的一门科学。生命活动是指机体在形态结构上所表现的各种功能活动。

生理学的任务就是研究构成机体各个系统的器官和细胞的正常活动过程及其活动的内在机制。研究不同细胞、器官、系统之间的相互联系和相互作用,从而认识到机体作为一个整体,其各部分的功能活动是如何互相协调、互相制约,从而在复杂多变的环境中能够维持正常的生命活动。

生理学是用物理、化学等相关理论和方法来研究生命活动现象的科学,是一门重要的医学基础课程。疾病同健康一样,也是生命的表现形式。机体患病时表现的种种异常变化,往往是正常结构、功能发生量变和质变的结果。不掌握人体正常生命活动的规律,就不能提出保持和增进健康、提高生命质量的措施。不熟悉正常人体生理功能的知识,就不可能掌握防治疾病、促进康复的理论和技能。医学专业学生只有先学好生理学,才能为今后学习生物化学、病理学、药理学、免疫学等基础医学课程,以及预防医学和临床医学奠定必要的理论基础。

二、生理学的研究方法

生理学的研究对象是人体的正常功能及其活动规律。主要研究方法有动物实验、人体实验和调查研究。动物实验的方法大体上可分为急性动物实验与慢性动物实验两大类,而急性动物实验又可分为在体实验与离体实验两种。在体实验是在无痛条件下,露出研究的部位,观察和记录某些生理功能在人为干预下的变化。离体实验是从活着或刚处死的动物体内取出某一器官(如心脏)或某组织(如肌肉、神经等),置于适宜的人工环境中,观察某些人为干扰因素对其功能活动的影响。急性动物实验的优点是实验条件比较简单,也较易控制,便于进行直接的观察和细致的分析;离体实验更能

Note

1

深入到细胞和分子水平,有助于揭示生命现象的基本规律。但急性动物实验的结果可能与生理条件下完整机体的功能活动有所不同,尤其是离体实验的结果。此时被研究的对象,如器官、组织、细胞或细胞中的某些成分已经脱离整体,它们所处的环境已发生很大的改变,实验结果与在整体中的真实情况相比,可能会有很大的差异。

人体实验由于受到伦理学的限制,目前主要是进行人群资料调查,如人体血压、心率、肺通气量、肾小球滤过率,以及红细胞、白细胞和血小板数量的正常值就是通过对大批人群采样,再进行数据的统计学分析而获得的。

调查研究主要是在大样本人群中对人体生理正常值进行测量和统计。

总之,各种实验方法各有其优、缺点。对某种生理功能的研究,究竟适宜采用哪些实验方法,应根据实际情况加以选择。

三、生理学的研究内容

生理学的研究内容包括人体各个系统,如循环系统、呼吸系统、消化系统、泌尿系统、神经系统、内分泌系统等的功能活动规律和机制;内外环境变化对各系统生命活动的影响;以及机体各个系统之间相互配合适应内外环境变化的机制。细胞作为机体结构和功能的基本单位,细胞的基本功能也属于生理学研究内容。

四、生理学研究的三个水平

伴随着科学的进步、科学研究手段的日益发展,通过细胞分离和培养、生物电子学、免疫组织化学、同位素、三维成像技术、超微量测定技术的应用,生理学研究水平从早期的整体水平,逐渐深入发展到器官、细胞甚至分子水平。生理学研究可划分为三个水平,即整体水平、器官和系统水平、细胞和分子水平。

1. 整体水平　整体水平的研究是以完整机体为研究对象,研究机体内各器官、系统之间的相互联系和相互影响,以及机体与环境之间的相互联系和相互影响。人体生理学的研究对象是人的机体,机体内各系统之间生理功能彼此联系、相互制约,并随着个体内外条件的改变而不断变化,保持协调统一,所以从整体水平研究需注意这种联系、变化发展的规律。例如,宇航员在太空失重环境下与在地球表面重力环境下,其各系统的生理指标都可能发生改变,这种对于外部环境改变后,机体生理功能的观察研究,就属于整体水平的研究。

2. 器官和系统水平　器官和系统水平的研究是关于机体内各器官和系统功能的研究。这方面的研究着重于阐明器官和系统对于机体有什么作用,它们是怎样进行活动的,这些活动受到哪些因素的调控等。例如,关于血液循环系统的生理功能研究,需要阐明心脏各部分如何协调活动、心脏如何射血、血管如何调配血液供给、血管内血液流动的动力和阻力、心血管活动如何调节等规律,这类研究是对完整的心脏、血管和循环系统进行观察,是以器官和系统作为研究对象的,所以称为器官和系统水平的研究。

3. 细胞和分子水平　细胞和分子水平的研究是关于生命现象的细胞和分子机制的研究。生理活动的物质基础是生物机体,构成机体最基本的结构和功能单位是细胞,每一器官的功能都与组成该器官的细胞的生理特性分不开,细胞的生理特性又取决于构成细胞的各种物质的理化特性尤其是蛋白质等一些生物大分子的理化特性。例如,骨骼肌的收缩功能与由粗肌丝、细肌丝构成的肌细胞密切相关,而构成粗肌丝、细肌丝的分子基础正是各种肌肉收缩蛋白。目前,从细胞和分子水平研究生命活动的机制,已成为生理学的研究热点。

生理学被分为三个水平的研究只是相对而言,为了比较全面和深入地阐释生命现象的机制,在研究时必须将多个水平、多种手段相互配合应用。

第二节 生命活动的基本特征

生命现象多种多样,生物学家通过广泛而深入的研究,发现生命活动的基本特征是新陈代谢、兴奋性、适应性和生殖,这四种特征为活的个体所特有,其中新陈代谢为最基本的特征,了解这些特征有助于我们理解机体活动的规律。

一、新陈代谢

机体不断从外界摄取营养物质,经过改造,转化为构成自身的结构,同时又不断把自身和外来物质分解为代谢产物排出体外。机体与环境之间的这种物质和能量交换、不断实现自我更新的过程就是新陈代谢(metabolism),它包括合成代谢(同化作用)和分解代谢(异化作用)。合成代谢是指机体不断从外界摄取营养物质,经过机体的改造、转化,产生构成自身结构的新物质,并储备机体活动所需能量的过程;分解代谢是指机体不断分解自身物质释放能量供生命活动的需要,并将代谢产物排出体外的过程。

物质的合成、分解、转化与利用伴随着能量的储存、释放、转移和利用。机体新陈代谢包括物质代谢和能量代谢两个方面。物质代谢是生命的物质基础,也是能量代谢的基础,是能量的根本来源。

机体一切功能活动都是建立在新陈代谢的基础上,机体在新陈代谢的基础上表现出生长、发育、生殖、运动等一切生命现象,新陈代谢一旦停止,意味着生命也将终结。

二、兴奋性

在正常情况下,机体能随环境的变化做出适当的反应。机体或组织对刺激发生反应的能力或特性称为兴奋性(excitability),其能使机体对环境的变化做出应变,是生物体生存的必要条件。生理学中将能引起机体发生反应的内外环境条件的变化称为刺激(stimulus),刺激所引起的机体的变化称为反应(response),例如,骨骼肌受到一定强度的电流刺激,引起肌细胞收缩,这是肌肉组织对电流变化的反应。寒冷刺激可使机体皮肤血管收缩,散热减少,分解代谢加强,产热量增加,甚至肌肉颤抖,这是机体对寒冷刺激的反应。

神经、肌肉、腺体是机体内兴奋性较高的组织,称为可兴奋组织,它们对刺激反应迅速,易于观察,并有电位变化作为客观标志。不同的可兴奋组织对刺激所做出的反应形式各异,神经组织兴奋的表现为动作电位的产生和传导(神经冲动);肌肉组织兴奋的表现为收缩;腺体兴奋的表现为腺细胞分泌。

(一)刺激与反应

刺激的种类很多,按性质分类可分为物理刺激,如声、光、电、机械、温度、放射线等;化学刺激,如酸、碱、药物等;生物刺激,如细菌、病毒等;此外,就人类而言,社会因素形成的心理刺激,对机体的生理功能也能造成影响,产生心身疾病。

并非所有刺激都能使机体发生反应,实验表明,任何刺激要引起机体或组织产生兴奋反应必须具备三个条件(刺激三要素):刺激强度、刺激持续时间和强度时间变化率。

1. 足够的刺激强度 如将刺激持续的时间和强度时间变化率保持不变,刺激必须要达到一定的强度才能引起组织反应。能引起组织发生反应的最小刺激强度称为阈强度(threshold intensity,刺激阈或阈值),强度等于阈强度的刺激称为阈刺激(threshold stimulus);强度大于阈强度的刺激称为阈上刺激;强度小于阈强度的刺激则称为阈下刺激,阈刺激和阈上刺激都能引起组织发生反应,所以是有效刺激,而单个阈下刺激则不能引起组织的反应,组织的兴奋性与刺激强度成反变关系(兴奋性∝1/阈强度),即阈强度越小,说明组织的兴奋性越高;阈强度越大,说明组织的兴奋性越低,机体内

3

各种组织的兴奋性高低是不同的,刺激强度可以作为衡量组织兴奋性高低的客观指标。

2.足够的刺激持续时间 刺激必须持续一定的时间,才能引起组织的反应。如果刺激持续的时间太短,那么即使刺激强度足够,也不能引起组织反应。

3.强度时间变化率 刺激由弱变强,或由强变弱,均可引起组织发生反应。单位时间内强度增减的量,称为强度时间变化率,即指作用到组织的刺激需多长时间,其强度由零达到阈强度而成为有效刺激。强度时间变化率越大,刺激越强。

（二）兴奋与抑制

组织在安静时,无明显功能活动表现,其内部理化过程仍不断进行,处于一种相对静止状态,称为生理静息状态。在此基础上,当机体受到刺激而发生反应时,从其外表活动特征来看有两种类型:兴奋和抑制。兴奋(excitation)是指细胞或组织在受到刺激后,由相对静止状态转变为活动状态,或受刺激后活动由弱变强的状态;抑制(inhibition)是指细胞或组织在受到刺激后,由活动状态转变为生理静息状态,或受到刺激后活动由强变弱的状态。如肾上腺素引起的心跳加快、加强,心输出量增多即为兴奋;乙酰胆碱引起心跳减慢、减弱,心输出量减少即为抑制。抑制并不是无反应,而是与兴奋过程相对立的另一种主动过程。正常机体活动的各种表现都是兴奋和抑制相互协调的结果。

三、适应性

机体不但能够对内、外环境的变化做出反应,也可调整体内各部分活动和相互关系以适应环境的变化。这种机体根据外部情况调整自身功能活动的生理特征,称为适应性(adaptability)。适应性可分为行为性适应和生理性适应。如机体遇到伤害性刺激时会出现躲避的活动,属于行为性适应。行为性适应普遍存在于生物界,属于本能行为。生理性适应是指身体内部的协调性反应,如长期生活在高原氧分压低的环境中,人血液中红细胞数量和血红蛋白含量会增多,以增加血氧的运载能力,属于生理性适应。

四、生殖

生物体生长发育到一定阶段后,能产生与自己相似的子代个体,这种功能称为生殖(reproduction)或自我复制(self replication)。生物体的寿命是有限的,只有通过生殖过程产生新的个体来延续种系。

要点:生命活动的基本特征,即新陈代谢、兴奋性、适应性和生殖,其中最重要的特征是新陈代谢。

第三节 人体与环境

案例引导

小明与小峰为同班同学,某日晚自习下课后,小明躲在回宿舍的较暗小路处,等小峰走近时突然跳出捉弄他。当时小峰吓得立即尖叫一声,朝后躲避,过几秒钟后,小峰感觉心跳加速、血压升高、全身出冷汗、汗毛竖立,好长时间才恢复正常。

具体任务:为何小峰会出现尖叫、躲避及全身症状;为何要好长时间才能恢复正常?

案例解析
1-1

一、人体与外环境

环境是人类和其他生物赖以生存的空间,人类环境分为自然环境和社会环境。

1. 自然环境对人体的影响　自然环境即存在于人们周围的客观物质世界。自然环境分为原生环境和次生环境。原生环境即天然形成的环境条件。在原生环境中,许多自然因素都对健康起着促进作用。有些地域,由于水或土壤中某些元素含量过多或过少,也可以导致一些地方性疾病,如地方性甲状腺肿、地方性氟中毒、克山病等。次生环境是由于人类生产、生活对自然环境施加影响所形成的环境,包括人工优化环境(如绿化美化环境)和污染环境,环境污染是人类过度影响环境所造成的,如超量开采地下水,过度砍伐森林,噪声,工矿企业产生的废水、废气等,已经成为危害人类健康的重要问题。

2. 社会环境对人体的影响　社会环境又称非物质环境,是指人类在生产生活交往中相互形成的特殊关系,包括社会因素和心理因素,如社会制度、教育、人的行为方式、心理状况、医药卫生服务等,社会环境对人体的影响越来越明显,一个完整的个体不仅是生物的人,也是社会的人,个体总是生活在特定的社会环境内,置身在不同层次的人际网络之中,社会环境的变动常会影响个体的心理和躯体健康。如焦虑症患者心理上或情绪上的波动,可引起神经系统、内分泌系统和免疫系统等机体功能的变化,社会因素和心理因素目前已成为严重威胁人类健康的心脑血管疾病、恶性肿瘤、消化性溃疡、内分泌紊乱等疾病的重要病因。

3. 人与环境的关系　人与环境表现为相互依存、相互制约的关系,人与环境不断地进行物质和能量的交换,两者之间保持着动态平衡关系;人对外界环境改变有较强的适应能力,不管是自然环境或者社会环境的改变,都可能影响人体的生理功能,如果机体无法通过自身调节适应环境的改变,就可能引起人体疾病或死亡。人有改变环境的主观能动作用,人们在改变环境的同时,必须充分估计和尽量避免环境对人类不良的反作用,使环境向着对人类有利的方向发展。

二、体液

人体体内的液体总称为体液,成人体液约占体重的 60%。体液可分为两大部分:存在于细胞内的称为细胞内液,约占 2/3(体重的 40%);存在于细胞外的称为细胞外液,约占 1/3(体重的 20%),包括组织液、血浆、淋巴液、脑脊液、房水、体腔液(胸膜腔液、滑膜液、心包液)等。细胞外液中,血浆约占 1/4,组织液约占 3/4。细胞内液与组织液之间通过细胞膜进行物质交换;血液与组织液之间则通过毛细血管壁进行水分和某些物质的交换。血浆作为沟通各部分体液与外界环境进行物质交换的媒介,它的组成与性质不仅可反映机体与外环境之间物质交换的情况,而且能反映组织的代谢情况以及内环境各部分之间的物质交换情况。

三、内环境及其稳态

机体生存所处的自然界称为外环境,人体内的绝大多数细胞浸浴和生存在细胞外液之中,并不与外环境直接进行物质交换。细胞代谢所需要的 O_2 和排出的 CO_2、营养物质的摄取和代谢产物的排出等细胞赖以生存的物质的交换过程,都必须通过细胞周围的细胞外液进行,所以,细胞外液是细胞直接生活的体内环境,称为机体的内环境,以区别于机体赖以生存的外环境。

内环境的理化特性,如温度、渗透压和酸碱度以及各种离子成分等,都是影响细胞正常生命活动的重要因素,细胞的正常生命活动需要内环境的各种理化因素在一定范围内保持动态的相对恒定,生理学中将内环境的理化因素处于相对平衡的状态,称为稳态(homeostasis)。正常机体内,细胞的代谢活动和外环境的变化经常引起内环境的波动,机体通过神经、体液、循环、泌尿、呼吸等系统的调

知识拓展
1-1

节,调整各器官组织的活动状态,使改变了的内环境的理化性质重新恢复正常。例如,无论外界温度如何,机体通过调节散热和产热过程,使体温总是维持在 37 ℃左右。

内环境的稳态是细胞进行正常生命活动的必要条件,如果机体内环境稳态中的各种理化因素的平衡发生紊乱,内环境稳态遭到破坏,细胞新陈代谢发生障碍,进而就会引起机体各种生理功能不能正常进行,导致疾病。临床上给患者做的各种实验室检查,也就是检测相关的生理指标是否在稳态的正常变动范围之内。机体的一切调节活动,其最终的生物学意义均在于维持内环境的稳态。

第四节　人体功能的调节

机体能够保持其自身的稳态和对环境的适应,是因为机体有一整套完整的调节机制,它能对各种生理功能进行调节。调节是指机体根据体内外的变化来调整和控制机体的各种活动,使机体内部各器官和系统功能协调一致,机体外部运动与所处的外环境相适应。

一、人体功能的调节方式

【重点提示】
人体功能的
调节方式。

人体生理功能的调节,由神经调节(nervous regulation)、体液调节(humoral regulation)与自身调节(autoregulation)三种机制完成,其中以神经调节最为重要。

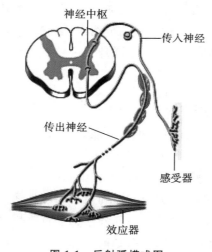

图 1-1　反射弧模式图

神经中枢
传入神经
传出神经
感受器
效应器

1. 神经调节　通过神经系统的活动对机体生理功能的调节称为神经调节。神经调节是人体最主要的调节方式。神经调节的基本方式是反射(reflex)。反射是指在中枢神经系统的参与下,机体对内、外环境刺激做出的规律性应答。反射的结构基础是反射弧,它由感受器、传入神经、神经中枢、传出神经和效应器五个部分组成(图 1-1)。反射须在反射弧结构和功能都完整的情况下才能正常进行,任何一部分受到损害,都将导致该反射活动不能完成。

人和动物的反射活动,分为非条件反射(unconditioned reflex)和条件反射(conditioned reflex)两大类,非条件反射是与生俱来的,其反射弧和反射活动较为固定,数量有限,是一种初级的神经活动,多与维持生命的本能活动有关,如吸吮反射、角膜反射、瞳孔对光反射等均属非条件反射。

条件反射是后天获得的,是在非条件反射的基础上根据个体生活实践建立起来的,反射活动灵活可变,数量无限,并具有预见性,是一种高级的神经活动。如"望梅止渴"就是条件反射在生活中的例子,通过建立条件反射,可以使大量无关刺激成为预示某些环境变化即将来临的信号,从而增强机体适应环境变化的能力。

神经调节的特点是传导迅速、作用时间短暂而精确、作用范围较小,表现为高度的自动化。这是由其反馈自动控制所决定的。

2. 体液调节　体液调节是指体内一些化学物质通过细胞外液途径,对人体某种器官或组织功能进行调节。参与体液调节的化学物质主要是各种内分泌腺和内分泌细胞所分泌的激素,以及一些具有内分泌功能的组织细胞分泌的化学物质或代谢产物,如腺苷、组胺、乳酸、激肽、前列腺素、5-羟色胺、H^+ 等。在体液调节过程中，化学物质到达被调节的组织或器官发挥作用，主要是通过血液循环来完成的。例如，肾上腺髓质分泌的肾上腺素，通过血液循环运输到心脏，使心肌收缩力增强、心率加快、心输出量增加。这种激素经血液运至远隔组织器官，并影响全身多种组织器官的活动，称为全身性体液调节。有一些化学物质并不通过血液循环运送，而是通过在细胞外液内扩散至邻近组织细胞发挥其生理作用，如组胺释放使局部血管扩张、通透性增加等，这种方式称为局部性体液调节。在下丘脑还存在一些神经细胞，它们合成的激素是通过神经轴突运送至垂体后叶，从神经末梢释放入血，作用于相应的靶器官、靶组织或者靶细胞，这种激素分泌方式称为神经分泌。

体液性因素对机体功能的调节作用非常广泛，包括对新陈代谢、生长发育、水和电解质的平衡、器官功能活动水平的调节。体液调节的特点是作用出现比较缓慢、作用持续时间长、作用范围广泛，也具有反馈性自动调节的特点。

在完整机体内，神经调节和体液调节相辅相成，密切相关。大多数内分泌腺或内分泌细胞直接或间接地接受神经系统的调节，这种调节称为神经-体液调节（图1-2）（neuro-humoral regulation），如肾上腺髓质受交感神经支配，交感神经兴奋时，可促使肾上腺髓质分泌肾上腺素和去肾上腺素增加，从而使神经与体液因素共同参与机体的调节活动。

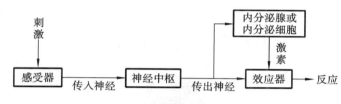

图 1-2　神经-体液调节示意图

3. 自身调节　自身调节（autoregulation）是指组织或器官不依赖于神经调节或体液调节，由其自身对刺激发生的一种适应性反应，这种调节只局限于少部分组织和器官，在心肌和平滑肌表现明显。如随着全身动脉血压在一定范围内波动，肾小球入球小动脉可通过自身的舒缩活动来改变血流阻力，使肾血流量经常保持在相对恒定的水平，以保证肾功能活动的正常进行。一般来说，自身调节的特点是影响范围小，效应也小，对于这些器官功能乃至全身生理功能的稳定仍有重要意义。

要点：人体功能的三种调节的特点如下。神经调节特点：传导迅速、精确、短暂；体液调节特点：缓慢、持久、弥散；自身调节特点：效应、范围都较小。

二、人体功能调节的自动控制

按照控制论原理，人体功能的各种调节实际上是一种自动控制系统。其中控制部分相当于神经中枢或内分泌腺；受控部分相当于效应器或靶器官、靶细胞。后者的状态或所产生的效应称为输出变量。控制部分与受控部分存在着双向的信息联系，通过闭合环路而完成来自受控部分反映输出变量变化情况的信息，称为反馈信息，由受控部分发出的信息反过来影响控制部分的活动过程称为反馈（feedback）。反馈的存在使机体功能的调节达到极其精确的程度。

反馈作用包括负反馈和正反馈两种方式（图1-3），负反馈（negative feedback）是指受控部分发出的信息反过来减弱控制部分活动的调节方式。在正常生理功能调节中负反馈较为多见。

机体的任何一种生理功能活动，均在一定的生理范围内波动。当这种生理功能偏离正常生理变动范围时，机体则通过负反馈的形式，自动调节其活动水平以维持其相对稳定的状态。负反馈对于机体稳态的维持具有重要的意义，如动脉血压的相对恒定就是因减压反射这种负反馈方式发挥着重要作用。当动脉血压偏高于正常水平时，压力感受器传入冲动增加，通过心血管中枢的整合活动，使

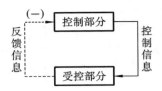
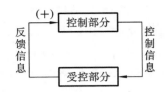

图 1-3　负反馈（左）和正反馈（右）示意图

心血管活动水平降低，动脉血压回降至正常水平；反之，当动脉血压降低时，对心血管中枢的抑制作用减小，使心血管活动增加，血压得以回升，从而使动脉血压保持于某种相对稳定的水平。

另一种反馈的形式与上述不同，从受控部分发出的信息不是制约控制部分的活动，而是反过来促进与加强控制部分的活动，称为正反馈（positive feedback），在人体内正反馈远不如负反馈多见，其意义在于促使某些生理功能一旦发动起来就迅速加强直至完成，是不可逆的过程，如排尿、排便、分娩、血液凝固等生理过程就属于正反馈。

反馈控制系统是保持机体正常生理功能的重要调节机构，反馈作用反映了人体功能活动调节的自动化。通过反馈作用，机体能自动、及时、适度地调节生理功能状态，从而更好地适应内、外环境的变化。

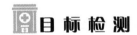 目 标 检 测

在线答题

（卢　兵）

第二章　细胞的基本功能

能力目标

1.掌握：细胞膜的物质转运功能；单纯扩散、易化扩散和主动转运的概念、特点；静息电位和动作电位的概念、产生机制；阈电位的概念；骨骼肌收缩的原理。

2.熟悉：动作电位的传导；神经-骨骼肌接头处兴奋传导的过程。

3.了解：出胞和入胞；骨骼肌收缩的形式。

本章 PPT

细胞是组成人体和其他生物体的基本结构单位。体内所有的生理功能和生化反应，都是在细胞上进行的。认识细胞及构成细胞的各种细胞器的分子组成和功能，是阐明整个人体及其各系统、器官功能活动机制的基础。

第一节　细胞膜的基本结构和功能

一切动物细胞都被一层薄膜所包被，这层薄膜称为细胞膜或质膜（plasma membrane），它把细胞内容物与细胞周围环境（主要是细胞外液）分隔开来，使细胞能相对独立存在。细胞膜是一个具有特殊结构和功能的半透膜，能允许某些物质或离子选择性通过，但又能严格地限制其他一些物质的进出，保持细胞内物质成分的稳定。细胞膜的功能是由膜的分子组成和结构决定的。细胞膜成分中的脂质分子层主要起屏障作用，而细胞膜中的特殊蛋白质则与物质、能量和信息的跨膜转运和转换有关。

一、细胞膜的基本结构

细胞膜和细胞器膜主要由脂质、蛋白质和糖类等物质组成。各种物质分子在膜中的排列形式和存在，是决定膜的基本生物学特性的关键因素。Singer 和 Nicholson 在 1972 年提出膜结构的液态镶嵌模型（fluid mosaic model）假说，得到较多实验事实支持，已得到大家的公认。这一假想模型的基本内容包括：膜的共同结构特点是以液态的脂质双分子层为基架，其中镶嵌着因具有不同分子结构而表现不同生理功能的蛋白质，主要以 α-螺旋或球形蛋白质的形式存在（图 2-1）。

（一）脂质双分子层

膜的脂质中以磷脂类为主，占脂质总量的 70% 以上，其次是胆固醇，一般低于 30%，还有少量属鞘脂类的脂质。脂质可能是以双分子层的形式包被在细胞表面的。以后提出的双分子层模型中，每个磷脂分子中由磷酸和碱基构成的基团，都朝向膜的外表面或内表面，而磷脂分子中两条较长的脂肪酸烃链则在膜的内部两两相对（图 2-1）。脂质的熔点较低，这决定了膜中脂质分子在一般体温条

Note

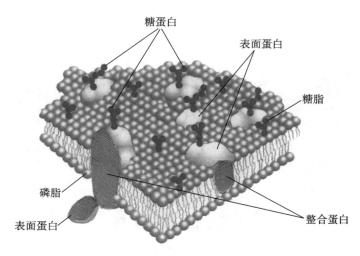

图 2-1　膜的液态镶嵌模型

件下呈液态,即膜具有某种程度的流动性。不同细胞或同一细胞所在部位不同的膜结构中,脂质的成分和含量各有不同,双分子层的内外两层所含的脂质也不尽相同。

（二）细胞膜蛋白质

膜结构中的蛋白质,具有不同的分子结构和功能。生物膜所具有的各种功能,在很大程度上取决于膜所含的蛋白质;细胞和周围环境之间的物质、能量和信息交换,大都与细胞膜上的蛋白质分子有关。膜蛋白质主要以两种形式同膜脂质相结合:有些蛋白质以其肽链中带电的氨基酸或基团,与两侧的脂质极性基团相互吸引,使蛋白质分子像是附着在膜的表面,这称为表面蛋白(peripheral protein)。有些蛋白质分子的肽链则可以一次或反复多次贯穿整个脂质双分子层,两端露出在膜的两侧,称为整合蛋白(integral protein)。

（三）细胞膜糖类

细胞膜所含糖类甚少,主要是一些寡糖和多糖链,它们都以共价键的形式与膜脂质或蛋白质结合,形成糖脂和糖蛋白;这些糖链绝大多数裸露在膜的外面一侧。这些糖链因单糖排列顺序具有特异性,可以作为特异性结合蛋白质的"标志"。

二、细胞膜的跨膜物质转运功能

细胞膜主要是由脂质双分子层构成的,理论上只有脂溶性的物质才有可能通过。但事实上,一个进行着新陈代谢的细胞,不断有各种各样的物质进出细胞,包括各种供能物质、合成细胞新物质的原料、中间代谢产物和终产物、维生素、氧和二氧化碳,以及 Na^+、K^+、Ca^{2+} 等。这些物质理化性质各异,且多数不溶于脂质或其水溶性大于其脂溶性,物质中除极少数能够直接通过脂质层进出细胞外,大多数物质分子或离子的跨膜转运,都与镶嵌在膜上的各种特殊的蛋白质分子有关。一些团块性固态或液态物质进出细胞(如细胞对异物的吞噬或分泌物的排出),则与细胞膜更复杂的生物学过程有关。

现将几种常见的跨膜物质转运形式分述如下。

（一）单纯扩散

某些脂溶性小分子物质由膜的高浓度一侧向低浓度一侧的扩散过程,称为单纯扩散(simple diffusion)。这是一种单纯的物理过程,扩散的方向和速度取决于物质在膜两侧的浓度差和膜对该物质的通透性,扩散的结果是该物质在膜两侧的浓度差消失(图 2-2)。

人体体液中存在的脂溶性物质的数量并不很多,因而靠单纯扩散方式进出细胞膜的物质也不

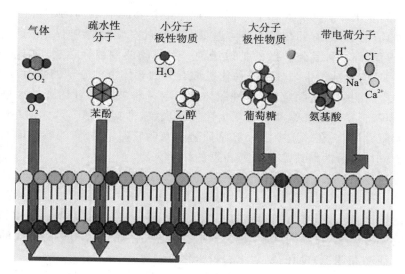

图 2-2　单纯扩散示意图

多。比较肯定的是氧和二氧化碳等气体分子,它们既能溶于水,又能溶于脂质,因而可以靠各自的浓度差通过细胞膜。

(二)膜蛋白介导的跨膜转运

非脂溶性物质,借助细胞膜上膜蛋白的帮助顺浓度梯度或顺电化学浓度梯度的扩散过程,称为易化扩散(facilitated diffusion)。例如,糖不溶于脂质,但细胞外液中的葡萄糖可以不断地进入一般细胞,适应代谢的需要;Na^+、K^+、Ca^{2+} 等离子,虽然由于带有电荷而不能通过脂质双分子层的内部疏水区,但在某些情况下可以顺着它们各自的浓度差快速地进入或移出细胞。易化扩散的特点如下:物质分子或离子移动的动力仍同单纯扩散时一样,来自物质自身的热运动,所以易化扩散时物质的净移动只能是它们由高浓度区移向低浓度区,但特点是它们不是经膜上脂质分子间的间隙通过膜屏障,而是依靠膜上一些具有特殊结构的蛋白质分子的功能活动,完成它们的跨膜转运。

1. 经载体介导的易化扩散　经载体介导的易化扩散(facilitated diffusion via carrier)是通过膜结构中称为载体(carrier)的蛋白质分子来完成的,它们有一个或数个能与某种被转运物相结合的位点或结构域(指蛋白质肽链中的某一段功能性氨基酸残基序列),载体先同膜一侧的某种物质分子选择性地结合,并因此而引起载体蛋白的变构作用,使被结合的底物移向膜的另一侧,如果该侧底物的浓度较低,底物就和载体分离,完成转运,而载体也恢复了原有的构型,进行新一轮的转运,其终止点是膜两侧底物浓度变得相等(图 2-3)。

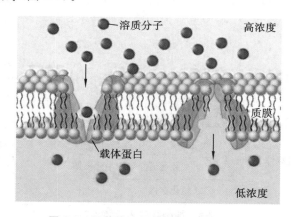

图 2-3　经载体介导的易化扩散示意图

以载体为中介的易化扩散都具有如下共同特性：①载体蛋白有较高的结构特异性，以葡萄糖为例，在同样浓度差的情况下，右旋葡萄糖的跨膜通量大大超过左旋葡萄糖(人体内可利用的糖类都是右旋的)。②饱和现象，即这种易化扩散的扩散通量一般与膜两侧被转运物质的浓度差成正比。饱和现象的合理解释如下：膜结构中与该物质易化扩散有关的载体蛋白分子的数目或每一载体分子上能与该物质结合的位点的数目是固定的，每种载体蛋白与某种物质结合达到最大量时，载体蛋白的结合位点均被"占满"，于是出现了饱和。③竞争性抑制现象，即如果某一载体对结构类似的 A 和 B 两种物质都有转运能力，那么在环境中加入 B 物质将会减弱它对 A 物质的转运能力，这是有一定数量的载体或其结合位点竞争性地被 B 物质所占据的结果。

2. 经通道介导的易化扩散　经通道介导的易化扩散(facilitated diffusion via ion channel)常与一些带电的离子如 Na^+、K^+、Ca^{2+} 和 Cl^- 等由膜的高浓度一侧向膜的低浓度一侧的快速移动有关。对于不同的离子的转运，膜上都有结构特异的通道蛋白参与，可分别称为 Na^+ 通道、K^+ 通道、Ca^{2+} 通道等。甚至对于同一种离子，在不同细胞或同一细胞上也可存在结构和功能不同的通道蛋白，这种情况与细胞在功能活动和调控方面的复杂化和精密化有关。

离子通道对所通过的离子具有选择性，如有 Na^+ 选择性、K^+ 选择性、Cl^- 选择性、Ca^{2+} 选择性、阴离子选择性和阳离子选择性通道等。通常，离子通道有开放和关闭两种状态。根据开放机制的不同，离子通道可分为电压门控通道(voltage-gated channel)和配体门控通道(ligand-gated channel)。电压门控通道是由膜两侧的电位差控制开、闭的离子通道。此类通道包括电压门控 Na^+ 通道、K^+ 通道和 Ca^{2+} 通道。配体门控通道是由某种化学物质控制开、闭的离子通道。配体通常指来自细胞外介质的神经递质或细胞内的第二信使物质。位于神经-肌肉接头(neuromuscular junction)突触后膜的 N 型乙酰胆碱受体(nicotinic acetylcholine receptor)通道是典型的由神经递质激活的配体门控通道。

3. 主动转运　主动转运(active transport)指在膜蛋白的帮助下，经耗能过程，逆浓度差或逆电位差的跨膜转运过程。根据所需能量来源的不同，可分为原发性主动转运(primary active transport)和继发性主动转运(secondary active transport)。

(1)原发性主动转运：物质逆电化学梯度转运所需的能量直接来自细胞内 ATP 分解。介导这一过程的膜蛋白(整合蛋白)称为离子泵(ion pump)，其能量来自线粒体合成的 ATP。离子泵分解 ATP 为 ADP，利用高能磷酸键储存的能量，完成细胞跨膜转运。离子泵有分解 ATP 的能力，又称为 ATP 酶。

哺乳类动物最常见的离子泵为钠-钾泵(sodium-potassium pump)，或钠泵(sodium pump)，也称为钠/钾-ATP 酶(Na^+/K^+-ATPase)(图 2-4)。细胞内 Na^+ 增多或细胞外 K^+ 增多，均可激活钠泵，分解 ATP。每分解 1 分子 ATP，可以泵出 3 个 Na^+，同时泵入 2 个 K^+，从而维持细胞内高 K^+(约为细胞外的 30 倍)和细胞外高 Na^+(约为细胞内的 10 倍)的不均衡离子分布。

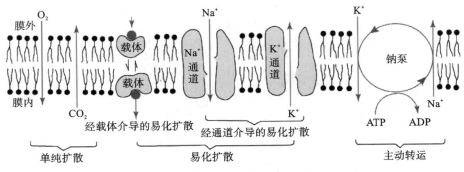

图 2-4　细胞膜的物质转运方式

钠泵活动具有重要的生理学意义：①钠泵活动造成的细胞内高 K^+ 是细胞内许多代谢反应的必需条件；②钠泵活动所造成的膜内外 Na^+ 和 K^+ 的不均衡分布，可建立离子势能储备，在特定条件下，Na^+ 和 K^+ 通过各自的离子通道顺电化学梯度被动转运，从而产生各种形式的生物电现象；③钠泵活动可维持细胞内渗透压和细胞容积的相对稳定，防止由于细胞外大量 Na^+ 进入，而引发水分子进入细胞内，导致细胞肿胀、死亡；④钠泵活动造成的膜两侧 Na^+ 的浓度差是其他许多物质继发性主动转运（葡萄糖、氨基酸的主动吸收，Na^+-K^+ 交换和 Na^+-Ca^{2+} 交换）的动力。

另一种较常见的离子泵是钙泵（calcium pump），又称 Ca^{2+}-ATP 酶。它广泛分布于细胞膜、内质网膜和肌质网膜。细胞内 Ca^{2+} 浓度升高时，可刺激钙泵分解 ATP，逆浓度差将细胞质内 Ca^{2+} 转运至细胞外或内质网及肌质网等细胞器储存起来，从而维持细胞质内 Ca^{2+} 浓度，该水平仅为细胞外液 Ca^{2+} 的万分之一，这对维持细胞的正常生理功能具有重要意义。

（2）继发性主动转运：物质逆电化学梯度转运时，所需要的能量不是直接来自 ATP 的分解，而是来自钠泵活动所造成的膜内外 Na^+ 的势能储备。Na^+ 顺浓度差跨膜转运所释放出来的势能，可用于其他物质逆浓度差的跨膜转运。继发性主动转运通常由称为转运体（transporter）的膜整合蛋白完成，它们对所转运的物质具有结构特异性、饱和现象和竞争抑制现象。通常存在两种不同的转运体，如果被转运的离子或分子与 Na^+ 转运的方向相同，称为同向转运（symport）；如果被转运的离子或分子与 Na^+ 转运的方向相反，称为反向转运（antiport）或交换（exchange）。继发性主动转运见于葡萄糖和氨基酸在小肠黏膜上皮细胞的吸收以及在肾小管上皮细胞的重吸收，神经递质在突触间隙被重摄取的过程以及甲状腺细胞的聚碘作用。

图 2-5 是小肠黏膜及肾小管上皮细胞的 Na^+-葡萄糖同向转运（Na^+-glucose symport）和 Na^+-氨基酸同向转运（Na^+-amino acid symport）过程。该同向转运系统可有效地逆浓度差吸收营养物质。人小肠 Na^+-葡萄糖同向转运体（Na^+-glucose symporter），又称为 Na^+-依赖的葡萄糖转运体（Na^+-dependent glucose transporter，SGLT），由 664 个氨基酸组成，具有 14 个跨膜节段。另一转运体是位于小肠黏膜及肾小管上皮细胞的 Na^+ 偶联的磷酸盐转运体家族（Na^+-coupled phosphate transporters，NaPi），该转运体有 6～8 个跨膜节段，含有 460～690 个氨基酸。

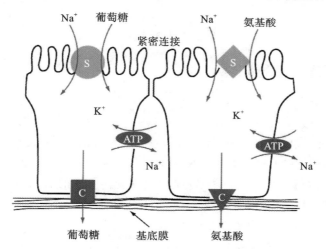

图 2-5 葡萄糖和氨基酸继发性主动转运示意图

最重要的反向转运是广泛分布于细胞膜的 Na^+/H^+ 交换和 Na^+/Ca^{2+} 交换系统。Na^+/H^+ 交换体的主要作用是维持细胞内 pH 值及清除细胞代谢产物。该系统激活时，进入细胞内的 Na^+ 与排出的 H^+ 数目相等，因而是等电系统。Na^+/Ca^{2+} 交换体主要作用是利用膜内外 Na^+ 的浓度差将细胞内 Ca^{2+} 排出细胞，与钙泵共同维持细胞内较低的 Ca^{2+} 浓度。由于每 3 个 Na^+ 进入细胞内，排出 1 个 Ca^{2+}，因而该交换系统是生电系统。

(三)出胞与入胞式物质转运

细胞对一些大分子物质或固态、液态的物质团块,可通过出胞和入胞进行转运。

出胞主要见于细胞的分泌活动,如内分泌腺把激素分泌到细胞外液中,外分泌腺把酶原颗粒和黏液等分泌到腺管的管腔中,以及神经细胞的轴突末梢把神经递质分泌到突触间隙中。分泌过程或一般的出胞作用的最后阶段如下:囊泡逐渐向质膜内侧移动,最后囊泡膜和质膜在某点接触和相互融合,并在融合处出现裂口,将囊泡一次性排空,而囊泡的膜也就变成了细胞膜的组成部分(图2-6)。

入胞和出胞相反,指细胞外某些物质团块(如侵入体内的细菌、病毒、异物或血浆中脂蛋白颗粒、大分子营养物质等)进入细胞的过程。物质团块入胞时,首先与细胞膜接触,引起该处的质膜发生内陷,以致包被异物,再出现膜结构的断离,最后异物连同包被它的那一部分膜一起进入细胞质中(图2-6)。

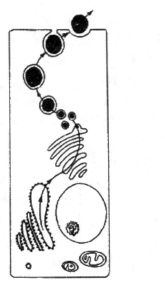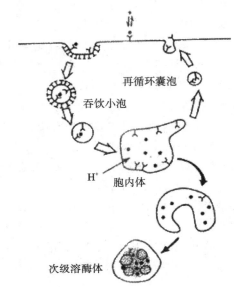

图 2-6　出胞和入胞

三、细胞的跨膜信号转导功能

不论是单细胞生物或组成多细胞有机体的每一个细胞,在它们的生命过程中,都会不断受到来自外部环境的各种理化因素的影响。细胞外液中的各种化学分子大多数是选择性地同靶细胞膜上特异性的受体相结合,再通过跨膜信号转导(transmembrane signaling)过程,间接地引起靶细胞膜的电位变化或其他细胞内功能的改变。根据细胞膜上感受信号物质的蛋白质分子结构和功能的不同,跨膜信号转导的路径大致可分为以下三类:G蛋白偶联受体介导的信号转导、离子通道受体介导的信号转导和酶偶联受体介导的信号转导。

(一)G 蛋白偶联受体介导的信号转导

G蛋白偶联受体介导的信号转导是通过G蛋白偶联受体、G蛋白、G蛋白效应器和第二信使(second messenger)等一系列信号分子的活动实现的。

1. 参与 G 蛋白偶联受体介导的信号转导的信号分子

(1)G蛋白偶联受体(G protein coupled receptor):G蛋白偶联受体是最大的细胞表面受体家族,包括肾上腺素能α和β受体、γ-氨基丁酸受体、5-羟色胺受体、嗅觉受体、味觉受体、视紫红质受体以及多数肽类激素的受体等,总数超过1000种。这些受体由结构和功能相似的多肽链构成。每条多肽链由7个跨膜节段组成,其胞外侧和跨膜节段内部有配体结合位点,胞质侧有与G蛋白结合的位点。激素等物质与配体结合位点结合后,通过受体分子构象改变,将信息传递给胞质内调节位点,结合并激活 G 蛋白。

(2)G 蛋白(G protein):G 蛋白是分子结构中有特异的 GTP 结合位点,而且其活性受 GTP 调控的膜蛋白。它由 α、β 和 γ 三个亚单位组成,其中 α 亚单位结合并分解 GTP,β 和 γ 亚单位组成稳定、紧密的二聚体。当 α 亚单位结合 GDP 时,它与 β、γ 亚单位形成三聚体,处于失活状态(失活型 G 蛋白)。当细胞外配体与膜受体结合后,活化的受体与 G 蛋白 α 亚单位结合并使之构象发生变化,导致 α 亚单位与 GDP 分离,并与 GTP 结合,形成激活型 G 蛋白(图 2-7)。α 亚单位与 GTP 结合后即与 β、γ 亚单位和活化的受体分离,形成 α 亚单位-GTP 和 β、γ 亚单位两部分,它们进一步激活膜的 G 蛋白效应器,通过第二信使完成信号转导。α 亚单位具有 GTP 酶活性,可分解与它结合的 GTP 生成 GDP,并与 β、γ 亚单位重新结合,形成失活型 G 蛋白,从而终止信号转导。

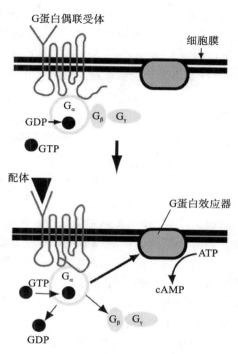

图 2-7 G 蛋白的激活

(3)G 蛋白效应器(G protein effector):催化生成(或分解)细胞内第二信使的酶。主要的 G 蛋白效应器酶包括腺苷酸环化酶(adenylate cyclase,AC)、磷脂酶 C(phospholipase C,PLC)、磷脂酶 A_2(phospholipase A_2,PLA_2)、鸟苷酸环化酶(guanylate cyclase,GC)和磷酸二酯酶(phosphodiesterase,PDE),它们都能通过生成(或分解)第二信使,实现细胞外信号向细胞内的转化。

(4)第二信使(second messenger):细胞外信号物质作用于细胞膜后产生的细胞内信号分子,它们可把细胞外的信息转入细胞内。较重要的第二信使包括:环磷酸腺苷(cyclic adenosine monophosphate,cAMP)、三磷酸肌醇(inositol triphosphate,IP_3)、二酰甘油(diacylglycerol,DG)、环磷酸鸟苷(cyclic guanosine monophosphate,cGMP)和 Ca^{2+} 等。它们主要作用于各种蛋白激酶和离子通道,调节细胞功能活动。

2. G 蛋白偶联受体介导的信号转导的主要途径 能与受体发生特异性结合的活性物质称为配体(ligand)。配体与相应受体结合后,通过信号转导途径将信息转导至细胞内,并引发相应的生物效应。G 蛋白偶联受体介导的信号转导途径主要有以下几种。

(1)受体-G 蛋白-AC 途径:参与这一途径的 G 蛋白包括 Gs 和 Gi 两种。许多肽类激素和儿茶酚胺类物质与细胞膜 G 蛋白偶联受体结合后可迅速提高细胞内 cAMP 浓度。介导这一过程的 G 蛋白称为 Gs(stimulatory G protein)。激活型的 Gs 可激活腺苷酸环化酶(AC),后者是一大分子跨膜蛋白白质,可分解细胞内 ATP 生成第二信使物质 cAMP。另有一些激素与细胞膜受体结合后,激活另一类具有不同 α 亚单位结构的 G 蛋白,抑制腺苷酸环化酶的活性,从而降低细胞内 cAMP 浓度,这一类 G 蛋白称为 Gi(inhibitory G protein)。

cAMP 是第一个被发现且分布最广泛的第二信使物质,主要激活蛋白激酶 A(protein kinase A,PKA),并通过蛋白激酶催化底物(酶、离子通道、转录因子等)磷酸化,实现信号转导功能。此外,cAMP 也可不经蛋白激酶,直接结合并改变离子通道的活性。

蛋白激酶 A 由两个催化亚单位和两个调节亚单位组成,其酶的活性位于催化亚单位上。当细胞内 cAMP 处于低水平时,调节亚单位与催化亚单位结合,形成失活型四聚体。当细胞内 cAMP 升高,每个调节亚单位结合两分子 cAMP,然后与催化亚单位分离,使后者具有活性。催化亚单位可催化底物蛋白磷酸化，从而产生一系列生物学反应。

（2）受体-G蛋白-PLC途径：有些G蛋白偶联受体与配体结合后，激活另一类称为Gq的G蛋白，由其α或β、γ亚单位激活磷脂酶C。磷脂酶C进一步水解膜脂质中的二磷酸磷脂酰肌醇（PIP_2）生成二酰甘油和三磷酸肌醇两种第二信使物质。二酰甘油在膜内积聚后，可激活Ca^{2+}和膜磷脂依赖性蛋白激酶C（protein kinase C，PKC），蛋白激酶C可进一步使下游靶蛋白磷酸化，产生生物学效应，如细胞增殖。三磷酸肌醇可激活其门控的内质网或肌质网的Ca^{2+}释放通道（IP_3-gated calcium release channel），释放Ca^{2+}入胞质。胞质内Ca^{2+}浓度升高可激活Ca^{2+}依赖的酶，完成细胞内信号转导功能。

（二）离子通道受体介导的信号转导

有些受体本身就是离子通道，如N型乙酰胆碱受体、A型γ-氨基丁酸受体，都是细胞膜上的化学门控通道。离子通道受体由多个跨膜亚单位组成，这些亚单位围绕形成"孔道"结构。受体激活后，离子通道蛋白质发生构象改变，使通道开放，离子进出细胞，由于这种受体直接操纵离子通道的开关，因此大都介导快速的信号转导。N型乙酰胆碱受体位于神经-肌肉接头处的骨骼肌终板膜上，乙酰胆碱受体结合乙酰胆碱后，构象发生改变，通道开放，导致Na^+和K^+经通道跨膜流动，使终板膜发生兴奋性局部电位变化，并将信号传播至整个肌细胞膜，引发肌细胞收缩，从而完成乙酰胆碱的跨膜信号转导。A型γ-氨基丁酸受体主要位于神经元细胞膜上，由5个亚单位组成，与配体结合后，通道构象发生改变，导致氯通道开放，Cl^-跨膜流动，产生抑制性突触后电位，抑制神经元活动。

除细胞外的信使物质，一些细胞内的信使物质如环磷酸腺苷、环磷酸鸟苷、三磷酸肌醇等，可激活位于细胞内各种膜结构上的受体，通过离子跨膜流动，改变细胞内离子浓度。

（三）酶偶联受体介导的信号转导

许多激素、生长因子及细胞因子通过结合具有酪氨酸激酶活性的受体，完成信息传递功能。酪氨酸激酶受体通常只有一个跨膜α螺旋，其配体结合位点位于细胞外侧，而胞质侧为具有酪氨酸激酶的结构域，即受体与酶是同一个蛋白分子。酪氨酸激酶受体与配体结合后，其分子构象发生改变，两个酪氨酸激酶受体聚合形成二聚体（dimer），激活位于细胞内的酪氨酸激酶。酪氨酸激酶进一步磷酸化效应器蛋白的酪氨酸残基，从而改变与细胞增生、分化有关的因子和其他信号介导体系的组成因子的活性，将细胞外的信息传导到细胞内部。这种跨膜信号转导途径没有G蛋白及第二信使参与。

第二节　细胞的生物电现象

一切活细胞无论是处于静息状态还是活动状态都有电现象，这种电现象称为生物电。目前，对健康人和患者进行心电图、脑电图、肌电图，甚至视网膜电图、胃肠电图的检查，已经成为发现、诊断和估量疾病进程的重要手段。人体和各器官的电现象的产生，都以细胞水平的生物电现象为基础。细胞水平的生物电现象主要有两种表现形式，包括它们在安静时具有的静息电位和在受到刺激时产生的动作电位。

一、细胞的静息电位及其产生机制

（一）细胞的静息电位

静息电位（resting potential）指细胞未受刺激时存在于细胞内外两侧的电位差。测量细胞静息电位的方法如图2-8所示。记录静息电位时，一对测量电极中有一个放在细胞的外表面，另一个连接微电极,刺入膜内。当两个电极都处于膜外时,若细胞未受到刺激或损伤,可发现细胞外部表面各点都是等电位的,这就是说,在膜表面任意移动两个电极,一般都不能测出它们之间有电位差存在,但如果让微电极缓慢地向前推进,让它刺穿细胞膜进入膜内,在电极尖端刚刚进入膜内的瞬间,在记录仪器上将显示出一个突然的电位跃变,这表明细胞膜内外两侧存在着电位差。因为这一电位差存在于安静时的细胞的表面膜两侧,故称为跨膜静息电位,简称为静息电位。

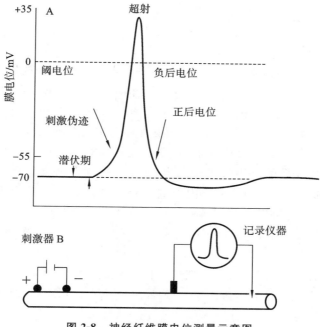

图 2-8　神经纤维膜电位测量示意图

在所有被研究过的动植物细胞(少数植物细胞除外)中,静息电位都表现为膜内较膜外为负。如规定膜外电位为 0 mV,则膜内电位大都在 $-100 \sim -10$ mV。例如,枪乌贼的巨大神经轴突和蛙骨骼肌细胞的静息电位为 $-70 \sim -50$ mV,哺乳动物的肌肉和神经细胞的静息电位为 $-90 \sim -70$ mV,人红细胞静息电位为 -10 mV 等。静息电位在大多数细胞是一种稳定的直流电位(一些有自律性的心肌细胞和胃肠平滑肌细胞除外),只要细胞未受到外来刺激而且保持正常的新陈代谢,静息电位就稳定在某一相对恒定的水平。

人们常常把静息电位存在时膜两侧所保持的内负外正状态称为膜的极化(polarization);当静息电位的数值向膜内负值加大的方向变化时,称为膜的超极化(hyperpolarization);相反,如果膜内电位向负值减少的方向变化,则称为去极化或除极化(depolarization);细胞先发生去极化,然后再向正常安静时膜内所处的负值恢复,则称为复极化(repolarization)。

(二)静息电位的产生机制

细胞生物电现象的各种表现,主要是由某些带电离子在膜两侧的不均衡分布,以及膜在不同情况下对这些离子的通透性发生改变所造成的。

静息电位的产生主要是由离子跨膜扩散形成的。细胞内外 K^+ 的不均衡分布和安静状态下细胞膜主要对 K^+ 有通透性,是使细胞能保持内负外正的极化状态的基础。已知所有正常生物细胞内 K^+ 浓度超过细胞外 K^+ 浓度很多,而细胞外 Na^+ 浓度超过细胞内 Na^+ 浓度很多,这是钠泵活动的结果。在这种情况下,K^+ 必然会有一个向膜外扩散的趋势,而 Na^+ 有一个向膜内扩散的趋势。假定膜在安静状态下只对 K^+ 有通透性,那么只能有 K^+ 移出膜外,这时又由于膜内带负电荷的蛋白质大分子不能随之移出细胞,于是随着 K^+ 移出,出现膜内变负而膜外变正的状态。K^+ 的这种外向扩散并不能无限制进行,这是因为移到膜外的 K^+ 所造成的外正内负的电场力,将对 K^+ 的继续外移起阻碍作用,而且 K^+ 移出得越多,这种阻碍也会越大。因此设想,当促使 K^+ 外移的膜两侧 K^+ 浓度势能差同已移出 K^+ 造成的阻碍 K^+ 外移的势能差相等,亦即膜两侧的电-化学(浓度)势能代数和为零时,将不会再有 K^+ 的跨膜净移动,而由已移出的 K^+ 形成的膜内外电位差,也稳定在某一不再增大的数值,这一稳定的电位差称为 K^+ 平衡电位。细胞内高浓度的 K^+ 和安静时细胞膜对 K^+ 有通透性,是细胞产生和维持静息电位的主要原因。

二、细胞的动作电位及其产生机制

(一)细胞的动作电位

现通过图 2-8 中的实验布置,观察单一神经纤维动作电位的产生和波形特点,由图中可见,当神经纤维在安静状况下受到一次短促的阈刺激或阈上刺激时,膜内原来存在的负电位将迅速消失,并且进而变成正电位,即膜内电位在短时间内可由原来的 $-90 \sim -70$ mV 变到 $+20 \sim +40$ mV 的水平,由原来的内负外正变为内正外负。这样,整个膜内外电位变化的幅度应是 $90 \sim 130$ mV,这构成了动作电位变化曲线的上升支。如果是计算这时膜内电位由零值变正的数值,则应在整个幅值中减去膜内电位由负上升到零的数值,在图 2-8 中约为 35 mV,即动作电位上升支中零位线以上的部分,称为超射值。但是,由刺激所引起的这种膜内外电位的倒转只是暂时的,很快就出现膜内电位的下降,由正值的减小发展到膜内出现刺激前原有的负电位状态,这构成了动作电位曲线的下降支。由此可见,动作电位实际是膜受刺激后在原有的静息电位基础上发生的一次膜两侧电位的快速而可逆的倒转和复原。在神经纤维,它一般在 $0.5 \sim 2.0$ ms 的时间内完成,这使它在描记的图形上表现为一次短促而尖锐的脉冲样变化,因而人们常把这种构成动作电位主要部分的脉冲样变化,称为锋电位(spike potential)。在锋电位下降支最后恢复到静息电位水平以前,膜两侧电位还要经历一些微小而较缓慢的波动,称为后电位(after-potential),一般是先有一段持续 $5 \sim 30$ ms 的负后电位(negative after-potential),再出现一段延续更长的正后电位(positive after-potential),如图 2-8 所示。锋电位存在的时期就相当于绝对不应期,这时细胞对新的刺激不能产生新的兴奋。负后电位出现时,细胞大约正处于相对不应期和超常期,正后电位则相当于低常期。

(二)动作电位的产生机制

1. 去极相(即上升支) 安静时膜外 Na^+ 浓度高于膜内,Na^+ 有向膜内扩散的趋势,同时,静息时原已维持着的负电位也吸引 Na^+ 向膜内流动,但是,安静时膜上 Na^+ 通道处于关闭状态,因此 Na^+ 不能大量内流。当细胞受到一个阈刺激而发生兴奋时,引起电压门控性 Na^+ 通道开放,Na^+ 迅速大量内流,于是造成膜内负电位随着正电荷的进入而迅速被抵消。由于膜外高 Na^+ 所形成的浓度梯度,Na^+ 在膜内负电位减小到零电位时仍可内流,进而使膜内出现正电位,直至内流的 Na^+ 在膜内形成的正电位足以阻止由浓度差所引起的 Na^+ 内流为止,膜对 Na^+ 的净通量为零,从而形成动作电位的上升支,这时膜内所具有的电位差称为 Na^+ 电-化学平衡电位。

2. 复极相(即下降支) 膜内并不停留在正电位状态,很快出现复极过程。这是因为 Na^+ 通道开放时间很短,它很快进入失活状态,从而使膜对 Na^+ 的通透性变小,与此同时,膜对 K^+ 的通透性增大,于是 K^+ 在浓度差和电位差的推动下又向膜外扩散,使膜内电位由正值向负值发展,直至恢复静息时的电位水平,亦即出现复极相(即下降支)。

3. 复极后 膜电位已恢复到静息电位水平,但膜内外的离子分布尚未恢复(每次进出膜内外的 Na^+、K^+ 的量约为 1/80000)。这种膜内 Na^+ 和膜外 K^+ 的增加,激活了膜上的钠泵,通过钠泵的转运将膜内 3 个 Na^+ 运至细胞外,将细胞外 2 个 K^+ 运回细胞内,从而使膜内外的离子分布恢复到原安静时水平。

4. 动作电位的引起 给膜一个较弱的去极化刺激时,引起受刺激的膜局部产生去极化电位,称为局部反应(local response)。局部反应是由少量 Na^+ 通道开放所形成的膜去极化,很快被因去极化

而增加了驱动力的 K^+ 外流所对抗不能进一步发展。但是 Na^+ 通道的开放是电压依赖性的,膜去极化程度越大,Na^+ 通道开放的概率或 Na^+ 内向电流也越大,因而当增加刺激强度使膜进一步去极化到某一临界膜电位时,Na^+ 内向电流足以超过 K^+ 外向电流,膜进一步去极化。较强的去极化又会使更多的 Na^+ 通道开放和形成更强的 Na^+ 内流,如此形成 Na^+ 通道激活对膜去极化的正反馈,使膜迅速去极化至接近 E_{Na},最终形成陡峭的动作电位升支。

动作电位或锋电位的产生是细胞兴奋的标志,它只在刺激满足一定条件或在特定条件下刺激强度达到阈值时才能产生,但单一神经或肌细胞动作电位产生的一个特点是,只要刺激达到了阈强度,再增加刺激强度并不能使动作电位的幅度有所增大,也就是说,锋电位可能因刺激过弱而不出现,但在刺激达到阈值以后,它就始终保持它某种固有的大小和波形。此外,动作电位不是只出现在受刺激的局部,它在受刺激部位产生后,还可沿着膜向周围传播,而且传播的范围和距离并不因原刺激的强弱而有所不同,直至整个细胞的膜都依次兴奋并产生一次同样大小和形式的动作电位。图 2-8 的实验布置中,神经受刺激部位和记录部位之间有一段距离,但不论记录电极在神经纤维上如何移动(除非是在神经纤维末梢处有了纤维形态的改变,或神经纤维的离子环境等因素发生了改变),一般都能记录到同样大小和波形的锋电位,所不同的只是刺激伪迹和锋电位之间的间隔有所变化,这显然与动作电位在神经纤维上"传导"到记录电极所在部位时所消耗的时间长短有关。这种在同一细胞上动作电位大小不随刺激强度和传导距离而改变的现象,称作"全或无"(all-or-none)现象。

膜内负电位必须去极化到某一临界值时,才能在整段膜上引发一次动作电位,这个临界值大约比正常静息电位的绝对值小 $10\sim20$ mV,称为阈电位。例如,巨大神经轴突的静息电位为 -70 mV,它的阈电位约为 -55 mV。这不是由于小于阈电位的去极化不引起 G_{Na} 的增加,实际情况是这时也有一定数目的 Na^+ 通道开放,但由于膜对 K^+ 的通透性仍大于 Na^+,因而少量的 Na^+ 内流及其对膜内电位的影响随即被 K^+ 的外流所抵消,因而去极化不能继续发展下去,不能形成动作电位。只有当外来刺激引起的去极化达到阈电位水平时,由于较大量 Na^+ 通道的开放造成了膜内电位较大的去极化,而此去极化已不再能被 K^+ 外流所抵消,因而能进一步加大膜中 Na^+ 通道开放的概率,结果又使更多 Na^+ 内流增加而造成膜内进一步的去极化,如此反复促进,就形成一种正反馈的过程,称为再生性循环(regenerative cycle),其结果使膜内去极化迅速发展,形成动作电位陡峭的升支,直至膜内电位上升到接近 Na^+ 平衡电位的水平。由此可见,阈电位不是单一通道的属性,而是在一段膜上能使 Na^+ 通道开放的数目足以引起上述再生性循环出现的膜内去极化的临界水平。由此也不难理解,只要刺激大于能引起再生性循环的水平,膜内去极化速度就不再取决于原刺激的大小。整个动作电位上升支的幅度也只取决于原来静息电位的值和膜内外的 Na^+ 浓度差,而与引起此次动作电位的刺激大小无关。此即动作电位之所以能表现"全或无"现象的机制。

阈电位(threshold potential)是指能使细胞膜去极化产生动作电位的临界膜电位。阈强度(threshold intensity),是把刺激的持续时间固定,能使组织发生兴奋的最小刺激强度,即作用于细胞能使膜的静息电位去极化到阈电位的刺激的强度。

阈下刺激虽未能使膜电位达到阈电位,但能引起该段膜中所含 Na^+ 通道的少量开放,只是开放的概率小,于是少量内流的 Na^+ 和电刺激造成的去极化叠加起来,在受刺激的膜局部出现一个较小的膜的去极化反应,称为局部反应或局部兴奋,局部兴奋由于强度较弱,很快被外流的 K^+ 所抵消,因而不能引起再生性循环而发展成真正的动作电位。在阈下刺激的范围内,刺激强度越强,引起的膜的去极化即局部兴奋的幅度越大,延续的时间也越长,只有当局部兴奋的幅度大到足以引发再生性循环的水平时,膜的去极化的速度才突然加大,这样局部兴奋就发展成为动作电位。

局部兴奋有以下几个基本特性。

(1)非"全或无",局部兴奋的幅度可随着阈下刺激的增大而增大。

(2)电紧张性扩布,不能在膜上做远距离的传播。虽然膜本身有电阻特性且膜内外都是电解质溶液,发生在膜上某一点的局部兴奋,可以使邻近的膜也产生类似的去极化,但随着距离的加大会迅速减小甚至消失,这个局部兴奋所波及的范围在一般神经细胞膜上不超过数十微米乃至数百微米,称为局部兴奋的电紧张性扩布(electrotonic propagation)。

(3)总和现象,局部兴奋可以互相叠加。当一处产生的局部兴奋由于电紧张性扩布致使邻近的膜也出现程度较小的去极化,而该处又因另一刺激也产生了局部兴奋,虽然两者(当然不一定限于两者)单独出现时都不足以引发一次动作电位,但如果同时出现则可以叠加起来,导致有可能达到阈电位而引发一次动作电位,称为兴奋的空间性总和;局部兴奋的叠加也可以发生在连续受数个阈下刺激的膜上的某一点,亦即当前面刺激引起的局部兴奋尚未消失时,与后面刺激引起的局部兴奋发生叠加,称为兴奋的时间性总和。

(三)兴奋在同一细胞上的传导机制

可兴奋细胞的特征之一是它在任何一处膜上产生的动作电位,都可沿着膜向周围传播,使整个膜都经历一次类似于被刺激部位的离子电导的改变,表现为动作电位沿整个膜的传导。传导的机制实际已包含在兴奋膜的上述特性之中。设想一条枪乌贼的无髓神经纤维的某一小段,因受到足够强

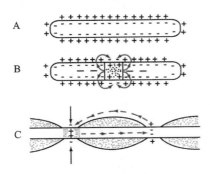

图 2-9 神经纤维传导机制的模式图

的外加刺激而出现了动作电位(图 2-9),即该处出现了膜两侧电位的暂时性倒转,由静息时的内负外正变为内正外负,但和该段神经相邻接的神经段仍处于安静时的极化状态,由于膜两侧的溶液都是导电的,于是在已兴奋的神经段和与它相邻的未兴奋的神经段之间,将由于电位差的存在而有电荷移动,称为局部电流。它的运动方向如下:膜外正电荷由未兴奋段移向已兴奋段,膜内正电荷由已兴奋段移向未兴奋段。这样流动的结果造成未兴奋段膜内电位升高而膜外电位降低,亦即引起该处膜的去极化,这一过程开始时,就相当于电紧张性扩布。根据上述关于兴奋产生机制

的分析可知,当任何原因使膜的去极化达到阈电位的水平时,都会大量激活该处的 Na^+ 通道而导致动作电位的出现。因此,当局部电流的出现使邻接未兴奋的膜去极化到阈电位时,也会使该段出现它自己的动作电位。所谓动作电位的传导,实际是已兴奋的膜部分通过局部电流"刺激"未兴奋的膜部分,使之出现动作电位。这样的过程在膜表面连续进行下去,就表现为兴奋在整个细胞的传导。可见,动作电位的传导是局部电流作用的结果。由于锋电位产生期间电位变化的幅度和陡度相当大,因此在单一细胞局部电流的强度超过了引起邻近膜兴奋所必需的阈强度数倍,因而以局部电流为基础的传导过程是相当"安全"的,即一般不易因某处动作电位不足以使邻接的膜产生兴奋而导致传导"阻滞",这一点与一般化学性突触处的兴奋传递有明显的差别。

兴奋传导机制虽然以无髓神经纤维为例,但其他可兴奋细胞(如骨骼肌细胞)的兴奋传导,基本上遵循同样的机制。有髓神经纤维在轴突外面包有一层相当厚的髓鞘,髓鞘的主要成分是脂质,脂质不导电或不允许带电离子通过,因此只有在髓鞘暂时中断的郎飞结处,轴突膜才能和细胞外液接触,使跨膜离子移动得以进行。因此,当有髓神经纤维受到外加刺激时,动作电位只能在邻近刺激点的郎飞结处产生,而局部电流也只能发生在相邻的郎飞结之间,其外电路要通过髓鞘外面的组织间液,因此,动作电位表现在相邻郎飞结处相继出现,这称为兴奋的跳跃式传导(saltatory conduction)。跳跃式传导时的兴奋传导速度,显然比上述无髓神经纤维或一般细胞的传导速度快得多。

三、组织兴奋后兴奋性的变化

组织细胞在产生兴奋后,其兴奋性会出现一系列变化。在兴奋后最初的一段时间,无论施加多大的刺激也不能使它再次兴奋,这段时间称为绝对不应期(absolute refractory period)。处在绝对不应期的细胞,阈刺激无限大,此时的细胞可认为没有兴奋性。绝对不应期后,细胞的兴奋性逐渐恢

复,受刺激后可产生兴奋,但刺激强度必须大于阈强度,这段时期称为相对不应期(relative refractory period)。相对不应期是组织细胞兴奋性从无到有直至接近正常的一个恢复过程。相对不应期后,有的细胞还会出现兴奋性的轻微变化。首先出现兴奋性的轻度增高,此期称为超常期(supranormal period),随后又出现兴奋性的轻度降低,此期称为低常期(subnormal period)。绝对不应期持续的时间大约相当于锋电位持续的时间,所以锋电位不会发生叠加,而且产生锋电位的最高频率也受到绝对不应期的限制。

第三节　肌细胞的收缩功能

人体各种形式的运动,主要是靠一些肌细胞的收缩活动来完成的。例如,躯体的各种运动和呼吸动作由骨骼肌的收缩来完成,心脏的射血活动由心肌的收缩来完成,一些中空器官如胃肠、膀胱、子宫、血管等器官的运动,则由平滑肌的收缩来完成。

骨骼肌是体内最多的组织,约占体重的40%。在骨和关节的配合下,通过骨骼肌的收缩和舒张,人和高等动物可以完成各种躯体运动。

一、神经-骨骼肌接头处的兴奋传递

骨骼肌的收缩是在中枢神经系统的控制下完成的,每个肌细胞都受到来自运动神经元轴突分支的支配,只有当支配肌肉的神经纤维发生兴奋时,动作电位经神经-骨骼肌接头处传递给肌肉,才能引起骨骼肌的兴奋和收缩。

运动神经纤维在到达神经末梢时先失去髓鞘,以裸露的轴突末梢嵌入到肌细胞膜上形成终板膜,但轴突末梢的膜和终板膜并不直接接触,而是被充满了细胞外液的接头间隙隔开,其中尚含有成分不明的基质,有时神经末梢下方的终板膜还可规则地再向细胞内凹入,形成许多皱褶,其意义可能在于增加接头后膜的面积,使它可以容纳较多数目的蛋白质分子,它们最初被称为N型乙酰胆碱(ACh)受体,现已证明它们是一些化学门控通道,具有能与ACh特异性结合的亚单位。在轴突末梢的轴浆中,除了有许多线粒体外还含有大量直径约50 nm的无特殊构造的囊泡(图2-10)。用组织化学的方法可以证明,囊泡内含有ACh,ACh首先在轴浆中合成,然后储存在囊泡内。据测定,每个囊泡中储存的ACh量通常是恒定的,且当它们被释放时,也是通过出胞作用,以囊泡为单位"倾囊"释放,这被称为量子式释放(quantal release)。在神经末梢处于安静状态时,一般只有少数囊泡随机地进行释放,不能对肌细胞产生显著影响。但当神经末梢处有神经冲动传来时,在动作电位造成的局部膜去极化的影响下,大量囊泡向轴突膜的内侧面靠近,通过囊泡膜与轴突膜的融合,并在融合处出现裂口,使囊泡中的ACh全部进入接头间隙。

当ACh分子通过接头间隙到达终板膜表面时,立即同集中存在于该处的特殊通道蛋白质的两个α亚单位结合,每分子的通道将结合两个分子的ACh,由此引起的蛋白质分子内部构象的变化,导致它的通道结构开放。这种通道开放时,孔道的横截面积比前面提到的Na^+通道的面积大,可允许Na^+、K^+,甚至少量Ca^{2+}同时通过,由于这几种离子正常时在膜内处的分布特点,实际出现的是Na^+的内流和K^+的外流,其总的结果是使终板膜处原有静息电位减小,向零值靠近,亦即出现膜的去极化。这一电位变化,称为终板电位(endplate potential),它的出现较神经冲动到达接头前膜的时间晚0.5～1.0 ms。终板电位与前述的局部兴奋电反应有类似的性质:不表现"全或无"特性,其大小与接头前膜释放的ACh的量成比例,无不应期,可表现总和现象等,当同终板膜邻接的肌细胞膜的静息电位由于终板电位的影响而去极化到该处膜的阈电位水平时,就会引发一次向整个肌细胞膜做"全或无"式传导的动作电位,后者再通过"兴奋-收缩偶联",引起肌细胞出现一次机械收缩。

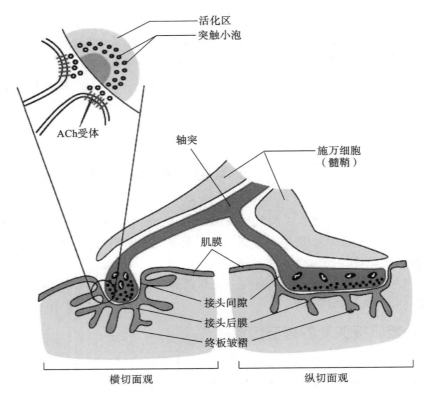

图 2-10　神经-肌肉接头处的超微结构示意图

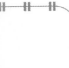

知识拓展
2-2

　　许多药物可以作用于接头传递过程中的不同阶段，影响正常的接头功能。例如，美洲箭毒和 α 银环蛇毒可以同 ACh 竞争终板膜的 ACh 受体亚单位，因而可以阻断接头传递而使肌肉失去收缩能力，有类似作用的药物称为肌肉松弛剂；有机磷农药和新斯的明对胆碱酯酶有选择性的抑制作用，可造成 ACh 在接头和其他部位的大量积聚，引起种种中毒症状。重症肌无力是由体内骨骼肌终板处的 ACh 门控通道数量不足或功能障碍所引起。

二、骨骼肌细胞的微细结构

　　骨骼肌细胞是体内耗能做功，完成机体多种机械运动的功能单位。骨骼肌细胞在结构上的最大特点，是含有大量的肌原纤维和丰富的肌管系统，且其排列高度规则有序。

　　1. 肌原纤维和肌小节　每个肌纤维含有大量直径 $1 \sim 2~\mu m$ 的纤维状结构，称为肌原纤维，它们平行排列，纵贯肌纤维全长，在一个细胞中可达上千条之多。每条肌原纤维都呈现规则的明、暗交替，分别称为明带和暗带，而且在平行的各肌原纤维之间，明带和暗带又都分布在同一水平上。暗带的长度比较固定，不论肌肉处于静止、受到被动牵拉或进行收缩时，它都保持 $1.5~\mu m$ 的长度。在暗带中央，有一段相对透明的区域，称为 H 带，它的长度随肌肉所处状态的不同而有变化，在 H 带中央亦即整个暗带的中央，又有一条横向的暗线，称为 M 线。明带的长度是可变的，它在肌肉安静时较长，并且在一定范围内可因肌肉被牵引而变长；明带在肌肉收缩时可变短。明带中央也有一条横向的暗线，称为 Z 线（或 Z 盘）。肌原纤维上每一段位于两条 Z 线之间的区域，是肌肉收缩和舒张的最基本单位，它包含一个位于中间部分的暗带和两侧各 1/2 的明带，合称为肌小节（sarcomere）。由于明带的长度可变，肌小节的长度在不同情况下可变动于 $1.5 \sim 3.5~\mu m$ 之间，通常在体骨骼肌安静时肌小节的长度为 $2.0 \sim 2.2~\mu m$（图 2-11）。

2. 肌管系统 肌管系统指包绕在每一条肌原纤维周围的膜性囊管状结构,由来源和功能都不相同的两组独立的管道系统组成。一部分肌管的走行方向和肌原纤维相垂直,称为横管系统或 T 管,是由肌细胞的表面膜向内凹入而形成,它们穿行在肌原纤维之间,并在 Z 线水平(有些动物是在暗带和明带衔接处的水平)形成环绕肌原纤维的管道,它们相互交通,管腔通过肌膜凹入处的小孔与细胞外液相通。肌原纤维周围还有另一组肌管系统,就是肌质网,它们的走行方向和肌小节平行,称为纵管系统或 L 管。纵管系统或肌质网主要包绕每个肌小节的中间部分,这是一些相互沟通的管道,但是在接近肌小节两端的横管时管腔出现膨大,称为终池,它使纵管以较大的面积和横管相靠近。每一横管和来自两侧肌小节的终池,构成了三联管结构(图 2-11)。三联管结构是把肌细胞膜的电位变化和细胞内的收缩过程衔接或偶联起来的关键部位。

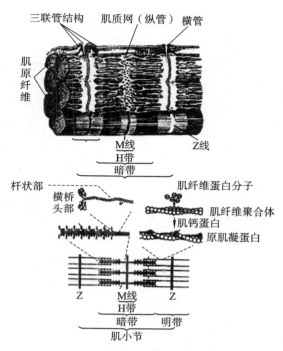

图 2-11 肌原纤维、肌小节组成示意图

三、骨骼肌的收缩机制

目前公认的肌肉收缩机制是肌丝滑行学说(sliding filament theory)。其主要内容如下:肌肉收缩时虽然在外观上可以看到整个肌肉或肌纤维的缩短,但在肌细胞内并无肌丝或它们所含的分子结构的缩短,而只是在每一个肌小节内发生了细肌丝向粗肌丝之间的滑行,亦即由 Z 线发出的细肌丝在某种力量的作用下主动向暗带中央移动,结果各相邻的 Z 线都互相靠近,肌小节长度变短,造成整个肌原纤维、肌细胞乃至整条肌肉长度的缩短。近年来,由于肌肉生物化学及其他细胞生物学技术的发展,肌丝滑行的机制已基本上从组成肌丝的蛋白质分子结构的水平得到阐明。

(一)肌丝的分子组成

组成肌丝的蛋白质分子结构和它们的特性与肌丝滑行有直接的关系。粗肌丝主要由肌凝蛋白(亦称肌球蛋白)组成,它们的分子在粗肌丝中呈独特的有规则的排列。一条粗肌丝含有 200～300 个肌凝蛋白,每个肌凝蛋白长 150 nm,呈长杆状而在一端有球状膨大部。在组成粗肌丝时,各杆状部朝向 M 线而聚合成束,形成粗肌丝的主干,球状部则有规则地裸露在 M 线两侧的粗肌丝主干的表面,形成横桥(图 2-12)。当肌肉安静时,横桥与主干的方向相垂直,突出粗肌丝表面约 6 nm。用 X 线衍射法证明,横桥在粗肌丝表面的分布位置也是严格有规则的,即在粗肌丝的同一周径上只能有两个相隔 180°的横桥突出,在与此周径相隔14.3 nm的主干上又有一对横桥突出,但与前一对有 60°的夹角,如此反复,到第四对横桥出现时,其方向正好与第一对横桥相平行,且与第一对横桥相隔42.9 nm。上述横桥的分布情况,正好与一条粗肌丝为 6 条细肌丝所环绕的情况相对应,亦即在所有横桥出现的位置,正好有一条细肌丝与之相对应,而对于每条细肌丝来说,粗肌丝表面每隔 42.9 nm 就伸出一个横桥与之相对应。这种对应关系,对于粗、细肌丝之间的相互作用显然是十分有利的。

现已证明,横桥所具有的生物化学特性对于肌丝的滑行有重要意义。横桥的主要特性有二:一是横桥在一定条件下可以和细肌丝上的肌纤蛋白呈可逆性的结合,同时出现横桥向 M 线方向的扭动,继而出现横桥和细肌丝的解离、复位,然后再同细肌丝上另外的点结合,出现新的扭动,如此反复,使细肌丝继续向 M 线方向移动;二是横桥具有 ATP 酶的作用,可以分解 ATP 而获得能量,作为横桥摆动和做功的能量来源。由此可见,横桥和细肌丝的相互作用,是引起肌丝滑行的必要条件。

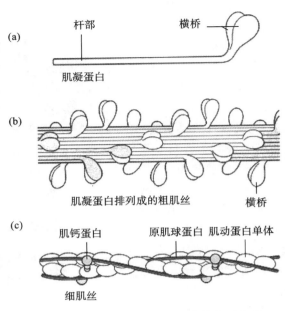

图 2-12　粗肌丝和细肌丝的分子结构示意图

　　细肌丝至少由三种蛋白质组成，其中 60% 是肌动蛋白（亦称肌纤蛋白）。肌动蛋白与肌丝滑行有直接的关系，故和肌凝蛋白一同被称为收缩蛋白。肌动蛋白分子单体呈球状，但它们在细肌丝中聚合成双螺旋状，成为细肌丝的主干（图 2-12）。细肌丝中另外有两种蛋白质，它们不直接参与肌丝间的相互作用，但可影响和控制收缩蛋白之间的相互作用，故称为调节蛋白；其中一种是原肌球蛋白（亦称原肌凝蛋白），也呈双螺旋结构，在细肌丝中和肌动蛋白双螺旋并行，但在肌肉安静时原肌球蛋白的位置正好在肌动蛋白和横桥之间，这就起了阻碍两者相互结合的作用；另一种调节蛋白称为肌钙蛋白，肌钙蛋白在细肌丝上不直接和肌动蛋白相连接，而只是以一定的间隔出现在原肌球蛋白的双螺旋结构之上。肌钙蛋白的分子呈球状，含有三个亚单位（图 2-13）：亚单位 C 中有一些带双负电荷的结合位点，因而对肌质中出现的 Ca^{2+}（以及其他可能出现的两价正离子和 H^+）有很大的亲和力；亚单位 T 的作用是把整个肌钙蛋白分子结合于原肌球蛋白；而亚单位 I 的作用则是在亚单位 C 与 Ca^{2+} 结合时，把信息传递给原肌球蛋白，引起后者的分子构象发生改变，解除它对肌动蛋白和横桥相互结合的阻碍作用。

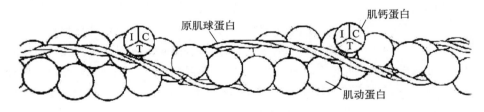

图 2-13　细肌丝的分子组成

I、T、C 分别代表肌钙蛋白的三个亚单位

（二）肌丝滑行的基本过程

　　肌丝滑行的基本过程一般认为如下。

　　(1)静息状态，肌凝蛋白头部竖起，ATP 已分解，但其能量储存于头部，直到和肌动蛋白相结合后能量才能被释放出来，故头部与 ADP 结合，此时无 Ca^{2+} 和肌钙蛋白结合，肌动蛋白上结合位点被"肌钙蛋白-原肌球蛋白复合物"所掩盖。

　　(2)Ca^{2+} 从终池释放，与肌钙蛋白结合，细肌丝发生构型变化，暴露肌动蛋白上的结合位点，使肌凝蛋白附着于此结合位点,磷酸根 Pi 从横桥解离。

(3)Pi 的解离触发横桥摆动,结合的肌凝蛋白头部发生旋转,从 90°变为 45°,纵向牵拉细肌丝,使粗细肌丝发生较大程度重叠,肌肉缩短,ADP 从头部解离。

(4)横桥强烈摆动之末,一个新的 ATP 分子结合于头部,使肌凝-肌动蛋白解离。

(5)ATP 分解为 ADP,脱磷酸释放的化学能使头部复位,头部附着于肌动蛋白的下一个结合位点,此时头部与 ADP 结合。横桥每一次摆动,肌小节均缩短约 10 nm。

总之,横桥周期(cross-bridge cycling)是把储存于 ATP 的化学能转化为机械能的一系列化学反应,而 ATP 在这个周期中有两个作用:一是提供收缩所需的能量,二是使横桥从肌动蛋白上解离。如果 ATP 耗竭,附着于肌动蛋白的横桥不能解离,肌肉将变得僵硬而不能舒张(图 2-14)。

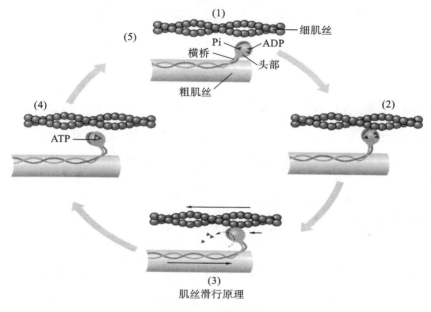

图 2-14 横桥周期

上述的横桥循环在一个肌小节乃至整个肌肉中都是非同步进行的,这样才可能使肌肉产生恒定的张力和连续的缩短。至于参与循环的横桥数目以及横桥循环的进行速率,则是决定肌肉缩短程度、缩短速度以及所产生张力的关键因素,这将在分析肌肉收缩的力学表现时再进行讨论。

四、骨骼肌的兴奋-收缩偶联

在整体情况下,骨骼肌总是在支配它的躯体传出神经兴奋冲动的影响下进行收缩的。直接用人工刺激作用无神经支配的骨骼肌,也可引起收缩。但不论何种情况,刺激在引起收缩之前,都是先在肌细胞膜上引起一个可传导的动作电位,然后才出现肌细胞的收缩反应。这样,在以膜的电位变化为特征的兴奋过程和以肌丝的滑行为基础的收缩过程之间,必然存在着某种中介性过程把两者联系起来,这一过程,称为兴奋-收缩偶联(excitation-contraction coupling)。目前认为,它至少包括三个主要步骤:①电兴奋通过横管系统传向肌细胞的深处。②三联管结构处的信息传递。横管膜上的动作电位可引起相邻终池膜及肌质网膜上 Ca^{2+} 通道开放,Ca^{2+} 顺浓度梯度由终池向肌质中扩散,导致肌质中 Ca^{2+} 浓度升高,并弥散至肌原纤维周围,再通过与肌钙蛋白结合而触发肌丝滑行,引起肌肉收缩。③肌质网(即纵管系统)对 Ca^{2+} 的释放和再聚积。肌质网膜上存在钙泵,当肌质中 Ca^{2+} 增高时,可以分解 ATP 获得能量,将 Ca^{2+} 逆浓度差由肌质转运至肌质网中储存,于是肌质中 Ca^{2+} 浓度迅速降低,与肌钙蛋白结合的 Ca^{2+} 解离,引起肌肉舒张(图 2-15)。

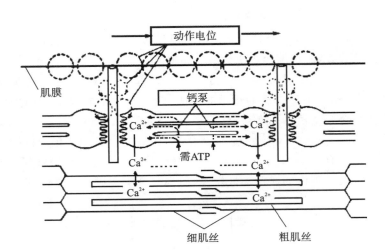

图 2-15 兴奋-收缩偶联示意图

五、骨骼肌的收缩形式及其影响因素

骨骼肌在体内的功能,就是它们在受刺激时能缩短和/或产生张力,以完成躯体的运动和/或抵抗外力的作用。如果收缩时肌肉的长度保持不变而只有张力的增加,这种收缩形式称为等长收缩(isometric contraction);如果收缩时只有肌肉缩短而张力保持不变,这种收缩形式称为等张收缩(isotonic contraction)。肌肉在收缩时究竟以产生张力为主或以缩短为主,以及收缩时能做多少功,则要看肌肉收缩时所遇到的负荷条件和肌肉本身的功能状态。

影响肌肉收缩时做功能力或其力学表现的因素至少有三个,即前负荷、后负荷和肌肉本身的功能状态(即肌肉收缩能力)。要分析某一因素影响的最简单办法,就是使其他因素保持在某一恒定值而改变要观察因素的值,得到一组数据并将其制作成坐标曲线来进行分析。

1. 前负荷 肌肉在收缩前所承受的负荷,称为前负荷(preload)。前负荷使肌肉在收缩前就处于某种程度的被拉长状态,使它具有一定的长度,称为初长度。这样由于前负荷的不同,同一肌肉就要在不同的初长度下进行收缩。为了保证在实验过程中肌肉本身的功能状态基本保持不变,通常选用代谢速度较慢的两栖类如蛙的腓肠肌或缝匠肌进行实验,实验布置如图2-16(a)所示。肌肉在下方被固定,并且连接一个张力换能器以记录肌肉收缩前和收缩后的张力产生情况。肌肉的上方连一个可移动的按钮,可以通过上下移动而改变肌肉的初长度,但不论初长度固定在什么位置,同按钮相连的固定杆是不能动的,这就意味着把后负荷固定在无限大的位置时,肌肉收缩时不可能缩短而只能产生张力(即前面所说的等长收缩),这样就可以观察肌肉初长度对肌肉收缩的影响。

图 2-16(b)的肌肉初长度-张力曲线反映了在依次改变肌肉初长度时在张力换能器上记录到的肌肉的张力产生的情况。初长度时肌肉所受的拉力,称为被动张力,它反映安静肌肉具有的某种弹性在受到牵拉时产生的回弹力,牵拉达到了弹性限度时,被动张力急速增大,有可能造成组织损坏。从图中可以看出不同前负荷或初长度对肌肉收缩所能产生的张力影响:当前负荷开始增加时,肌肉每次收缩所产生的主动张力也相应地增大,但在超过某一限度后,再增加前负荷反而使主动张力变小,以至于为零。肌肉收缩存在着一个最适初长度,在这样的初长度下进行收缩,产生的张力最大。

肌肉在最适初长度下进行收缩为什么能产生最大的张力,可以根据肌肉肌小节中粗、细肌丝的相互关系的改变来解释。已知,肌肉产生张力和缩短,靠的是粗肌丝表面的横桥和细肌丝之间的相互作用。肌肉初长度的大小,决定着每个肌小节的长度,亦即细肌丝和粗肌丝重叠的程度,而后者又决定于肌肉收缩时有多少横桥可以与附近的细肌丝相互作用。从理论上分析,粗肌丝的长度是 1.5 μm,但正常时在 M 线两侧各 0.1 μm 的范围内没有横桥,因此在 M 线两侧有横桥的粗肌丝长度为

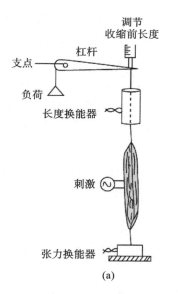

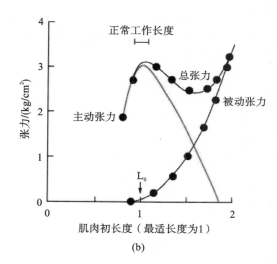

图 2-16 肌肉初长度对肌肉收缩的影响

(a)实验布置;(b)肌肉初长度-张力曲线,主动张力是总张力和被动张力之差

$0.65~\mu m$,这样当每侧细肌丝伸入暗带 $0.65~\mu m$,亦即肌小节总长度为 $2.2~\mu m$ 时,粗肌丝上的每个横桥都能与细肌丝作用,因而收缩时能出现最佳的效果。当肌肉处于最适前负荷或最适初长度时,每个肌小节的长度正是 $2.2~\mu m$,如图 2-17 所示。如果稍稍减少前负荷使肌小节长度为 $2.0~\mu m$ 时,尽管每侧细肌丝又多伸入暗带 $0.1~\mu m$(这时两侧细肌丝正好相遇),但这一段正是粗肌丝上无横桥伸出的部分,因而肌肉收缩时起作用的横桥数目并未增多。若再减小肌小节的长度,则细肌丝可能穿过 M 线或两侧肌丝相互重合和卷曲,因而造成收缩张力下降。反之,如果前负荷超过最适前负荷,收缩前肌小节的长度将大于 $2.2~\mu m$,细肌丝和粗肌丝相互重合的程度逐渐变小,使得肌肉收缩时起作用的横桥数也减少,造成所产生的张力下降;当前负荷使肌小节长度增加到 $3.5~\mu m$ 时,细肌丝将全部由暗带拉出,这时肌肉受刺激便不再产生主动张力。由此可见,根据前负荷对肌小节中粗、细肌丝重合程度的影响,可以说明肌肉初长度-张力曲线的特点。

2. 后负荷 后负荷(afterload)指肌肉收缩过程中承受的负荷。前负荷固定不变,肌肉进行等张收缩,测定不同后负荷对肌肉收缩张力和缩短速度的影响,可得到如图 2-18 所示的张力-速度曲线。收缩最初,由于后负荷的存在,肌肉不能立即缩短,但其收缩的张力增加,此时为等长收缩。当张力增加到某一临界值,即张力等于后负荷时,后负荷不再阻止肌肉缩短,但此后的收缩张力保持不变,此时为等张收缩。该曲线表明:随着后负荷的增加,张力也随之增加而缩短速度变慢。当后负荷增加到一定程度时,肌肉不能缩短,此时张力达最大(即等于后负荷),而缩短速度为零。理论上可设想当后负荷为零时,缩短速度可达最大,而此时张力为零。

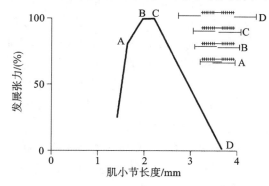

图 2-17 不同初长度时粗、细肌丝重合程度和产生张力的关系示意图

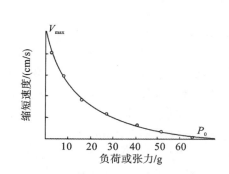

图 2-18 肌肉等张收缩时的张力-速度曲线

27

3. 肌肉收缩能力的改变对肌肉收缩的影响　肌肉收缩能力(contractility)是指与负荷无关的、决定肌肉收缩效果的内在特性。上述的前、后负荷的改变对肌肉收缩时张力产生、缩短速度以及做功能力等力学表现的影响，显然是在肌肉功能状态恒定的情况下对所处负荷条件改变所做的不同反应。但肌肉的状态也是可以改变的，它也可以影响肌肉收缩的效率。缺氧、酸中毒、肌肉中能源物质缺乏，以及其他原因引起的兴奋-收缩偶联、肌肉蛋白质或横桥功能特性的改变，都可能降低肌肉收缩的效果，而 Ca^{2+}、咖啡因、肾上腺素等体液因素则可能通过影响肌肉的收缩机制而提高肌肉的收缩效果。

肌肉收缩能力主要由下列因素决定。

(1)兴奋-收缩偶联中胞质内 Ca^{2+} 的水平。

(2)肌球蛋白 ATP 酶的活性。

4. 肌肉收缩的总和　整块骨骼肌或单个肌细胞受到一次短促的刺激时，先是产生一次动作电位，紧接着出现一次机械收缩，后者称为单收缩，根据收缩时肌肉所处的负荷条件不同，单收缩可以是等长的，也可以是等张的。

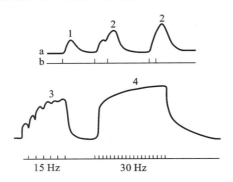

图 2-19　不同频率的连续刺激对骨骼肌收缩的影响

如果给肌肉连续的刺激，肌肉的收缩情况将随刺激的频率而有所不同。如图 2-19 所示，在刺激的频率较低时，因每一个新的刺激到来时由前一次刺激引起的单收缩过程（包括舒张期）已经结束，于是每次新的刺激都可以引起一次独立的单收缩；当刺激频率增加到某一限度时，后来的刺激有可能在前一次收缩的舒张期结束前即到达肌肉，于是肌肉在自身尚处一定程度的缩短或张力存在的基础上进行新的收缩，发生了收缩过程的复合，这样连续进行下去，肌肉就表现为不完全强直收缩(incomplete tetanus)，其特点是每次新的收缩都出现在前次收缩的舒张期过程中；如果刺激频率继续增加，那么肌肉就有可能在前一次收缩的收缩期结束以前或在收缩期的顶点开始新的收缩，于是收缩的张力或长度变化可以融合而叠加起来，这就是完全强直收缩(complete tetanus)。

六、平滑肌

平滑肌广泛分布于人体消化道、呼吸道以及血管和泌尿、生殖等系统。它和骨骼肌不同，不是每条肌纤维（即肌细胞）的两端都通过肌腱同骨骼相连。平滑肌细胞互相连接，形成管状结构或中空器官，在功能上可以通过缩短和产生张力使器官发生运动和变形，也可以产生连续收缩或紧张性收缩，使器官对抗所加负荷而保持原有的形状，前者如胃和肠，后者如动脉血管、括约肌等。

一般平滑肌细胞呈梭形，直径 $2\sim5~\mu m$，其长度可变性很大，长度大约为 $400~\mu m$ 时是产生张力的最适长度。平滑肌没有骨骼肌那样发达的肌管系统。细胞被激活时，细胞外 Ca^{2+} 进入膜内，平滑肌细胞中靠近膜的肌质网构成了细胞内 Ca^{2+} 储存库。一些兴奋性递质、激素或药物同肌膜受体结合时，通过 G 蛋白在胞质中产生第二信使，引起 Ca^{2+} 储存库中的 Ca^{2+} 释出。因平滑肌的细肌丝不存在肌钙蛋白，因而 Ca^{2+} 引起平滑肌细胞中粗、细肌丝相互滑行的横桥循环的机制与骨骼肌不同。目前认为，横桥的激活开始于它的磷酸化，而这又依赖肌凝蛋白激酶的活化，其过程是 Ca^{2+} 先结合于胞质中一种称为钙调蛋白(calmodulin)的特殊蛋白质，后者结合 4 个 Ca^{2+} 之后才使肌凝蛋白激酶活化，使 ATP 分解，由此产生的磷酸基结合于横桥，并使横桥处于高自由状态。比起骨骼肌，平滑肌横桥激活的机制需要较长的时间，这和平滑肌收缩缓慢相一致。

平滑肌细胞的静息电位为$-60\sim-50$ mV,产生机制和骨骼肌类似。单位平滑肌细胞有产生动作电位的能力,而且通过细胞间通道可使相邻细胞也产生动作电位。

目标检测

在线答题

（刘重斌）

第三章 血 液

能力目标

1.掌握:血液的组成;血浆渗透压的分类、形成和生理作用;各类血细胞的正常值及功能;血液凝固的基本过程;ABO血型的分型依据和输血原则。

2.熟悉:血液的理化特性;红细胞的生理特性;红细胞生成的原料和调节因素;体内重要的抗凝物质。

3.了解:纤维蛋白溶解;Rh血型系统;交叉配血试验。

血液(blood)是一种液态的结缔组织,在心脏活动的驱动下,循环流动于心血管系统中,成为沟通人体各部分及人体与内外环境之间进行物质交换的重要纽带,是内环境中最活跃的部分。如果机体内任何组织、器官的血流量不足,均可造成严重的组织损伤;人体大量失血或血液循环严重障碍时,将危及生命。机体在代谢过程中,几乎所有的代谢产物都会出现在血液中,许多疾病可导致血液组成成分或性质发生特征性的变化,故血液检验在临床诊断和治疗中有重要的意义。

第一节 血液的组成及理化性质

 案例引导

患儿,女,8岁,因急性上呼吸道感染给予青霉素皮试结果为"阴性",静脉输入0.9%氯化钠注射液250 mL加青霉素钠560万U和病毒唑注射液0.3 g,约10 min出现全身抽搐、呼之不应、两眼上翻、口吐白沫,立即停止输液并肌内注射肾上腺素0.5 mg、地塞米松注射液5 mg。查体:T 36.7 ℃,R 40次/分,P 160次/分,BP 70/60 mmHg,神志不清,两眼上翻、口吐白沫、全身抽搐、瞳孔对光反射消失,瞳孔直径左侧约4 mm,右侧约3 mm,颜面及口唇发绀,颈软、无抵抗,两肺可闻及干、湿啰音。心率160次/分,律齐,第一心音略低钝,各瓣膜听诊区未闻及杂音。腹软,肝肋下可及。四肢无畸形,两下肢无凹陷性水肿,双侧巴宾斯基征阳性。诊断:过敏性休克并脑水肿、喉头水肿、肺水肿。

具体任务:用细胞生理的知识解释脑水肿(细胞毒性脑水肿)的发病机制。

一、血液的组成

血液由血浆(plasma)和悬浮于其中的血细胞(blood cell)两部分组成。将一定量的新采集的血液与抗凝剂混匀,置于比容管中,以每分钟 3000 r 的速度离心 30 min,可见血液分为三层(图 3-1):上层淡黄色透明液体为血浆,占总容积的 50%~60%;下层为深红色的红细胞,占总容积的 40%~50%;二者之间有一薄层灰白色不透明的白细胞和血小板,占总容积的 0.15%~1%。

(一)血浆

血浆是机体内环境的重要组成部分,血浆通过毛细血管壁与组织液相互沟通,又通过肺、胃肠、肝、皮肤等器官与外环境相联系。正常情况下,机体通过各种调节使血浆的成分保持相对恒定。患病时血浆中的某些成分会发生改变,因此测定血浆成分,可为某些疾病的诊断提供依据。

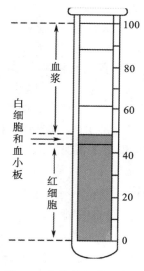

图 3-1　血液的组成示意图

血浆的主要成分是水,占血浆总量的 91%~92%,溶质占 8%~9%,主要有血浆蛋白、无机盐、非蛋白有机物、激素及气体等。这些溶质和水都容易透过毛细血管壁与组织液中的物质进行交换,所以血浆中电解质的含量与组织液基本相同(表 3-1)。临床检测循环血浆中各种电解质的浓度可大致反映组织液中这些物质的浓度。

表 3-1　人体各部分体液中电解质的含量　　　　　　　　　　　单位:mmol/L

正离子	血浆	组织液	细胞内液	负离子	血浆	组织液	细胞内液
Na^+	142	145	12	Cl^-	104	117	4
K^+	4.3	4.2	139	HCO_3^-	24	27	12
Ca^{2+}	2.5	2.4	<0.001(游离)[1]	$HPO_4^{2-}/H_2PO_4^-$	2	2.3	29
Mg^{2+}	1.1	1.1	1.6(游离)[1]	蛋白质[2]	14	0.4	54
				其他	5.9	6.2	53.6
总计	149.9	152.9	152.6	总计	149.9	152.9	152.6

1. 表示游离离子的浓度;

2. 蛋白质以毫当量浓度(mEq/L)表示,而不是以毫摩尔浓度(mmol/L)表示。

1. 血浆蛋白　血浆蛋白(plasma protein)是血浆中多种蛋白质的总称,由于血浆蛋白的分子很大,不能透过毛细血管壁,故血浆和组织液的主要区别在于后者血浆蛋白的浓度甚小(表 3-1)。用盐析法可将血浆蛋白分为白蛋白(albumin)、球蛋白(globulin)、纤维蛋白原(fibrinogen)三类;用电泳法又可进一步将球蛋白分为 α_1 球蛋白、α_2 球蛋白、β 球蛋白、γ 球蛋白。正常成人的血浆蛋白含量为 60~80 g/L,其中白蛋白为 40~50 g/L,球蛋白为 20~30 g/L,纤维蛋白原为 2~4 g/L,白蛋白/球蛋白(A/G)值为(1.5~2.5):1。除 γ 球蛋白来自浆细胞外,白蛋白、大多数球蛋白和纤维蛋白原主要由肝脏产生。因此,临床上测定 A/G 值可判断肝功能是否正常。当肝功能障碍时,常出现 A/G 值减小,甚至倒置。

血浆蛋白的主要功能如下:①形成血浆胶体渗透压,维持血管内外水的平衡和正常的血容量;②与甲状腺激素、肾上腺皮质激素、性激素等结合,使血浆中的这些激素不会很快地经肾脏排出,从而使它们在血浆中的浓度保持相对稳定;③作为载体运输脂质、离子、维生素、代谢废物以及一些异物(包括药物)等低分子物质;④参与血液凝固、抗凝和纤溶等生理过程;⑤抵御病原微生物(如病毒、细菌、真菌等)的入侵;⑥营养功能;⑦缓冲功能。

2. 无机盐　血浆中的无机盐主要以离子形式存在,正离子以 Na^+ 为主,还有 K^+、Ca^{2+}、Mg^{2+} 等;负离子以 Cl^- 为主,还有 HCO_3^-、HPO_4^{2-}、SO_4^{2-} 等。它们的主要功能是形成血浆晶体渗透压,维持水、电解质以及酸碱平衡,维持神经、肌肉的正常兴奋性等。

3. 非蛋白有机物　非蛋白有机物包括含氮化合物和不含氮化合物两类。

血浆中除蛋白质以外的含氮化合物主要有尿素、尿酸、肌酸、氨基酸、氨、胆红素等,临床上称为非蛋白含氮化合物,其中所含的氮量则称为非蛋白氮(non protein nitrogen,NPN),正常人 NPN 为 $15\sim25$ mmol/L。非蛋白含氮化合物中绝大多数为蛋白质和核酸分解代谢的终产物,主要通过肾脏排泄,临床上常测定血中 NPN 的含量来了解体内蛋白质代谢情况和肾脏的功能状态。

血浆中不含氮化合物主要有脂类、酮体、乳酸、葡萄糖等。此外,血浆中还有酶、激素、维生素、O_2、CO_2 等。

(二)血细胞

血细胞可分为红细胞(erythrocyte 或 red blood cell,RBC)、白细胞(leukocyte 或 white blood cell,WBC)和血小板(thrombocyte 或 platelet,PLT)三类。其中红细胞的数量最多,约占血细胞总数的 99%,白细胞最少。

血细胞在全血中所占的容积百分比称为血细胞比容(hematocrit,HCT)。正常成年男性的血细胞比容为 $40\%\sim50\%$,女性为 $37\%\sim48\%$,新生儿约为 55%。由于血液中白细胞和血小板所占容积百分比很小,故血细胞比容可反映血液中红细胞的相对浓度。临床上贫血患者红细胞数量减少,血细胞比容降低;严重呕吐、腹泻和大面积烧伤患者,血浆中水分丢失过多,血细胞比容升高。

二、血液的理化性质

(一)颜色

血液因其红细胞内含血红蛋白而呈红色,血红蛋白的颜色因其含氧量的多少而有变化。动脉血中红细胞内的血红蛋白含量较高,呈鲜红色;静脉血中红细胞内的血红蛋白含量较少,呈暗红色;血浆因含微量的胆色素,故呈淡黄色。空腹血浆清澈透明,进餐后,尤其摄入较多的脂类食物后,血浆中因悬浮着脂蛋白微滴而变得混浊。因此,临床上进行某些血液化学成分检测时,要求空腹采血,以避免食物对检测结果产生影响。

(二)比重

正常人全血比重为 $1.050\sim1.060$,其高低主要取决于红细胞数量,血液中红细胞数量越多则血液比重越大。血浆的比重为 $1.025\sim1.030$,主要取决于血浆蛋白的含量,血浆蛋白含量越多则血浆比重越大。利用红细胞和血浆比重的差异,可进行红细胞与血浆的分离、血细胞比容和红细胞沉降率的测定。

(三)血液的黏度

液体的黏度来源于液体内部分子或颗粒间的摩擦,即内摩擦。如果以水的黏度为1,则全血的相对黏度为 $4\sim5$,血浆的相对黏度为 $1.6\sim2.4$(温度为 37 ℃时)。当温度不变时,全血的黏度主要取决于血细胞的数量,血浆的黏度主要取决于血浆蛋白的含量。血液的黏度是形成血流阻力的重要因素之一。当某些疾病使微循环的血流速度显著减慢时,红细胞可发生叠连和聚集,血液黏度升高,使血流阻力明显增大,从而影响微循环的正常灌注。

(四)血浆渗透压

渗透现象是指在被半透膜隔开的两种不同浓度的溶液中,水分子从低浓度溶液一侧通过半透膜向高浓度溶液一侧扩散的现象。渗透现象产生的动力是溶液所固有的渗透压。渗透压(osmotic pressure)是指溶液所具有的吸引和保留水分子的能力。其高低取决于溶液中溶质颗粒(分子或离子)数目的多少,而与溶质的种类和颗粒的大小无关。通常以 mOsm/(kg・H_2O)、mmHg(毫米汞柱)、kPa(千帕)作为渗透压的单位。

1. 血浆渗透压的形成及正常值　正常人的血浆渗透压约为 300 mOsm/(kg・H_2O)。血浆渗透压由两部分组成:①血浆晶体渗透压:由血浆中 NaCl、葡萄糖、尿素等小分子晶体物质形成,其中80％来自 NaCl。晶体物质相对分子质量小,溶质颗粒数目较多,渗透压大,约占血浆总渗透压的99.6％。②血浆胶体渗透压:由血浆蛋白等大分子物质形成。正常值约为 1.5 mOsm/(kg・H_2O),相当于 25 mmHg(3.3 kPa),其数值约占血浆总渗透压的 0.4％。在血浆蛋白中,白蛋白的分子量小,其分子数量远多于球蛋白,血浆胶体渗透压的 75％～80％来自白蛋白,因此白蛋白是形成血浆胶体渗透压的主要成分。故若血浆中白蛋白的数量减少,即使其他蛋白增加而保持血浆蛋白总量不变时,血浆胶体渗透压也将明显降低。

在临床上和生理实验中所使用的各种溶液中,渗透压与血浆渗透压相等的溶液称为等渗溶液,如临床上常用的 0.9％ NaCl 溶液(又称生理盐水)和 5％葡萄糖溶液。渗透压高于血浆渗透压的溶液称为高渗溶液,如 10％葡萄糖溶液、3％ NaCl 溶液;渗透压低于血浆渗透压的溶液称为低渗溶液,如 0.45％ NaCl 溶液。

2. 血浆渗透压的生理作用　细胞膜和毛细血管壁是两种不同性质的生物半透膜,对晶体溶质和胶体溶质的通透性不同,由此也决定了血浆晶体渗透压和血浆胶体渗透压作用的差异。

(1)血浆晶体渗透压的生理作用:细胞膜为半透膜,允许水分子自由通过,不允许蛋白质通过,血浆中大部分晶体物质不易通过。正常时细胞膜内外的渗透压基本相等。当血浆晶体渗透压降低时,细胞内液渗透压相对增大,吸引水分进入红细胞,致使红细胞膨胀,甚至破裂。红细胞膜破裂血红蛋白逸出的现象称为溶血(hemolysis)。当血浆晶体渗透压升高时,可将红细胞内的水分大量吸出,红细胞发生脱水、皱缩。因此,血浆晶体渗透压对调节细胞内外水的平衡、维持血细胞的正常形态起着重要作用。

(2)血浆胶体渗透压的生理作用:水和晶体物质可以自由通过毛细血管壁,故血浆和组织液的晶体渗透压基本相等。血浆蛋白不易通过毛细血管壁,所以血管内外的胶体渗透压差异较大(血浆胶体渗透压为 25 mmHg,组织液胶体渗透压为 15 mmHg)。血浆胶体渗透压可以吸引组织液中的水进入毛细血管,从而维持血浆容量的相对稳定(图 3-2)。

【重点提示】血浆渗透压的形成及其生理作用。

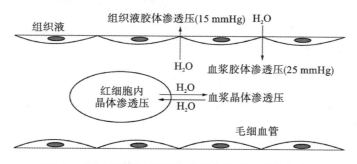

图 3-2　血浆晶体渗透压与血浆胶体渗透压作用示意图

肝、肾等疾病可引起血浆蛋白(主要是白蛋白)含量减少,血浆胶体渗透压降低,使组织液回流减少而滞留于组织间隙,引起水肿和血浆容量减少。因此,血浆胶体渗透压对调节血管内外水的平衡和维持正常的血浆容量起重要的作用。

图 3-2 中红细胞内晶体渗透压与血浆晶体渗透压基本相等,可维持红细胞的正常形态;而血浆胶体渗透压大于组织液胶体渗透压,可将组织液中的水转移到血管内(图中数字的单位为 mmHg)。

(五)酸碱度

正常人血浆 pH 值为 7.35～7.45。血浆 pH 值低于 7.35 称为酸中毒;高于 7.45 称为碱中毒,

知识拓展
3-1

Note

如果血浆 pH 低于 6.9,或高于 7.8,将危及生命。

血浆 pH 的相对恒定有赖于血液内的缓冲物质,以及肺和肾的正常功能。血浆中的缓冲物质主要包括 $NaHCO_3/H_2CO_3$、蛋白质钠盐/蛋白质、Na_2HPO_4/NaH_2PO_4 三个缓冲对,其中以 $NaHCO_3/H_2CO_3$ 最为重要。红细胞内还有血红蛋白钾盐/血红蛋白、氧合血红蛋白钾盐/氧合血红蛋白、K_2HPO_4/KH_2PO_4、$KHCO_3/H_2CO_3$ 等缓冲对,参与维持血浆 pH 的相对稳定。此外,肺和肾排出体内过多的酸和碱对维持血浆 pH 的相对恒定也具有重要意义。

第二节 血 细 胞

案例引导

患者,男,17 岁,鼻出血伴牙龈、皮下出血 10 天就医,经鼻纱条压迫止血后稍好转。2 天前,鼻再次出血并伴头晕、乏力、高热、咽痛而入院。查体:T 39.4 ℃,慢性病容,睑结膜明显苍白,全身多处皮下淤斑,颈部及颌下淋巴结肿大,扁桃体Ⅱ度肿大,余无特殊。血液检查:RBC $2.0×10^{12}$/L,WBC $3.2×10^9$/L,PLT $96×10^9$/L,血红蛋白 50 g/L。骨髓检查:骨髓增生低下,粒系、红系及巨核系细胞减少,形态正常,骨髓小粒无造血细胞。临床诊断:再生障碍性贫血。

具体任务:

1.判断患者的血液检查结果是否正常,并写出正常值。

2.分析该患者为何会出现血细胞数量减少。

3.请运用血细胞的生理知识合理解释患者出现临床症状(皮下出血、头晕、乏力、高热等)的原因,并写出分析结果。

一、红细胞生理

(一)红细胞的数量和功能

红细胞是血液中数量最多的血细胞。正常的成熟红细胞无核,呈双凹圆碟形,直径为 $7\sim8~\mu m$。我国成年男性红细胞的数量为 $(4.0\sim5.5)×10^{12}$/L,成年女性为 $(3.5\sim5.0)×10^{12}$/L,新生儿为 $6.0×10^{12}$/L 以上。红细胞内的蛋白质主要是血红蛋白(hemoglobin,Hb)。我国成年男性血红蛋白浓度为 $120\sim160$ g/L,成年女性为 $110\sim150$ g/L,新生儿可达 $170\sim200$ g/L。正常人的红细胞数量和血红蛋白浓度不仅有性别差异,还可因年龄、生活环境和机体功能状态不同而有差异。如:新生儿高于成人;高原居民高于平原居民;妊娠后期因血浆量增多而致红细胞数量和血红蛋白浓度相对减少等。血液中红细胞数量和/或血红蛋白浓度低于正常,则称为贫血(anemia)。

红细胞的主要功能是运输 O_2 和 CO_2,并对血液酸碱度的变化起缓冲作用。这些功能都是由红细胞内的血红蛋白来完成的。一旦红细胞破裂,血红蛋白逸出,则丧失功能。

(二)红细胞的生理特性

红细胞具有可塑变形性、悬浮稳定性和渗透脆性,这些特性都与红细胞的双凹圆碟形有关。

1.可塑变形性 正常红细胞在外力作用下具有变形的能力或特性称为可塑变形性(plastic

deformation)。红细胞在全身血管中循环运行时,须经过变形才能通过口径比它小的毛细血管和血窦孔隙。可塑变形性是红细胞生存所需的最重要的特性。当红细胞的形态改变、黏度增大或红细胞膜的弹性降低时,会使红细胞的变形能力降低。

2. 悬浮稳定性 红细胞能相对稳定地悬浮于血浆中而不易下沉的特性称为红细胞的悬浮稳定性(suspension stability)。临床上,将盛有抗凝血的血沉管垂直静置,观察第 1 h 末红细胞下沉的距离,以表示红细胞下沉的速度,称为红细胞沉降率(erythrocyte sedimentation rate,ESR),简称血沉。用魏氏法检测,正常成年男性红细胞沉降率为 0～15 mm/h,成年女性为 0～20 mm/h。

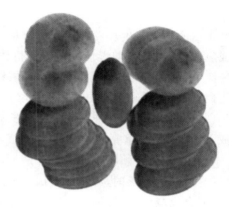

红细胞能相对稳定地悬浮于血浆中,是由于红细胞与血浆之间的摩擦力阻碍了红细胞的下沉。双凹圆碟形的红细胞具有较大的表面积与体积之比,所产生的摩擦力较大,故红细胞下沉速度缓慢。在某些疾病时,如活动性肺结核、风湿热、肿瘤等,红细胞彼此能较快地以凹面相贴,称为红细胞叠连(图 3-3)。发生红细胞叠连后,红细胞的总表面积与总体积之比减小,摩擦力相对减小而使血沉加快。生理情况下,如妇女月经期、妊娠期血沉也可以加快。决定红细胞叠连快慢的因素不在于红细胞本身,而在于血浆成分的变化。若将正常人的红细胞置于红细胞沉降率快者的血浆中,红细胞也会较快发生叠连而使红细胞下沉速度加速,而将红细胞沉降率快者的红

图 3-3 红细胞叠连示意图

细胞置于正常人的血浆中,则红细胞沉降率正常。通常血浆中纤维蛋白原、球蛋白和胆固醇的含量增高时,可加快红细胞叠连和沉降,血浆中白蛋白、卵磷脂的含量增多时则可抑制红细胞叠连的发生,使红细胞沉降减慢。

3. 渗透脆性 红细胞在低渗盐溶液中发生膨胀破裂的特性称为红细胞渗透脆性(osmotic fragility),简称脆性。红细胞在等渗的 0.9% NaCl 溶液中可保持其正常形态和大小。若将红细胞置于一系列浓度递减的低渗 NaCl 溶液中,水将在渗透压差的作用下渗入细胞,使红细胞逐渐胀大,成为球状;当 NaCl 浓度降至 0.42% 时,部分红细胞开始破裂而发生溶血;当 NaCl 浓度降至 0.35% 时,则全部红细胞发生溶血。这一现象表明红细胞对低渗盐溶液具有一定的抵抗力。生理情况下,衰老红细胞对低渗盐溶液的抵抗力低,即脆性高;而初成熟的红细胞的抵抗力高,即脆性低。有些疾病可影响红细胞的脆性,如遗传性球形红细胞增多症患者的红细胞脆性变大。故测定红细胞的渗透脆性有助于一些疾病的临床诊断。

(三)红细胞的生成与破坏

1. 红细胞的生成

(1)生成部位:在成人,红骨髓是生成红细胞的唯一场所。红骨髓造血功能正常是红细胞生成的前提。红细胞在红骨髓内发育时,细胞体积由大变小,细胞核由大变小最后消失,细胞质中的血红蛋白从无到有,直至达到正常含量。

红骨髓内的造血干细胞在特定条件下分化为红系定向祖细胞,再经过原红细胞、早幼红细胞、中幼红细胞、晚幼红细胞和网织红细胞的阶段,最后成为成熟的红细胞(图 3-4)。

骨髓受到放射线(X 射线、γ 射线)、某些化学物质(苯、氯霉素类抗生素和抗癌药)等理化因素的作用,骨髓的造血功能受到抑制,全血细胞减少,称为再生障碍性贫血。

(2)生成原料:红细胞的主要成分是血红蛋白。合成血红蛋白的主要原料是铁和蛋白质。成人每天需要 20～30 mg 的铁用于生成红细胞,但每天仅需从食物中吸收 1～2 mg 以补充排泄的铁,其余 95% 来自体内铁的再利用。衰老的红细胞被巨噬细胞吞噬后,血红蛋白分解所释放的铁可再用于

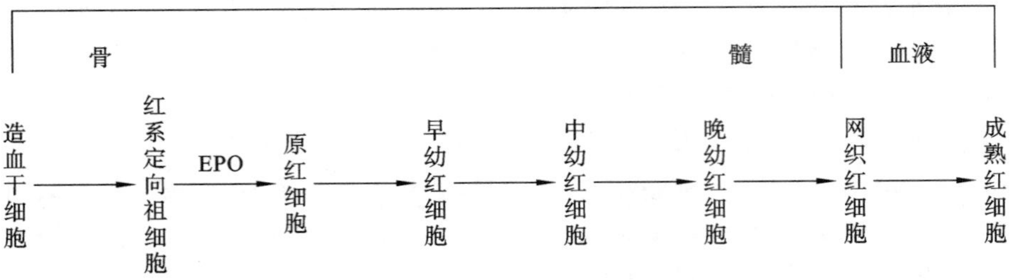

骨					髓	血液
造血干细胞 →	红系定向祖细胞	—EPO→ 原红细胞 →	早幼红细胞 →	中幼红细胞 →	晚幼红细胞 →	网织红细胞 → 成熟红细胞

图 3-4　红细胞生成过程示意图

血红蛋白的合成。生长发育期的婴幼儿、孕妇、哺乳期妇女等对铁的需求量相对增多,当铁的摄入不足或吸收障碍,或长期慢性失血以致机体缺铁时,可使血红蛋白合成减少,细胞体积减小,红细胞颜色变淡,引起小细胞低色素性贫血,即缺铁性贫血。由于红细胞可优先利用体内的氨基酸来合成血红蛋白,故单纯因缺乏蛋白质而发生贫血者较为罕见。

(3)成熟因子:在红细胞分裂和生长成熟过程中,必须不断合成新的 DNA。叶酸和维生素 B_{12} 是合成 DNA 所需的重要辅酶。

叶酸在体内必须转化成四氢叶酸后,才能参与 DNA 的合成。叶酸的转化需要维生素 B_{12} 的参与。维生素 B_{12} 缺乏时,叶酸的利用率下降,可引起叶酸的相对不足。因此,缺乏叶酸或维生素 B_{12},DNA 的合成减少,幼红细胞分裂增殖减慢,红细胞体积增大,可导致巨幼红细胞性贫血。正常情况下,食物中叶酸和维生素 B_{12} 的含量能满足红细胞生成的需要,但维生素 B_{12} 的吸收需要内因子(intrinsic factor)的参与。内因子与维生素 B_{12} 结合,形成内因子-维生素 B_{12} 复合物,能保护维生素 B_{12} 免受消化酶的破坏,并促进维生素 B_{12} 在回肠远端的吸收。

当胃大部分切除或胃的壁细胞损伤,或体内产生抗内因子抗体时,均可因内因子缺乏而导致巨幼红细胞性贫血。

(4)红细胞生成的调节:正常机体红细胞的数量保持相对恒定。当人体所处环境或功能状态发生变化时,红细胞生成的数量和速度会发生适当调整,主要受促红细胞生成素和雄激素的调节。

①促红细胞生成素(erythropoietin,EPO):EPO 是一种由肾合成的糖蛋白,主要作用是促进晚期红系定向祖细胞增殖、分化以及骨髓释放网织红细胞。血浆 EPO 的水平与血液血红蛋白的浓度呈负相关,严重贫血时血浆中 EPO 浓度可增高 1000 倍左右。贫血时体内 EPO 增高可促进红细胞生成;而红细胞增多时,EPO 分泌则减少,这一负反馈调节使血中红细胞的数量能保持相对稳定。

组织缺氧是促进 EPO 分泌的生理性刺激因素。任何引起肾氧供不足的因素,如贫血、缺氧或肾血流减少,均可促进 EPO 的合成与分泌,使血浆 EPO 含量增加。因此,双肾实质严重破坏的晚期肾病患者常因缺乏 EPO 而发生肾性贫血。正常人从平原进入高原低氧环境后,由于肾产生 EPO 增多,可使外周血液的红细胞数量和血红蛋白含量增高。除肾来源外,正常人体内有 5%～10% 的 EPO 是由肾外组织(如肝)产生的,故双肾严重破坏而依赖人工肾生存的尿毒症患者,体内仍有低水平的红细胞生成。与一般内分泌细胞不同的是,肾细胞内没有 EPO 的储存。缺氧可迅速使 EPO 的合成和分泌增多。

②雄激素:雄激素可提高血浆中 EPO 的浓度,促进红细胞的生成。雄激素主要通过刺激 EPO 的产生而促进红细胞生成。雄激素也可直接刺激骨髓,促进红细胞生成。因此,成年男性红细胞数量高于女性。

此外,还有一些激素,如糖皮质激素、甲状腺激素和生长激素,也可促进红细胞生成。

2. 红细胞的破坏　正常人红细胞的平均寿命为 120 天。由于衰老红细胞的变形能力减退,脆性增大,难以通过微小的孔隙,因此容易滞留于脾和骨髓中而被巨噬细胞所吞噬,这称为血管外破坏。巨噬细胞吞噬红细胞后,将血红蛋白消化,释出铁、氨基酸和胆红素,其中铁和氨基酸可被重新利用,而胆红素则由肝排入胆汁,最后排出体外。脾功能亢进时,红细胞破坏增加,可引起脾性贫血。

　　此外,还有10%的衰老红细胞在血管中因受机械冲击而破损,此称为血管内破坏。血管内破坏所释放的血红蛋白可立即与血浆中的触珠蛋白结合,进而被肝摄取。血红蛋白的血红素经代谢释放出铁,生成胆红素而经胆汁排出。当血管内的红细胞大量被破坏,血浆中血红蛋白释放量大于1.0 g/L,超出触珠蛋白的结合能力时,未能与触珠蛋白结合的血红蛋白将由肾排出,临床上称为"血红蛋白尿"。

【重点提示】
临床常见贫血的原因。

二、白细胞

(一)白细胞的分类和正常值

　　白细胞为有核的细胞,在血液中一般呈球状。我国健康成人血液中,白细胞数为$(4.0 \sim 10.0) \times 10^9/L$,新生儿白细胞总数可达$(12.0 \sim 20.0) \times 10^9/L$。正常人血液中白细胞的数目可因机体处于不同状态而有所变化,如进食、剧烈运动、情绪激动、月经期、妊娠期白细胞数量增加;放射线损害、脾功能亢进和再生障碍性贫血等时白细胞数量减少。

　　依据白细胞胞质中有无特殊的嗜色颗粒,将其分为粒细胞和无粒细胞两大类。粒细胞又依所含嗜色颗粒特性的不同,分为中性粒细胞、嗜酸性粒细胞和嗜碱性粒细胞。无粒细胞分为单核细胞和淋巴细胞。我国健康成人血液中各类白细胞的百分比和主要功能见表3-2。

【重点提示】
白细胞的分类及其功能。

表 3-2　我国健康成人血液中各类白细胞的百分比和主要功能

分类名称	百分比	主要功能
中性粒细胞	50%～70%	吞噬细菌(尤其是入侵的化脓性细菌)、清除衰老的红细胞和抗原-抗体复合物等
嗜酸性粒细胞	0.5%～5%	限制过敏反应,参与对蠕虫的免疫反应
嗜碱性粒细胞	0%～1%	释放组胺,参与过敏反应;释放肝素,参与抗凝过程
单核细胞	3%～8%	吞噬各种病原微生物、衰老及死亡的细胞,识别和杀伤肿瘤细胞,参与激活淋巴细胞的特异性免疫等
淋巴细胞	20%～40%	参与免疫反应

(二)白细胞的功能

　　白细胞参与机体的防御功能和免疫功能。白细胞所具有的变形、游走、趋化、吞噬和分泌等特性是执行防御功能的生理基础。

　　除淋巴细胞外,所有的白细胞都能伸出伪足做变形运动,凭借这种运动,白细胞得以穿过毛细血管壁,这一过程称为白细胞渗出。渗出到血管外的白细胞也可借助变形运动在组织内游走,在某些化学物质的吸引下,可迁移到炎症区发挥其生理作用。白细胞朝向某些化学物质运动的特性,称为趋化性。能吸引白细胞发生定向运动的化学物质,称为趋化因子。人体细胞的降解产物、抗原-抗体复合物、细菌毒素和细菌等都具有趋化活性。白细胞根据这些物质的浓度梯度游走到炎症部位,将细菌等异物吞噬,进而将其消化、杀灭。白细胞还可分泌白细胞介素、干扰素、肿瘤坏死因子、集落刺激因子等多种细胞因子,通过自分泌、旁分泌作用参与炎症和免疫反应的调控。

　　1. 中性粒细胞　中性粒细胞的主要功能是吞噬和杀灭入侵的细菌,特别是化脓性细菌,此外,中性粒细胞还可吞噬和清除衰老红细胞和抗原-抗体复合物等。中性粒细胞的变形游走能力和吞噬活性都很强,当菌入侵时,中性粒细胞在炎症区域产生的趋化性物质的作用下,自毛细血管渗出而被吸引到病灶处,进行吞噬和杀灭活动。当中性粒细胞吞噬多个细菌后,其本身即解体,释放的各种溶酶体酶又可溶解周围组织而形成脓液。临床上白细胞总数及中性粒细胞百分比增高,常提示有细菌感染。当血液中的中性粒细胞数量减少到$1 \times 10^9/L$时,机体的抵抗力就会明显降低,容易发生感染。

2.嗜酸性粒细胞 嗜酸性粒细胞的主要功能是限制肥大细胞和嗜碱性粒细胞在速发型过敏反应中的作用，参与对蠕虫的免疫反应。在机体发生过敏反应或蠕虫感染时，常伴有嗜酸性粒细胞数量的增多。

3.嗜碱性粒细胞 嗜碱性粒细胞胞质中存在较大的碱性染色颗粒，颗粒内含有肝素、组胺、过敏性慢反应物质和嗜酸性粒细胞趋化因子 A 等。肝素具有很强的抗凝血作用，有利于保持血管的通畅；组胺和过敏性慢反应物质能使毛细血管壁的通透性增加，引起局部充血水肿，并可使支气管平滑肌收缩，从而引起荨麻疹、哮喘等过敏反应；嗜酸性粒细胞趋化因子 A 能吸引嗜酸性粒细胞，使之聚集于局部以限制嗜碱性粒细胞在过敏反应中的作用。

4.单核细胞 单核细胞在血液中的吞噬能力较弱，当它穿出毛细血管壁进入组织后，发育成巨噬细胞（macrophage），吞噬能力将大大增强，可吞噬更多、更大的细菌和颗粒。单核-巨噬细胞的主要功能如下：①吞噬并杀灭侵入机体的病原微生物，如病毒、疟原虫、真菌、结核分枝杆菌等；②清理衰老的红细胞、血小板和坏死组织及变性的血浆蛋白；③可有效地加工处理并提呈抗原，参与特异性免疫应答的诱导和调节；④识别和杀伤肿瘤细胞；⑤合成和释放多种细胞因子、集落刺激因子、白细胞介素、肿瘤坏死因子、干扰素等，参与对其他细胞活动的调控。

5.淋巴细胞 淋巴细胞在免疫应答反应过程中起核心作用。根据细胞生长发育的过程、细胞表面标志和功能的不同，可将淋巴细胞分成 T 淋巴细胞、B 淋巴细胞和自然杀伤细胞（natural killer cell，NK cell）三大类。T 淋巴细胞在胸腺内发育成熟，主要参与细胞免疫；B 淋巴细胞在骨髓内分化成熟，主要参与体液免疫；自然杀伤细胞可以直接杀伤肿瘤细胞、被病毒及胞内病原体感染的细胞，构成机体天然免疫的重要防线。

（三）白细胞的生成与破坏

白细胞起源于骨髓中的造血干细胞，在细胞发育的过程中经过定向祖细胞、可识别的前体细胞等阶段，最后成为具有多种细胞功能的成熟白细胞。

因为白细胞主要在组织中发挥作用，淋巴细胞可往返于血液、组织液和淋巴液之间，故白细胞的寿命较难准确判断。中性粒细胞在循环血液中停留 6～8 h 后进入组织，4～5 天后即衰老死亡，或经消化道排出；若有细菌入侵，中性粒细胞在吞噬过量细菌后，因释放溶酶体酶而发生"自我溶解"，与被破坏的细菌和组织碎片共同形成脓液。单核细胞在血液中停留 2～3 天，然后进入组织，并发育成巨噬细胞，在组织中可生存 3 个月左右。

三、血小板

血小板是骨髓中成熟的巨核细胞胞质裂解脱落下来的具有生物活性的小块胞质，体积小，无细胞核，呈双面微凸的圆盘状，直径为 2～3 μm。正常成人血液中的血小板数量为（100～300）×10^9/L。血小板数量可有一定的波动，通常妇女月经期血小板减少，妊娠、进食、运动及缺氧可使血小板增多。血小板数量超过 1000×10^9/L，称为血小板过多，易发生血栓；血小板数量低于 50×10^9/L，毛细血管壁脆性增加，皮肤和黏膜下出现瘀点，甚至大块紫癜，称为血小板减少性紫癜。

（一）血小板的生理特性

血小板的主要功能是参与生理止血过程，促进凝血和维持毛细血管壁的正常通透性，这些功能与血小板的生理特性有密切关系。

1.黏附 血小板与非血小板表面的黏着称为血小板黏附。血小板并不能黏附于正常内皮细胞的表面，当血管内皮细胞受损时，血小板即可黏附在内皮下组织（主要是胶原纤维）上，这是血小板发挥作用的开始。

2.聚集 血小板彼此黏着的现象称为血小板聚集，需要纤维蛋白原、Ca^{2+} 及血小板膜上糖蛋白

Ⅱb（GPⅡb）和Ⅲa（GPⅢa）的参与。血小板的聚集通常先后出现两个时相：第一聚集时相发生迅速，也能迅速解聚，为可逆性聚集；第二聚集时相发生缓慢，不能解聚，为不可逆性聚集。引起血小板聚集的因素称为致聚剂。生理性致聚剂主要有 ADP、肾上腺素、5-羟色胺（5-HT）、组胺、胶原、凝血酶、血栓烷 A_2（TXA_2）等；病理性致聚剂有细菌、病毒、抗原-抗体复合物、药物等。血小板聚集是形成血小板栓子的基础。

3. 释放 血小板受刺激后，将储存在颗粒内的物质排出的过程称为释放。释放的物质主要有 ADP、ATP、5-HT、Ca^{2+}、纤维蛋白原等。ADP、ATP 和 5-HT 能促进血小板聚集，形成血小板血栓，堵塞血管破裂口；5-HT 可使小动脉收缩，有助于止血。

4. 吸附 血小板磷脂表面可吸附血浆中多种凝血因子。当血管内皮破损时，血小板黏附和聚集在破损处，可使局部凝血因子浓度升高，有利于血液凝固和生理性止血。

5. 收缩 血小板内的收缩蛋白具有收缩作用，可使血凝块回缩变硬，牢固地封住血管破裂口，巩固止血过程。若血小板数量减少或功能减退，可使血凝块回缩不良。临床上可根据体外血凝块回缩的情况大致估计血小板的数量或功能是否正常。

（二）血小板的生理功能

1. 参与生理性止血 生理性止血是指小血管损伤，血液从小血管内流出，数分钟后出血自行停止的现象。用小针刺破耳垂或指尖，测定从血液自然流出到自然停止所需的时间，称为出血时间（bleeding time）。正常人不超过 9 min（模板法）。出血时间的长短可反映生理性止血功能的状态。血小板明显减少或功能异常时，生理性止血功能减退，可有出血倾向；而生理性止血功能过度激活，则可导致血栓形成。

生理性止血过程主要包括血管收缩、血小板止血栓形成和血液凝固三个过程：①血管收缩：生理性止血首先表现为受损血管局部小血管收缩，使局部血流减少。若损伤不大，可使血管破口封闭，从而制止出血。这是由损伤性刺激反射性引起局部血管收缩、肌源性收缩和血小板释放 5-HT、TXA_2 等缩血管物质所致。②血小板止血栓形成：血小板黏附、聚集于血管破损处，形成血小板止血栓堵塞伤口，实现初步止血（图 3-5）。③血液凝固：血管受损启动凝血系统，在受损局部迅速发生血液凝固，使血浆中可溶性的纤维蛋白原转变为不溶性的纤维蛋白，并交织成网，以加固止血栓，称二期止血。最后，局部纤维组织增生，并长入血凝块，达到永久性止血的目的。

这三个过程相继发生并相互重叠，彼此密切相关。只有在血管收缩使血流减慢时，血小板黏附

【重点提示】
血小板的生理特性及其功能。

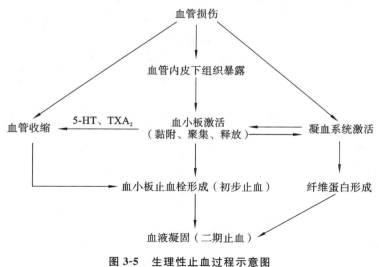

图 3-5 生理性止血过程示意图

5-HT：5-羟色胺；TXA_2：血栓烷 A_2

才易实现；血小板激活后释放的 5-HT、TXA₂ 又可促进血管收缩。活化的血小板可为血液凝固过程中凝血因子的激活提供磷脂表面，血小板表面结合有多种凝血因子，血小板还可释放纤维蛋白原等凝血因子，从而大大加速凝血过程；而血液凝固过程中产生的凝血酶又可加强血小板的活化。此外，血凝块中血小板的收缩，可引起血凝块回缩，挤出其中的血清，而使血凝块变得更为坚实，牢固封住血管的破口。因此，生理性止血的三个过程彼此相互促进，使生理性止血能及时而快速进行。由于血小板与生理性止血过程的三个环节均有密切关系，因此，血小板在生理性止血过程中居于中心地位。当血小板减少或生理性止血功能减退时，出血时间就会延长。

2. 促进血液凝固 血小板含有许多与凝血过程有关的因子，统称为血小板因子（PF），它们大多数具有较强的促进血液凝固的作用。如 PF₃ 是血小板活化时膜表面暴露的一种带负电的磷脂（磷脂酰丝氨酸等），PF₃ 可通过磷脂表面结合 FVa、FⅧa、FⅨa、FⅩa，使凝血酶原激活速度加快。此外，血小板还可以吸附多种凝血因子（如 FⅠ、Ⅴ、Ⅺ、Ⅻ等），促进凝血过程的发生。

3. 维持血管壁的完整性 血小板能黏附于血管壁并融合到血管内皮中，从而维持血管壁的完整性。此外，血小板还可释放血管内皮生长因子和血小板源生长因子，促进血管内皮细胞、平滑肌细胞和成纤维细胞的增殖，也有利于受损血管的修复。

第三节　血液凝固与纤维蛋白溶解

一、血液凝固

血液凝固（blood coagulation）是指血液由流动的液体状态变成不能流动的凝胶状态的过程。其实质是血浆中的可溶性纤维蛋白原转变成不溶性的纤维蛋白的过程。纤维蛋白交织成网，网罗血细胞及血液中的其他成分形成血凝块。血液凝固是一系列循序发生的复杂的酶促反应过程，需要多种凝血因子的参与。

（一）凝血因子

血浆与组织中直接参与血液凝固的物质，称为凝血因子（blood coagulation factor）。目前已知的凝血因子主要有 14 种，其中 12 种根据国际命名法并按发现的先后顺序用罗马数字进行编号（表 3-3），即凝血因子Ⅰ～ⅩⅢ（简称 FⅠ～FⅩⅢ，其中 FⅥ是血清中活化的 FVa，已不再视为一个独立的凝血因子）。此外还包括前激肽释放酶、高分子激肽原等。

表 3-3　根据国际命名法编号的凝血因子

凝血因子	同义名	合成部位	凝血因子	同义名	合成部位
Ⅰ	纤维蛋白原	肝细胞	Ⅷ	抗血友病因子	肝细胞
Ⅱ	凝血酶原	肝细胞	Ⅸ	血浆凝血活酶	肝细胞
Ⅲ	组织因子	内皮细胞和其他细胞	Ⅹ	Stuart-Prower 因子	肝细胞
Ⅳ	Ca²⁺	—	Ⅺ	血浆凝血活酶前质	肝细胞
Ⅴ	前加速素易变因子	内皮细胞和血小板	Ⅻ	接触因子	肝细胞
Ⅶ	前转变素稳定因子	肝细胞	ⅩⅢ	纤维蛋白稳定因子	肝细胞和血小板

凝血因子有以下几个特征：①除 FⅢ（组织因子）外，其他凝血因子均存在于血浆中。②除 FⅣ是 Ca²⁺ 外，其余的凝血因子都是蛋白质，且 FⅡ、FⅦ、FⅨ、FⅩ、FⅪ、FⅫ和前激肽释放酶都是丝氨酸蛋

白酶,活化后能对特定肽链进行水解;正常情况下这些凝血因子以无活性的酶原形式存在,必须被激活后,才具有酶的活性,通常在该因子的右下角标上"a"(activated)表示其"活化型",如 FⅨa 等。③多数凝血因子在肝脏合成,其中 FⅡ、FⅦ、FⅨ、FⅩ 的合成需要维生素 K 的参与,故它们又称依赖维生素 K 的凝血因子;若肝脏病变或维生素 K 缺乏,会导致凝血因子合成减少,凝血功能障碍而发生出血倾向。④FⅡ、FⅦ、FⅨ、FⅩ、FⅪ、FⅫ和 FⅩⅢ 在凝血中起酶促作用,FⅢ、FⅤ、FⅧ和高分子激肽原起辅因子的作用,能提高相应因子的激活速度。

(二)血液凝固的过程

血液凝固是指由凝血因子按一定顺序相继激活而生成的凝血酶(thrombin)最终使纤维蛋白原变为纤维蛋白(fibrin)的过程。因此,血液凝固的过程可分为凝血酶原激活物形成、凝血酶形成和纤维蛋白形成三个基本步骤(图 3-6)。

1. 凝血酶原激活物形成 凝血酶原激活物由 FⅩa、Ⅴ、Ca^{2+} 和 PF_3 组成。根据 FⅩ 的激活过程不同,可分为内源性凝血途径和外源性凝血途径(图 3-7)。两条途径的主要区别在于启动方式和参与的凝血因子有所不同。但两条途径中的某些凝血因子可以相互激活,故两者间密切联系,并不完全独立。

【重点提示】
血液凝固的
过程。

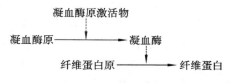

图 3-6 血液凝固的基本步骤

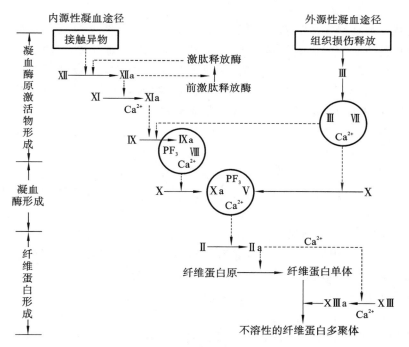

图 3-7 血液凝固过程示意图

(1)内源性凝血途径:内源性凝血途径是指参与凝血的因子全部来自血液,通常由 FⅫ 与带负电的异物(如胶原纤维、玻璃、白陶土等)表面接触而启动的凝血过程。在机体内,当血管损伤时,FⅫ 与内膜下的胶原纤维接触而被激活为 FⅫa。FⅫa 再激活 FⅪ 成为 FⅪa,从而启动内源性凝血途径。FⅫa 可激活前激肽释放酶使之成为激肽释放酶,后者反过来又能激活 FⅫ,通过这一正反馈过程形成大量 FⅫa。从 FⅫ 结合到异物表面到 FⅪa 形成的过程称为表面激活。表面激活还需要高分子激肽原的参与,它作为辅因子可加速表面激活过程。

FⅪa 在 Ca^{2+} 存在的情况下可激活 FⅨ 生成 FⅨa。此外,FⅨ 还能被 FⅦa-组织因子复合物激活。生成的 FⅨa 在 Ca^{2+} 的参与下与活化的 FⅧ结合在 PF_3 上形成复合物,即 FⅩ 酶复合物,可进一步激活 FX 成为 FXa。在此过程中，FⅧa 作为辅因子，可使 FⅨa 对 FX 的激活速度提高 20 万倍。缺乏 FⅧ时，患者凝血速度非常缓慢，微小的创伤也会出血不止，临床上称为血友病 A，而缺乏 FⅨ时称为血友病 B。其中血友病 A 较常见，又称 FⅧ缺乏症。FⅪ的缺乏也将导致凝血过程的障碍，过去曾称为血友病 C。

（2）外源性凝血途径：由来自血液之外的组织因子与血液接触而启动的凝血过程，称为外源性凝血途径，又称组织因子途径。组织因子广泛存在于大多数组织细胞，尤其在脑、肺、胎盘组织中特别丰富。在生理情况下，直接与循环血液接触的血细胞和内皮细胞不表达组织因子，当血管损伤暴露出组织因子时，组织因子与 FⅦa 结合形成 FⅦa-组织因子复合物，该复合物将 FX 激活为 FXa。在此过程中 FⅢ是辅因子，可使 FⅦa-组织因子复合物催化 FX 激活的效力提高 1000 倍。生成的 FXa又能反过来激活 FⅦ，进而生成更多的 FXa，形成外源性凝血的正反馈效应。另外，FⅦa-组织因子复合物还能激活 FⅨ，FⅨa 除能与 FⅧa 结合而激活 FX 外，也能反馈激活 FⅦ。因此，FⅦa-组织因子复合物使两条凝血途径联系起来，共同完成凝血过程。外源性凝血途径所涉及的凝血因子及反应步骤都较少，活化生成 FXa 的速度比内源性凝血途径快。必须指出的是，在病理状态下，细菌内毒素、补体 C5a、抗原-抗体复合物、肿瘤坏死因子等均可刺激血管内皮细胞和单核细胞表达组织因子，从而启动凝血过程，引起弥散性血管内凝血。

由内源性和外源性凝血途径所生成的 FXa，在 Ca^{2+} 存在的情况下可与 FVa 结合在 PF_3 上形成凝血酶原激活物，进而激活凝血酶原。

2. 凝血酶形成　凝血酶原激活物可激活凝血酶原（FⅡ），使之成为具有活性的凝血酶（FⅡa）。凝血酶原激活物中的 FVa 为辅因子，可使 FXa 激活凝血酶原的速度提高 10000 倍。凝血酶是一种多功能凝血因子，其主要作用是分解纤维蛋白原成为纤维蛋白单体；激活 FⅩⅢ，生成 FⅩⅢa；凝血酶还可激活 FV、FⅧ、FⅪ，成为凝血过程中的正反馈机制；凝血酶又可使血小板活化，提供 PF_3，促进 FX 酶复合物和凝血酶原复合物的形成，大大加速凝血过程。

3. 纤维蛋白形成　凝血酶催化纤维蛋白原使之成为纤维蛋白单体。同时，在 Ca^{2+} 作用下，凝血酶能激活 FⅩⅢ成为 FⅩⅢa，在 Ca^{2+} 参与下，FⅩⅢa 使纤维蛋白单体聚合成不溶性的纤维蛋白多聚体，即纤维蛋白，纤维蛋白交织成网，网罗血细胞形成血凝块，至此，血液凝固过程全部完成。

血液凝固 1～2 h 后，血凝块逐渐回缩，有淡黄色的液体析出，这种液体称为血清（serum）。由于在凝血过程中一些凝血因子被消耗，因此，血清与血浆的主要区别是血清没有纤维蛋白原和 FⅡ、FV、FⅧ、FⅩⅢ 等凝血因子，但也增加了少量凝血过程中由血小板释放的物质。

【重点提示】
血浆与血清的区别。

在生理性止血过程中，既有内源性凝血途径的激活，也有外源性凝血途径的激活，两者不能截然分开。临床观察发现，先天性缺乏 FⅫ和前激肽释放酶或高分子激肽原的患者，几乎没有出血症状，这表明这些凝血因子并不是机体生理性止血机制所必需的，亦即这些因子所参与的表面接触激活过程在体内生理性凝血的启动中不起重要作用。目前认为，外源性凝血途径在体内生理性凝血反应的启动中起关键性作用，组织因子是生理性凝血反应过程的启动物；而内源性凝血途径对凝血过程的维持和巩固起重要作用。应该强调的是：①凝血过程是一种正反馈，每步酶促反应都有放大效应，一旦触发，就会迅速连续进行，形成"瀑布"样反应链，直到完成为止。②Ca^{2+}（FⅣ）在多个凝血环节上起促凝血作用，而且它易于处理，因此，在临床上可用于促凝血（加 Ca^{2+}）或抗凝血（除去 Ca^{2+}）。

（三）生理性抗凝物质

正常情况下，血管内的血液能保持流体状态而不发生凝固，即使组织损伤发生生理性止血时，产生的止血栓也仅限存在于受损的局部，不会延及未受损部位，这表明体内生理性凝血过程受到严格的控制，这是多种因素共同作用的结果。表现在以下几个方面：①正常血管内皮完整光滑，可防止凝血因子、血小板与内皮下的成分接触，从而避免凝血系统的激活和血小板的活化。血管内皮还具有抗凝血和抗血小板的功能。此外，血管内皮细胞还能合成、分泌组织型纤溶酶原激活物，后者激活纤溶酶原为纤溶酶,通过降解已形成的纤维蛋白,保证血管的通畅。②纤维蛋白吸附凝血过程中所形成的凝血酶,这不仅有助于加速局部凝血反应的进行,也可避免凝血酶向周围扩散。③血流速度快,即使有少量的凝血因子被激活,也会被血流冲走稀释,并在肝、脾等处被单核-巨噬细胞吞噬并清除。④血浆中有多种抗凝物质,主要包括抗凝血酶、蛋白质C系统、组织因子途径抑制物和肝素等。

1. 抗凝血酶　血浆中含有多种丝氨酸蛋白酶抑制物,主要有抗凝血酶、肝素辅因子Ⅱ、α_2-抗纤溶酶等。抗凝血酶可灭活60%～70%的凝血酶,肝素辅因子Ⅱ可灭活30%的凝血酶。抗凝血酶由肝细胞和血管内皮细胞合成,能与凝血酶、FⅨa、FⅩa、FⅪa、FⅫa等活性中心的丝氨酸残基结合而抑制其活性。在缺乏肝素的情况下,抗凝血酶的直接抗凝作用慢而弱,但它与肝素结合后,其抗凝作用可增强2000倍。在正常情况下,循环血浆中几乎无肝素存在,抗凝血酶主要通过与内皮细胞表面的硫酸乙酰肝素结合而增强血管内皮的抗凝功能。

2. 蛋白质C系统　主要包括蛋白质C、凝血酶调节蛋白、蛋白质S、血栓和蛋白质C的抑制物。蛋白质C由肝脏合成,其合成依赖维生素K的参与。蛋白质C在血浆中以酶原形式存在,在凝血酶的作用下被激活。激活后的蛋白质C能灭活FⅧa和FⅤa,抑制FⅩ和FⅡ的激活。活化的蛋白质C还有促进纤维蛋白溶解的作用。

3. 组织因子途径抑制物　组织因子途径抑制物(tissue factor pathway inhibitor,TFPI)是一种糖蛋白,主要由血管内皮细胞产生。它的作用是直接抑制FⅩa的活性,在Ca^{2+}存在时,TFPI结合FⅩa后再结合FⅦa-组织因子复合物,形成四聚体,从而发挥抑制外源性凝血途径的作用。目前认为,TFPI是体内主要的生理性抗凝物质。

4. 肝素　肝素(heparin)是一种酸性黏多糖,主要由肥大细胞和嗜碱性粒细胞产生。肺、心、肝、肌肉等组织中含量丰富,生理情况下血浆中含量甚微。它与抗凝血酶结合,使其与凝血酶的亲和力增强,并使二者的结合更稳定,从而促使凝血酶失活。但在缺乏抗凝血酶的条件下,肝素的抗凝作用很弱。此外,肝素还能抑制凝血酶原的激活过程,阻止血小板的黏附、聚集与释放反应,促使血管内皮细胞释放TFPI和纤溶酶原激活物,所以肝素是一种活性很强的抗凝物质,临床上广泛应用于体内和体外抗凝。

(四)促凝与抗凝方法

血液凝固受某些理化因素的影响,因此,临床上常采用促进或抑制血液凝固的方法,以达到相应的诊疗目的。

1. 促进血液凝固的方法　①提供粗糙的异物表面:如临床上常用纱布或明胶海绵等压迫止血,就是利用异物表面激活FⅫ和血小板,粗糙且呈网状的结构提供凝血时所需的支架,引起血小板聚集和纤维蛋白原沉积。②适当提高温度:如外科手术中常用温热的盐水纱布止血,因为凝血过程为一系列的酶促反应,适当加温(一般不超过40 ℃)可提高各种凝血因子的活性使凝血反应加速,从而加速凝血。③促进凝血因子合成:由于多种凝血因子的合成依赖维生素K的参与,某些肝胆类手术前给患者补充适量维生素K,可促进凝血因子合成,防止手术时大出血。

2. 抑制血液凝固的方法　①在临床上广泛采用肝素进行体内、体外抗凝,用于防止血栓形成,如静脉留置针的封针液、弥散性血管内凝血的治疗等。②枸橼酸钠可与血浆中Ca^{2+}结合形成稳定的可溶性络合物,除去血浆中游离的Ca^{2+},血液则不能凝固,而且少量枸橼酸钠毒性很小,不对机体造成影响,所以临床上常采用枸橼酸钠作为抗凝剂,储存血液,用于输血治疗。但患者需大量输血时应注意预防枸橼酸钠中毒及低钙性抽搐。③适当降低温度可抑制酶促反应,并能防止血液变质,所以应在低温环境(2～6 ℃)下储存血液。

二、纤维蛋白溶解

纤维蛋白在纤维蛋白溶解酶的作用下,被分解液化的过程称为纤维蛋白溶解(简称纤溶)。纤溶系统主要包括纤维蛋白溶解酶原(简称纤溶酶原)、纤溶酶、纤溶酶原激活物与纤溶酶原激活物抑制物。纤溶过程可分为纤溶酶原的激活与纤维蛋白的降解两个基本阶段(图 3-8)。

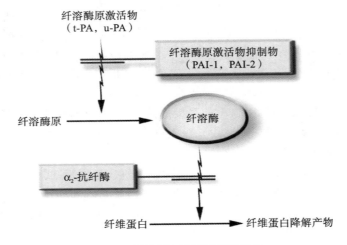

图 3-8　纤维蛋白溶解过程示意图

(一)纤溶酶原的激活

正常情况下,血浆中的纤溶酶是以无活性的纤溶酶原形式存在。纤溶酶原主要由肝产生,嗜酸性粒细胞也可合成少量纤溶酶原。在纤溶酶原激活物的作用下,纤溶酶原被激活成为纤溶酶。纤溶酶原激活物主要有组织型纤溶酶原激活物(tissue-type plasminogen activator,t-PA)和尿激酶型纤溶酶原激活物(urokinase-type plasminogen activator,u-PA),t-PA 主要由血管内皮细胞产生,少部分由组织细胞产生;u-PA 主要由肾小管、集合管上皮细胞产生。t-PA 是血液中主要的内源性纤溶酶原激活物。根据生成部位不同,t-PA 分为两类:①血管激活物:由血管内皮细胞合成后释放入血,使血浆内激活物浓度维持在基础水平。游离状态的 t-PA 与纤溶酶原的亲和力低,激活作用较弱,当血管内出现血凝块时,t-PA、纤溶酶原与纤维蛋白结合后,使 t-PA 对纤溶酶原的亲和力大大增强,激活作用增强 1000 倍。②组织激活物:存在于很多组织细胞中,以子宫、甲状腺、淋巴结、肺等处较多,因此这些器官术后易渗血,妇女的月经血也不易凝固。重组 t-PA 已作为溶栓药被广泛应用于临床血栓栓塞的治疗。u-PA 是血液中活性仅次于 t-PA 的生理性纤溶酶原激活物,其与纤维蛋白的亲和力低于 t-PA。u-PA 的主要功能首先是溶解血管外蛋白,可促进细胞迁移(排卵和着床、肿瘤转移等),其次才是溶解血浆中的纤维蛋白。

此外,还有依赖 FⅫ的激活物,前激肽释放酶被 FⅫa 激活为激肽释放酶,后者又可激活纤溶酶原,该类激活物对维持血凝与纤溶之间的动态平衡具有一定意义。

(二)纤维蛋白的降解

纤溶酶是一种活性很强的蛋白酶,在纤溶酶作用下,纤维蛋白和纤维蛋白原可被分解为许多可溶性小肽,称为纤维蛋白降解产物。这些降解产物通常不再发生凝固,其中部分小肽还具有抗凝血作用。此外,纤溶酶还能水解 FⅡ、FⅤ、FⅧ、FⅩ、FⅫ等凝血因子。当纤溶亢进时,可因凝血因子被大量分解和纤维蛋白降解产物的抗凝作用而出现出血倾向。

(三)纤溶抑制物

体内有多种物质可抑制纤溶系统的活性,主要有纤溶酶原激活物抑制物-1(PAⅠ-1)和 α₂-抗纤溶酶。PAⅠ-1 主要由血管内皮细胞产生,通过与 t-PA 和 u-PA 结合而使之灭活。α₂-抗纤溶酶主要由肝脏产生,通过与纤溶酶结合成复合物而抑制其活性。

凝血与纤溶是两个既对立又统一的功能系统,两者之间保持动态平衡,使人体在出血时既能有效止血,又能防止血凝块堵塞血管,维持血流畅通。在血管内,如果凝血作用大于纤溶作用,将发生血栓。反之,就会出现出血倾向。凝血过程和纤溶系统均可由 F XII a 启动,F XII a 还能激活补体系统。因此,F XII a 可将凝血、纤溶、激肽以及补体等系统联系起来,使机体的生理止血功能与防卫功能协调一致,从而有效地保护机体,减少创伤对机体的危害。

第四节　血量、血型与输血原则

案 例 引 导

患者,男,30 岁,右肋部被汽车撞击后疼痛,头晕、乏力半小时,急诊入院。查体:P 110 次/分、R 25 次/分、BP 80/55 mmHg、痛苦面容、面色苍白、表情淡漠、四肢湿冷。腹胀,全腹轻度压痛、反跳痛和肌紧张,以左上腹明显。腹腔穿刺抽出不凝固的血液。诊断:脾破裂。抢救中给予患者紧急输血 200 mL。

具体任务:

1. 正常成人的血量是多少? 根据患者的症状和体征,请估算出失血量。

2. 抢救失血患者时,我们遵循的输血原则是什么?

案例解析
3-3

一、血量

血量(blood volume)是指人体内血液的总量。正常成人血量占体重的 7%~8%,即每千克体重有 70~80 mL 血液。一个体重为 60 千克的人,血量为 4200~4800 mL。全血血液的大部分在心血管内快速循环流动称为循环血量;小部分滞留在肝、脾、肺、腹腔静脉和皮下静脉丛内,流动缓慢,称为储存血量。在运动或大出血等情况下,储存血量可被动员释放出来,以补充循环血量。

足够的血量是维持动脉血压稳定、保证组织器官血液供应的必要条件。正常情况下,由于神经、体液的调节作用,体内血量保持相对恒定。足够的血量可使血管保持一定的充盈度,从而维持正常血压和血流,保证器官、组织、细胞在单位时间内能够获得充足的血液灌流。血量不足时将导致血压下降、血流减慢,最终引起细胞、组织、器官代谢障碍。一般认为,少量失血即成人一次失血量不超过全身总血量的 10%,由于心脏活动增强,血管收缩和储血库中血液释放等功能性的代偿,血管充盈度不发生显著变化,可无明显临床症状出现,而且血量和血液的主要成分可较快恢复,水和电解质可由组织液加速回流,在 2 h 内得到恢复;血浆蛋白可由肝加速合成,在 2 天内得到恢复;红细胞由于骨髓造血功能加强,在 1 个月内可得到补充而恢复。中等失血即一次失血量达全身总血量的 20%时,人体功能将难以代偿,会出现血压下降、脉搏加快、四肢冰冷、眩晕、口渴、恶心、乏力等现象,甚至昏倒。严重失血即失血量达全身总血量的 30%以上时,如不及时进行抢救,就可危及生命。

二、血型

血型(blood group)是指血细胞膜上特异性抗原的类型。这些抗原是人体免疫系统识别"自我"或"异己"的标志。除红细胞外,白细胞、血小板和组织细胞也存在特异性抗原。白细胞上最强的同种抗原是人类白细胞抗原(human leucocyte antigen,HLA)。HLA 系统极为复杂,在体内分布广泛，是引起器官移植后免疫排斥反应的最重要的抗原。HLA 的分型是法医学上用于鉴定个体或亲子关系的重要手段之一。

一般所说的血型仍然是指红细胞膜上特异性抗原的类型。当红细胞膜上的抗原和与其相对应的抗体相遇时，将会使红细胞彼此聚集在一起，形成一簇簇不规则的红细胞团，称为红细胞凝集反应。红细胞凝集的本质是抗原-抗体反应。红细胞凝集反应一旦发生，在补体的参与下，可引起红细胞破裂，发生溶血。红细胞膜上的特异性抗原在凝集反应中称为凝集原，能与红细胞膜上的凝集原起反应的特异性抗体则称为凝集素。自 1901 年 Landsteiner 发现第一个人类血型系统——ABO 血型系统以来，至今已发现并被国际输血协会承认的血型系统有 30 种，其中，与临床关系较为密切的是 ABO 血型系统和 Rh 血型系统。

（一）ABO 血型系统

1. ABO 血型的分型　ABO 血型系统有两种抗原，分别称为 A 抗原和 B 抗原。根据红细胞膜上 A 抗原和 B 抗原的有无，将 ABO 血型分为四型，即 A 型、B 型、AB 型、O 型（表 3-4）。凡红细胞膜上只含有 A 抗原者称为 A 型，只含 B 抗原者称为 B 型，同时含 A 抗原和 B 抗原者称为 AB 型，A 抗原和 B 抗原均无者称为 O 型。不同血型的人的血清中含有不同的抗体，但不含有与自身红细胞抗原相对应的抗体。在 A 型血的血清中，只含抗 B 抗体；B 型血的血清中只含抗 A 抗体；AB 型血的血清中无抗 A 抗体和抗 B 抗体；而 O 型血的血清中则含有抗 A 抗体和抗 B 抗体。

表 3-4　ABO 血型系统中的抗原和抗体

血　　　型		红细胞膜上的抗原	血清中的抗体
A 型	A_1	$A + A_1$	抗 B
	A_2	A	抗 B + 抗 A_1
B 型		B	抗 A + 抗 A_1
AB 型	A_1B	$A + A_1 + B$	无
	A_2B	$A + B$	抗 A_1
O 型		无 A，无 B	抗 A + 抗 A_1 + 抗 B

【重点提示】
ABO 血型的
具体分型。

ABO 血型还有几个亚型，与临床关系密切的亚型主要是 A 型中的 A_1 和 A_2 型。A_1 型血红细胞膜上含 A 抗原和 A_1 抗原，血清中只含抗 B 抗体；A_2 型血红细胞膜上只含 A 抗原，血清中含抗 B 抗体和抗 A_1 抗体。同理，AB 型血也有 A_1B 和 A_2B 两种主要亚型。在我国汉族人中 A_2 型和 A_2B 型人群分别只占 A 型和 AB 型人群的 1% 以下，但由于 A_1 型血红细胞可与 A_2 型血血清中的抗 A_1 抗体发生凝集反应，而且 A_2 型和 A_2B 型血红细胞比 A_1 型和 A_1B 型血红细胞的抗原性弱得多，在用抗 A 抗体进行血型鉴定时，容易将 A_2 型和 A_2B 型血误定为 O 型和 B 型血。因此，输血时要注意 A_2 和 A_2B 型血的存在。

2. ABO 血型系统的抗体　血型抗体有天然抗体和免疫性抗体两类。ABO 血型系统存在天然抗体。新生儿的血液尚无 ABO 血型系统的抗体，出生后 2～8 个月开始产生，8～10 岁时达到高峰。天然抗体多属 IgM，分子量大，不能通过胎盘。因此，血型与胎儿血型不合的孕妇，体内的天然抗体一般不能通过胎盘到达胎儿体内，不会使胎儿的红细胞发生凝集破坏。免疫性抗体是机体接受自身所不存在的红细胞抗原刺激而产生的。免疫性抗体属于 IgG，分子量小，能通过胎盘进入胎儿体内。因此，若母体过去因外源性 A 或 B 抗原进入体内而产生免疫性抗体时，在与胎儿 ABO 血型不合的孕妇，可因母体内免疫性抗体进入胎儿体内而引起胎儿红细胞的破坏，发生新生儿溶血病。

【重点提示】
血型的鉴定
方法。

3. ABO 血型的鉴定　临床工作或实验中依据红细胞凝集反应的原理，进行 ABO 血型的鉴定。常规 ABO 血型的定型包括正向定型和反向定型。正向定型是用已知血型的血清（含抗 A 或抗 B 抗体）与待鉴定的红细胞相混，根据是否发生红细胞凝集反应来判断红细胞膜上的抗原；反向定型是用已知血型的红细胞与待鉴定的血清相混,根据是否发生红细胞凝集反应来判断待鉴定血清中所含的抗体,判断结果见表 3-5。同时进行正向定型和反向定型是为了相互印证。

表 3-5　红细胞常规 ABO 定型

正向定型			反向定型			血型
B 型血清（抗 A）	A 型血清（抗 B）	O 型血清（抗 A,抗 B）	A 型红细胞	B 型红细胞	O 型红细胞	
－	－	－	＋	＋	－	O
＋	－	＋	－	＋	－	A
－	＋	＋	＋	－	－	B
＋	＋	＋	－	－	－	AB

（二）Rh 血型系统

1. Rh 血型系统的抗原与分型　Rh 抗原是人类红细胞膜上存在的另一类抗原,由于最先在恒河猴(Rhesus monkey)的红细胞上发现,故取其学名的前两个字母,命名为 Rh 抗原。Rh 血型系统是红细胞血型中最复杂的一个系统。已发现 40 多种 Rh 抗原,与临床关系密切的是 C、c、D、E、e 五种。在这些 Rh 血型的抗原中,其抗原性的强弱依次为 D、E、C、c、e。因 D 抗原的抗原性最强,故临床意义最为重要。医学上通常将红细胞膜上含有 D 抗原者称为 Rh 阳性;而红细胞膜上缺乏 D 抗原者称为 Rh 阴性。

2. Rh 血型系统的分布　我国汉族和其他大多数民族的人群中,Rh 阳性者约占 99％,Rh 阴性者只占 1％。但在有些少数民族的人群中,Rh 阴性者比例较高,如塔塔尔族约为 15.8％,苗族约为 12.3％,布依族和乌孜别克族约为 8.7％。在这些少数民族居住的地区,Rh 血型的问题应受到特别重视。

3. Rh 血型抗体的特点　人类血清中不存在抗 Rh 的天然抗体,只有当 Rh 阴性者接受 Rh 阳性者的血液后,才会通过体液免疫产生抗 Rh 的免疫性抗体。Rh 血型系统的抗体主要是 IgG,其分子量较小,能通过胎盘。

4. Rh 血型系统的临床意义　①输血方面:Rh 阴性受血者第一次接受 Rh 阳性血液的输血后,由于抗 Rh 抗体产生的速度很慢,输血后 2～4 个月血中抗 Rh 抗体的水平才达到高峰,故 Rh 阴性者在第一次输入 Rh 阳性血液后一般不产生明显的输血反应,但在第二次或多次输入 Rh 阳性的血液时,可发生抗原-抗体反应,输入的 Rh 阳性红细胞将被破坏而发生溶血。②母婴血型不合:当 Rh 阴性的孕妇怀有 Rh 阳性的胎儿时,Rh 阳性胎儿的少量红细胞或 D 抗原可进入母体,使母体产生免疫性抗体,主要是抗 D 抗体。这种抗体可透过胎盘进入胎儿的血液,使胎儿的红细胞发生溶血,造成新生儿溶血性贫血,严重时可导致胎儿死亡。由于一般只有在妊娠末期或分娩时才有足量的胎儿红细胞进入母体,而母体血液中抗体的浓度是缓慢增加的,故 Rh 阴性的母体怀第一胎 Rh 阳性的胎儿时,很少出现新生儿溶血的情况,但在第二次妊娠时,母体内的抗 Rh 抗体可进入胎儿体内而引起新生儿溶血。若在 Rh 阴性母亲生育第一胎后,及时输注特异性抗 D 免疫球蛋白,中和进入母体的 D 抗原,以避免 Rh 阴性母亲致敏,可预防第二次妊娠时新生儿溶血的发生。

知识拓展 3-2

（三）输血原则

输血是治疗某些疾病、抢救大失血和确保一些手术顺利进行的重要手段。但若输血不当或发生差错,就会给患者造成严重的损害,甚至引起死亡。为了保证输血的安全和提高输血的效果,必须遵守输血的原则,注意输血的安全、有效和节约。

在准备输血时,首先必须鉴定血型,保证供血者与受血者 ABO 血型和 Rh 血型相合;再者,即使血型相合,输血前也必须进行交叉配血试验。

交叉配血试验的方法如图 3-9 所示:把供血者的红细胞与受血者的血清相混合称为交叉配血试验的主侧;再将受血者的红细胞与供血者的血清相混合称为交叉配血试验的次侧。根据交叉配血试验的结果,判断能否输血。这样,既可检验血型鉴定是否有误,又能发现供血者和受血者的红细胞或血清中是否还存在其他不相容的血型抗原或血型抗体。如果主侧、次侧均没有发生红细胞凝集反应,为配血相合,可以进行输血;如果主侧发生红细胞凝集反应,不管次侧结果如何,均为配血不合,严禁输血;如果主侧不发生红细胞凝集反应,而次侧发生红细胞凝集反应,则为配血基本相合,只能在无法得到同型相合血的紧急情况下,少

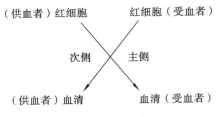

图 3-9　交叉配血试验示意图

量缓慢输血,并密切观察有无输血反应,这种情况可见于将 O 型血输给其他血型的受血者或 AB 型受血者接受其他血型的血液。由于输血时首先考虑供血者的红细胞不被受血者血清所凝集破坏,故在缺乏同型血源的紧急情况下可输入少量配血基本相合的血液(<200 mL),但血清中抗体效价不能太高(<1∶200),输血速度也不宜太快,并在输血过程中应密切观察受血者的情况,如发生输血反应,必须立即停止输注。

目标检测

在线答题

（张　艳）

第四章 血液循环

能力目标

1. 掌握：心动周期，心脏的泵血过程，心输出量的概念及影响因素；心肌的生理特性；影响动脉血压的因素；中心静脉压的定义及意义；影响静脉回流的因素；组织液生成回流的机制及影响因素；颈动脉窦和主动脉弓压力感受性反射的过程及意义。

2. 熟悉：心肌生物电形成的离子基础及其特点；心脏射血功能的评价；正常心电图波形及意义；心音形成的原因、特点及意义；血流量、血流阻力和血压之间的关系；血压的概念及动脉血压的正常值；动脉血压的形成原理；微循环的功能及血流通路；心脏和血管的神经支配和作用，延髓心血管中枢。

3. 了解：心力储备；各类血管的功能特点；外周静脉压；微循环的组成；淋巴循环的意义；器官循环。

本章PPT

血液循环（blood circulation）是指血液在心脏和血管中周而复始地做定向流动。循环系统由心脏和血管组成，心脏是血液循环的动力器官，心脏有规律地舒缩以及由此引起心瓣膜规律性开、关，推动血液沿血管按一定方向循环流动；血管是输送血液的管道系统，血管还起到分配血液和调节器官血流量的作用。血液循环系统的主要功能是完成血液运输，实现机体的体液调节和防御功能，维持机体内环境稳定，保证新陈代谢的正常进行。血液循环一旦停止，生命也就结束。因此，血液循环是机体生存的重要条件之一。

近年来研究发现，心血管还具有内分泌功能，心房肌细胞能分泌心房钠尿肽，血管内皮细胞能分泌内皮素等生物活性物质。本章将重点讨论心脏的泵血功能，心肌细胞的生物电现象、生理特性，血管的生理功能及心血管活动的调节。

第一节 心脏生理

案例引导

患者，男，62岁。有38年的吸烟史，咳嗽、咳痰10余年。近日夜间睡眠时常因胸闷、气短而惊醒，坐起后呼吸困难有所改善，食欲降低，下肢水肿。检查两肺叩诊为过清音，呼吸音及心音减弱，肺动脉瓣听诊区闻及第二心音亢进，剑突下闻及3级收缩期杂音。肝肿大并在肋下触及，腹水征阳性，两下肢凹陷性水肿。心电图检查显示右心房及右心室肥厚。

案例解析
4-1

临床诊断为肺心病合并右心衰竭。

具体任务：

1. 吸烟与肺心病、右心衰竭有何关系？

2. 右心衰竭为何会出现腹水和下肢水肿？

心脏是由心肌构成并具有瓣膜结构的空腔器官，通过其节律性地收缩和舒张实现对血液的驱动作用，完成射血和促进外周血液回心的功能。在整个生命活动过程中，心脏不停地收缩与舒张交替活动，心脏收缩时把心腔内的血液射入压力较高的动脉内；心脏舒张时能把压力很低的静脉血液抽吸回心脏，在心内瓣膜的配合下推动血液沿着单一的方向流动。心脏这种活动和水泵相似，故心脏还称为心泵（或血泵）。因此，心脏的基本功能是泵血。

一、心脏的泵血功能

（一）心率与心动周期

1. 心率 每分钟心跳的次数称为心跳频率，简称心率（heart rate）。正常成人安静时，心率为60～100 次/分，平均约 75 次/分。心率可因年龄、性别及其他生理情况而有差异，如新生儿的心率可达 130 次/分以上，随着年龄的增长而逐渐减慢，至 15～16 岁时接近成人水平。在成人中，女性比男性的心率稍快，安静或睡眠时心率减慢，运动或情绪激动时心率加快。经常进行体育锻炼或从事体力劳动者，心率较慢。心率是临床常用的诊疗指标之一，在评价心率时要充分考虑各种生理因素的影响才能得出正确判断。

2. 心动周期 心房或心室每收缩和舒张一次构成的一个机械活动周期，称为心动周期（cardiac cycle），即一次心跳所经过的时间。心动周期的时程与心率成反变关系，如以成人平均心率 75 次/分算，则一个心动周期为 0.8 s。在一个心动周期中，两侧心房首先收缩，持续 0.1 s，然后心房舒张，舒张期占 0.7 s。心房进入舒张期时，两心室开始收缩，收缩期持续 0.3 s，随后进入舒张期，持续 0.5 s。从心室舒张开始到下一个心动周期心房开始收缩之间的 0.4 s，心房、心室都处于舒张状态，称为全心舒张期（图 4-1）。无论是心房还是心室，其舒张期均明显长于收缩期，这样可使心脏有足够时间接纳由静脉回流的血液，既保证心室有充分的血液充盈，又能让心肌得到充分休息。当心率过快时，心动周期缩短，其中收缩期和舒张期均缩短，但舒张期缩短更为明显，故对心脏的充盈和持久活动不利。在泵血过程中心室起主要作用，所以通常所说的心缩期和心舒期一般是指心室的收缩期和舒张期。

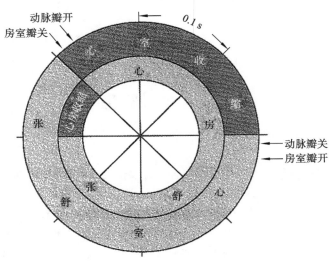

图 4-1 心动周期中心房和心室的活动

（二）心脏的泵血过程及机制

心房和心室有规律舒缩,造成心腔内的压力、容积有规律变化,也使心瓣膜有规律开启和关闭,从而使心脏完成泵血功能。心脏泵血过程,心室起主要作用,左、右两侧心室的活动基本一致。现以左心室为例来讨论在一个心动周期中,心脏泵血过程及其机制(图4-2)。

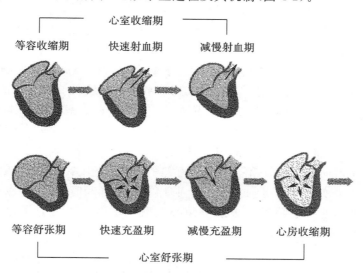

图 4-2　心脏泵血过程示意图

1. 心室收缩期　根据心室内压力和容积等变化,心室收缩期可分为等容收缩期、快速射血期、减慢射血期。

(1)等容收缩期:心室收缩前,室内压低于主动脉压和房内压,此时动脉瓣关闭,房室瓣开放,血液不断流入心室。心室收缩开始后,室内压迅速升高,在室内压超过房内压时,心室内血液推动房室瓣使其关闭,防止血液反流入心房。但在室内压未超过主动脉压之前,动脉瓣仍处于关闭状态,心室暂时成为一个封闭的腔。因此,从房室瓣关闭到主动脉瓣开放的这段时间,心室容积不变,故称为等容收缩期(isovolumic contraction period)。等容收缩期历时约 0.05 s,该期的长短与心肌收缩力的强弱及动脉血压的高低有关,在心肌收缩力减弱或动脉血压升高时,等容收缩期将延长。

(2)快速射血期:等容收缩期末,室内压高于主动脉压,血液冲开主动脉瓣射入主动脉,此时,室内压上升达峰值。心室肌急剧缩短,射血速度很快,心室容积迅速缩小,称为快速射血期(rapid ejection phase),历时约 0.1 s。快速射血期射血量约占心室总射血量的 2/3。

(3)减慢射血期:在快速射血期后,因大量血液进入动脉,动脉内压力上升,同时由于心室内血液减少,心室收缩强度减弱,导致射血速度减慢,称为减慢射血期(reduced ejection phase),历时约 0.15 s。在减慢射血期内,室内压已略低于主动脉压,但由于心室肌的收缩,心室内血液具有较高的动能,在惯性作用下,继续流入动脉。减慢射血期末,心室容积最小。

2. 心室舒张期　心室舒张期按心室内压力和容积的变化可分为等容舒张期和充盈期,充盈期又可分为快速充盈期、减慢充盈期和心房收缩期三个时期。

(1)等容舒张期:减慢射血期结束,心室开始舒张,室内压下降,当室内压低于主动脉压时,主动脉内血液顺压力差向心室反流,推动动脉瓣关闭,阻止血液回流入心室。此时,室内压仍大于房内压,房室瓣仍处于关闭状态,心室又成为封闭的腔,从动脉瓣关闭到房室瓣开启为止,称为等容舒张期(isovolumic relaxation phase),历时 0.06～0.08 s。

(2)快速充盈期:随着心室舒张,室内压进一步下降,当室内压低于房内压时,血液顺压力差冲开房室瓣快速流入心室,心室容积迅速增大,称为快速充盈期(rapid filling phase),历时约 0.11 s。此期是心室充盈的主要阶段,进入心室的血液量约占心室总充盈量的 2/3。此时心房也处于舒张状态,心房内的血液向心室内快速流动,主要是由于心室舒张时,室内压下降形成的"抽吸"作用。大静脉内的血液也经心房流入心室。因此,心室的收缩和舒张,不仅有利于射血,而且有利于静脉血液向心房回流,有利于心室的充盈。

(3)减慢充盈期:快速充盈期之后,随着心室内血量的增多,心室与心房和大静脉间的压力梯度逐渐减小,血液流向心室的速度减慢,称为减慢充盈期(reduced filling phase)。此期全心处于舒张状态,房室瓣仍处于开放状态。大静脉内的血液经心房缓缓流入心室,历时约 0.22 s。接着进入下一心动周期,心房开始收缩。

(4)心房收缩期:在减慢充盈期之后,进入下一个心动周期的心房收缩期,心房收缩,房内压上升,血液顺压力差进入心室,使心室进一步充盈。心房收缩期持续约 0.1 s,使心室充盈量再增加为总量的 10%～30%。心室充盈过程到此完成,并立即开始下一次心室收缩与射血的过程。

综上所述,在一个心动周期中,心室的收缩与舒张引起心室内压力变化是造成室内压与房内压、室内压与动脉压之间压力差变化的主要原因。血液顺压力差流动时推动瓣膜关闭或开放,使血液只能单向流动,即从心房流向心室,再从心室流向动脉(图 4-3)。心脏泵血过程是在心室活动的主导作用下进行的,心房内压力变化小,不起主要作用。临床上心房颤动时,心房不能正常收缩,心室充盈量虽有所减少,尚不致引起严重后果。但是,如果心室颤动,心室不能正常射血,则心脏的泵血功能立即发生障碍,将危及患者生命。

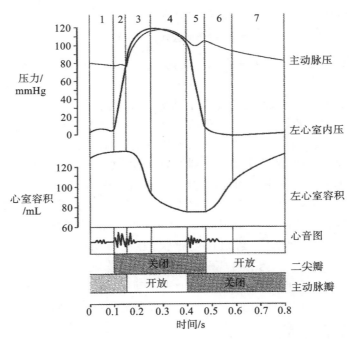

图 4-3 心动周期中左心室内压、容积和瓣膜等的变化
1.心房收缩期;2.等容收缩期;3.快速射血期;4.减慢射血期;5.等容舒张期;6.快速充盈期;7.减慢充盈期

(三)心脏泵血功能的评价

心脏的主要功能是不断地泵出血液以适应机体新陈代谢的需要。因此,在临床医疗实践中,对心脏泵血功能进行正确的评价,具有重要的生理学意义和临床实用价值。

1.每搏输出量和射血分数 每搏输出量是指一侧心室一次收缩时射入动脉的血量,简称搏出量(stroke volume)。正常成人静息状态下,心室舒张期末的容量约为 125 mL,搏出量为 60～80 mL,即射血完毕时心室内尚有一定量的剩余血量。把搏出量占心室舒张期末容积的百分比称为射血分数(ejection fraction,EF),健康成人的射血分数为 55%～65%。在正常情况下,搏出量与心室舒张

知识拓展
4-1

期末容积是相适应的,即当心室舒张期末容积增加时,搏出量也相应增加,故射血分数改变很少,在心室功能减退、心室异常扩大的情况下,虽然搏出量与正常人相比可能没有明显区别,但射血分数明显下降,所以用射血分数来评定心脏泵血功能比搏出量更为全面。

2. 每分输出量和心指数 一侧心室每分钟射入动脉的血量称为每分输出量,简称心输出量(cardiac output),它等于搏出量与心率的乘积。正常成人安静状态下,搏出量为 60~80 mL,按心率平均 75 次/分计算,心输出量为 4.5~6.0 L/min,平均 5.0 L/min。成年女性比同体重男性心输出量约低 10%,老年人的心输出量比青年人的略低,同一个体在不同生理状况下,其心输出量也可发生巨大变化,如重体力劳动或剧烈运动时,心输出量可高达 25~35 L/min,情绪激动时心输出量可增加 50%~100%。

心输出量是以个体为单位衡量的,身材不同的个体,维持正常新陈代谢所需的心输出量不同,所以用心输出量的绝对值来衡量不同个体的心功能,显然是不全面的。资料显示人体静息时的心输出量并不与体重成正比,而与其体表面积(m^2)成正比。以每平方米体表面积计算的心输出量(L/min)称为心指数(cardiac index)。我国成人中等身材的体表面积为 1.6~1.7 m^2,安静和空腹情况下心输出量为 4.5~6.0 L/min,因此心指数为 3.0~3.5 L/($min \cdot m^2$),称为静息心指数。心指数可以因代谢、年龄不同而异。一般心指数在 10 岁左右时最大,可达 4 L/($min \cdot m^2$)以上。以后随年龄增长心指数逐渐下降,到 80 岁时,心指数降到接近于 2 L/($min \cdot m^2$)。运动、妊娠、情绪激动、进食等情况下,心指数均增大。

3. 心脏做功量 心脏活动时所做的功推动血液流动,故心室所做的功是衡量心功能的主要指标之一。心室收缩一次所做的功,称为每搏功。心室每分钟所做的功,称为每分功或分功。左心室每搏功可以用下式表示:

$$每搏功(J) = 搏出量(L) \times (平均主动脉压 - 平均左心房压)(mmHg)$$
$$\times 13.6(g/cm^3) \times 9.807 \times 0.001$$

由此可见,心脏做功不仅与心输出量有关,还与血压有关。因此,用心脏做功量作为评价心泵血功能的指标要比单纯心输出量更为全面、更有意义。特别在动脉压不相等的情况下,例如:正常情况下左右心室搏出量基本相等,但肺动脉平均压仅为主动脉平均压的 1/6,所以右心室做功量只有左心室做功量的 1/6。

4. 心力储备 心输出量随人体代谢需要而增加的能力称为心力储备(cardiac reserve)。正常成人安静时心输出量约为 5 L/min。剧烈运动时可提高 5~7 倍,达到 25~35 L/min,说明健康人的心脏泵血功能具有相当大的储备。心力储备的大小主要取决于搏出量和心率能够提高的程度。

(1)心率储备:一般情况下,动用心率储备是提高心输出量的主要途径。心率的最大变化约为静息时心率的 2 倍,在剧烈活动时可增快至 180~200 次/分。充分动用心率储备可使心输出量增加 2~2.5 倍。此时虽然心率增快很多,但不会因心舒期缩短而使心输出量减少。这是剧烈运动或重体力劳动时,静脉回流速度加快、心室充盈速度增大、心肌收缩力量增强的缘故。

(2)搏出量储备:搏出量是心室舒张期末容积和收缩期末容积之差。若舒张期末容积更大,而收缩期末容积更小,则搏出量会更多,这就是搏出量储备,很显然,它分为舒张期储备和收缩期储备。一般心室舒张期末的容积约为 125 mL,由于心肌伸展性很小,心室舒张期末容积只能增加到 140 mL,因此舒张期储备只有 15 mL 左右。一般心室射血期末,心室内余血约 55 mL,当心室进行最大程度收缩,提高射血分数,可使心室内余血量减少到不足 20 mL。因此,收缩期储备(可达 35~40 mL)要比舒张期储备(仅 15 mL 左右)大得多。

心力储备在很大程度上反映心脏的功能状况。经常坚持体育锻炼的人,可使心肌纤维变粗,心肌收缩能力增强,收缩期储备增加,同时心率储备也增加,心脏射血能力增强。运动员的最大心输出量可增大到安静状态时的 7 倍。缺乏锻炼或有心脏疾病的人,在安静状态下心输出量尚能满足代谢的需要,但因心力储备较小,运动量增加时(如上楼、爬山等),心输出量不能相应增加,进而可出现心慌、气短、头晕、目眩等现象。

（四）影响心输出量的因素

在正常生理条件下,机体可根据代谢的需要,在一个较大范围内改变心输出量。心输出量等于搏出量和心率的乘积,因此凡能影响搏出量和心率的因素都能影响心输出量。

1. 影响搏出量的因素　搏出量取决于心室肌收缩的强度和速度。心肌和骨骼肌类似,其收缩强度与速度也受前负荷、后负荷和心肌收缩能力的影响。

（1）前负荷:前负荷是指心室肌收缩前所承受的负荷,即心室舒张期末的充盈量,也可用心室舒张末期容积或压力来反映。心室舒张末期充盈量的多少决定了心室肌收缩前的初长度,而初长度可影响心肌的收缩功能。在动物实验中,维持动脉压于一个稳定水平,逐渐改变左心室舒张末期的充盈压,同时测算左心室射血的搏出功,以前者为横坐标,后者为纵坐标,绘成的坐标图,称为心室功能曲线（ventricular function curve）（图 4-4）。心室功能曲线反映了心室舒张末期容积或充盈压与心室搏出功的关系。在一定范围内,心室搏出功随心室舒张末期充盈压增加而增加。当心室舒张末期的充盈压增高到 12～15 mmHg（1.6～2.0 kPa）时,心室的前负荷是最适前负荷,这时心室肌细胞的长度为最适初长度。心肌收缩强度因初长度变化而发生相应变化的现象称为心肌细胞的异长自身调节（heterometric autoregulation）,其机制在于粗、细肌丝之间相互重叠程度的变化。

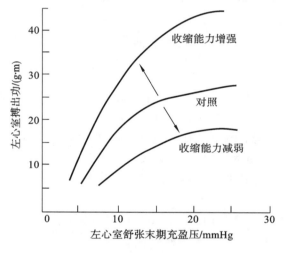

图 4-4　心室功能曲线

在充盈压超过最适前负荷后,心室功能曲线逐渐平坦,但不出现明显的下降支。这是因为心肌细胞外的间质内含有大量的胶原纤维,形成胶原纤维网架,使心肌伸展性较小,对抗被拉长的力量较大。另外,心室壁由多层肌纤维组成,肌纤维有多种趋势和排列方向,因此,心室肌不能被任意拉长。所以当心室肌长度达到最适初长度后心肌长度便不再随充盈压的增加而增加;心室的收缩强度（搏出功）也就不会随之而明显减小。只有在发生严重病理变化的心室,心室功能曲线才会出现降支。心肌的这一特性对于维持心脏正常的泵血功能具有重要生理意义。

心室舒张末期充盈量相当于静脉回心血量和射血后剩余血量的总和。正常人静脉血回流量与心输出量之间保持着动态平衡,因而搏出量在一定程度上取决于静脉血回流量的多少。静脉血回流量增多,心室舒张末期充盈量增多,搏出量增加;相反,静脉血回流量减少,搏出量也减少。因而,影响静脉血回流量的因素也可影响心输出量。

总之,在一定范围内,心肌的前负荷增大,心肌收缩前的长度（心肌初长度）增加,心肌的收缩力增强,搏出量增多,这属于心肌的自身调节。若前负荷过大,如静脉血快速、大量地流回心脏时,心肌初长度超过一定限度,收缩力反而减弱,因此在静脉输血或补液时,应严格控制输血、补液的速度和量,以防发生急性心力衰竭。

（2）后负荷：后负荷是心室肌收缩射血时所承受的负荷,即动脉血压。对于心室射血来说,心室肌收缩时必须克服来自动脉压的阻力,冲开动脉瓣才能将血液射入动脉。因此动脉血压是心室收缩射血时所承受的后负荷,心室收缩时,在左心室内压未超过主动脉压前,心室肌不能缩短,表现为等容收缩,心室肌张力增加,室内压急剧上升,当室内压超过主动脉压时,心室肌才能缩短射血。如其他条件不变,动脉压升高,即后负荷越大,则导致等容收缩期延长,射血期缩短,射血速度减慢,搏出量减少。动脉血压降低,则有利于心室射血。临床上常用舒血管药物降低后负荷来改善心脏的泵血功能。

在整体条件下,当动脉血压突然增高时,因搏出量的减少必然会造成射血末期心室内的剩余血量增多,如果此时静脉回心血量不变,将使心室舒张末期的容积增加,心肌初长度增加,通过心肌异长自身调节的作用,心室肌收缩强度增大,搏出量可逐步恢复到原有水平。若动脉压持续保持较高水平,心室肌长期加强收缩,将会出现心室肌肥厚等病理性变化,最后可因失代偿而出现心功能不全。

（3）心肌收缩能力：心肌收缩能力是指心肌细胞不依赖于前、后负荷而改变其收缩强度和速度的一种内在特性。心肌收缩能力是由心肌细胞兴奋-收缩偶联过程中横桥活化的数量和ATP酶的活性等决定的。在一定初长度的条件下,粗、细肌丝的重叠提供一定数量可连接的横桥,活化的横桥增多,心肌细胞的收缩能力增强,搏出量即增大;反之则减少。神经、体液、药物等因素都可通过改变心肌收缩能力来调节心搏出量。如肾上腺素能使心肌收缩力增强,乙酰胆碱则使心肌收缩力减弱。像这样,由于心肌的初长度没有发生变化,心肌细胞本身力学活动的强度和速度发生变化,使心输出量和搏出功发生改变,称为等长自身调节。

2. 心率变化对心输出量的影响 搏出量不变,心率在一定范围增加时,心输出量相应增加,但是,心率过快超过180次/分,心输出量反而减少,这是由于心率过快导致心室舒张期明显缩短而影响心室的充盈,使搏出量减少。反之,心率过慢,低于40次/分,心输出量也会减少,这是因为心室舒张期足够长时,心室充盈已接近极限,再延长心室舒张期时间也不能相应增加搏出量。

二、心肌细胞的生物电现象

心脏主要由心肌细胞组成。根据心肌细胞的电生理特性,可分为两大类:一类是非自律细胞,非自律细胞是构成心房和心室壁的普通心肌细胞,细胞内含有排列有序的丰富肌原纤维,具有兴奋性、传导性和收缩性,执行心肌的收缩功能,故又称为工作细胞;另一类为自律细胞,自律细胞是一些特殊分化的心肌细胞,主要包括窦房结P细胞、房室交界区、房室束、左右束支和浦肯野细胞等,在没有外来刺激的条件下,会自动产生节律性兴奋,它们也具有兴奋性和传导性,但是细胞内肌原纤维少且排列不规则,几乎没有收缩功能,主要功能是产生和传播兴奋,控制心脏活动的节律。

（一）非自律细胞的生物电活动及其形成机制

与神经纤维相比,普通心肌细胞的动作电位具有显著特点。现以心室肌细胞为例,说明非自律细胞的生物电现象。

1. 静息电位 心室肌细胞的静息电位约为 -90 mV,其形成机制主要是 K^+ 外流。心室肌细胞膜内 K^+ 浓度比膜外浓度高,且安静状态下心室肌细胞膜对 K^+ 有较高的通透性,因此,心室肌细胞静息电位的产生是 K^+ 顺浓度梯度由膜内向膜外扩散而形成的 K^+ 电-化学平衡电位。

2. 动作电位 与神经纤维、骨骼肌细胞动作电位相比,心室肌细胞动作电位复极化比较复杂,持续时间长,波形上升支与下降支不对称。心室肌细胞的动作电位可分为0期、1期、2期、3期、4期五个时期(图 4-5)。

（1）0期：0期为动作电位的去极化过程,又称去极化期。在适宜刺激作用下,膜内电位由静息时

知识拓展
4-2

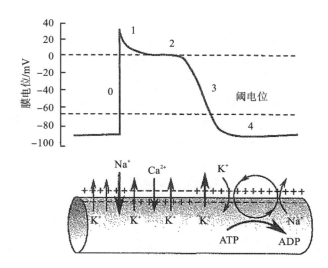

图 4-5　心室肌细胞动作电位和主要离子活动示意图

的－90 mV 迅速上升到＋30 mV 左右,即膜两侧由原来的极化状态,迅速转换成反极化状态,构成了动作电位的上升支。0 期的产生机制和骨骼肌、神经纤维基本相同。刺激引起膜上部分 Na⁺ 通道开放,少量 Na⁺ 内流,使膜局部去极化;当去极化达到阈电位水平(－70 mV)时,大量 Na⁺ 通道开放,Na⁺ 快速内流,膜内电位迅速上升到＋30 mV,达到 Na⁺ 的平衡电位。决定 0 期去极化的 Na⁺ 通道是一种快通道,它激活和失活的速度均很快,称为快通道。此期仅持续 1～2 ms。

(2)1 期:又称快速复极初期。0 期去极化后,出现快速而短暂的复极化,膜内电位迅速由＋30 mV 下降到 0 mV 左右,历时 10 ms。0 期和 1 期构成锋电位。1 期形成机制主要是 K⁺ 外流。

(3)2 期:又称为平台期。1 期复极结束,膜内电位降到 0 mV 左右时,复极化过程变得非常缓慢,膜电位基本停滞于 0 mV 水平,历时 100～150 ms,在下降支上形成坡度很小的平台,这是整个动作电位持续时间长的主要原因。2 期平台是心室肌细胞动作电位的主要特征,主要由于 Ca²⁺ 内流和 K⁺ 外流的同时存在,两种离子所负载的跨膜正电荷基本相当,使膜电位稳定于 0 mV 左右。同 Na⁺ 通道相比,Ca²⁺ 通道激活慢,失活也慢,称为慢通道。

(4)3 期:又称为快速复极末期。此期 Ca²⁺ 通道失活,而膜对 K⁺ 通透性增大,K⁺ 外流进行性增加,心肌细胞复极化速度加快,膜内电位由平台期的 0 mV 左右迅速恢复到－90 mV,历时 100～150 ms。

(5)4 期:又称为静息期。3 期之后,膜内电位虽然恢复并稳定在－90 mV 水平,但是膜内外离子的分布尚未恢复。此时,细胞膜的离子主动转运作用增强,通过钠泵活动,将动作电位期间进入细胞内的 Na⁺ 泵出,将流到细胞外的 K⁺ 泵入,同时通过 Na⁺-Ca²⁺ 交换活动,将 Ca²⁺ 逆浓度梯度运出细胞,使细胞内外离子分布恢复至原先的水平,为心肌细胞的再度兴奋做好准备。

(二)自律细胞的生物电活动及其形成机制

与工作细胞相比,自律细胞跨膜电位的最大特点是 4 期膜电位不稳定,具有自动去极化的现象。自律细胞在动作电位复极化达到最大值,即最大复极电位时,膜电位开始自动去极化,达到阈电位就产生一次新的动作电位。因此,4 期自动去极化是自律细胞产生自动节律性兴奋的基础。不同类型的自律细胞,4 期自动去极化的速度和离子基础各不相同。现以窦房结 P 细胞和浦肯野细胞为例介绍其生物电现象。

1. 窦房结 P 细胞　窦房结 P 细胞其动作电位与心室肌细胞动作电位明显不同,主要特征如下:①无明显的 1 期和 2 期,仅表现为 0 期、3 期、4 期三个时期;②动作电位 0 期去极化速度慢、幅度小,膜内电位仅上升到 0 mV 左右,无明显的极化反转;③3 期最大复极电位(－70 mV)和阈电位(－40 mV)的绝对值较小;④4 期膜电位不稳定,由最大复极电位开始自动去极化,当去极化达到阈电位水平(－40 mV)时,爆发一次动作电位;⑤4 期自动去极化的速度较快。

　　窦房结 P 细胞动作电位主要是由 Ca^{2+} 的内流引起。当膜电位由最大复极电位自动去极化达到阈电位水平时,膜上 Ca^{2+} 通道被激活,Ca^{2+} 内流到细胞内,导致 0 期去极化。随后,Ca^{2+} 通道逐渐失活,Ca^{2+} 内流减少,同时 K^+ 通道被激活,K^+ 外流增加,形成了 3 期复极化。当达到最大复极化电位－70 mV 时,K^+ 通道逐渐失活,K^+ 外流逐渐减少,而内向 Na^+ 内流逐渐增强,导致膜内电位缓慢上升,因而出现 4 期自动去极化(图 4-6)。

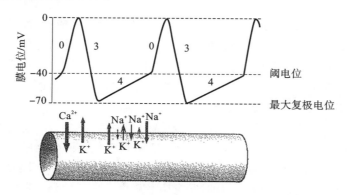

图 4-6　窦房结 P 细胞的动作电位

　　窦房结 P 细胞的 0 期去极化是由慢通道(Ca^{2+} 通道)开放,Ca^{2+} 内流所致,故其称为慢反应自律细胞。

　　2. 浦肯野细胞　浦肯野细胞的动作电位可分为 0 期、1 期、2 期、3 期、4 期五个时期(图 4-6)。其中除 4 期外,其余成因与心室肌细胞基本相同。0 期去极化速度快,幅度大,是由于 Na^+ 通道开放、Na^+ 快速内流所致,故浦肯野细胞属于快反应自律细胞。浦肯野细胞 4 期自动去极化的原因:膜外向 K^+ 电流的进行性衰减,而内向 Na^+ 电流的逐渐增强,造成 4 期净内向离子电流,导致自动去极化。浦肯野细胞 4 期去极化速度比窦房结 P 细胞 4 期去极化速度慢,因而浦肯野细胞比窦房结 P 细胞的自动节律性低。

三、心肌的生理特性

　　心肌具有自律性、兴奋性、传导性和收缩性四种生理特性。自律性、兴奋性、传导性是以心肌细胞膜的生物电活动为基础的,故称为电生理特性;收缩性是以心肌细胞收缩蛋白的功能活动为基础的,故称为心肌细胞的机械特性。

　　(一)自律性

　　自动节律性是指组织或细胞在没有外来因素的作用下,自动地产生节律性兴奋的特性,简称自律性(autorhythmicity)。具有自律性的组织或细胞称为自律组织或自律细胞。自律性的高低用单位时间自动兴奋的频率来衡量。窦房结 P 细胞的自律性最高,自动兴奋的频率约为 100 次/分,房室交界区次之,为 50 次/分,浦肯野纤维自律性最低,为 25 次/分。

　　1. 心脏的起搏点　在正常情况下,因窦房结自律性最高,由窦房结发出的兴奋按一定顺序传播,心脏各部分按顺序接受由窦房结传来的冲动而发生兴奋和收缩,故把窦房结称为心脏的正常起搏点(pacemaker)。由窦房结控制的心搏节律,称为窦性心律(sinus rhythm)。其他部位自律细胞的自律性较窦房结低,它们的自律性不表现出来,只起到传导兴奋的作用,故称为潜在起搏点。在某些异常情况下,潜在起搏点的自律性也会表现出来,引发心房或心室的兴奋和收缩,这些起搏部位称为异位起搏点(ectopic pacemaker)。由异位起搏点引起的心脏活动,称为异位心律。

　　2. 影响心肌自律性的因素　自律细胞单位时间内发生兴奋频率的快慢,取决于 4 期自动去极化的速度、最大复极电位和阈电位水平,其中 4 期自动去极化速度是主要因素。

（1）4 期自动去极化的速度：4 期自动去极化的速度快，膜内电位上升到阈电位所需要的时间缩短，则单位时间内爆发兴奋的次数就增多，即自律性增高；反之，则自律性降低。

（2）最大复极电位和阈电位水平：最大复极电位的绝对值减小，同阈电位之间的差距减小，4 期自动去极化达阈电位所需时间就缩短，自律性增高；反之，自律性降低。若阈电位水平下移，同最大复极电位的差距减小，则自律性增高；反之，自律性降低。

（二）兴奋性

心肌细胞和神经纤维、骨骼肌细胞一样，具有对刺激发生反应的能力，即具有兴奋性。心肌细胞的兴奋性不是一成不变的，在一次兴奋的时程内兴奋性发生着周期性的变化。

1. 兴奋性的周期性变化 心肌细胞在发生一次兴奋时，其兴奋性发生的周期性变化。表现在对第二个刺激的反应能力的变化，这主要是由于膜电位变化引起离子通道的性状发生变化。心肌细胞发生一次兴奋时其兴奋性的周期性变化分为以下几个时期。

（1）有效不应期：从心肌细胞动作电位去极化开始到 3 期复极化−55 mV 的这一时期内，如果受到第二个刺激，无论刺激多强，心肌细胞都不会产生任何去极化，即兴奋性等于零，这一时期称为绝对不应期。从复极化−55 mV 到−60 mV 这段时间内，如给予强刺激可引起局部去极化，但不能引起可传播的动作电位，其兴奋性极低称为局部反应期。从去极化开始到 3 期复极化至−60 mV 这段时间内，任何刺激均不能产生动作电位，称为有效不应期（effective refractory period，ERP）。在此期，膜电位绝对值太低，通道完全失活，或刚刚复活，但远未恢复到可以被激活的备用状态。在有效不应期内心肌细胞是不可能发生兴奋和收缩的。

（2）相对不应期：从复极化−80～−60 mV 的时间内，须给予阈上刺激才可以使心肌细胞膜产生可传导的动作电位，这一段时间称为相对不应期。其发生原因是此时 Na^+ 通道尚未完全复活，其开放能力未达到正常状态，细胞的兴奋性仍低于正常，只有给予阈上刺激才能引起细胞兴奋，并且产生的动作电位去极化的速度和幅度均小于正常，兴奋的传导速度也比较慢。

（3）超常期：从复极化−90～−80 mV 的时间为超常期。在此期用低于阈刺激强度的刺激即能引起动作电位，表明兴奋性高于正常。这是由于 Na^+ 通道已基本恢复到备用状态。此时膜电位与阈电位之间的距离小于正常，容易产生兴奋，因而细胞兴奋性高于正常。此时，动作电位去极化的速度和幅度也都小于正常，兴奋传导的速度也较慢。

复极化完毕，膜电位恢复至静息水平，细胞的兴奋性也恢复到正常状态。心肌细胞兴奋性周期性变化的特点为有效不应期特别长，相当于整个收缩期和舒张早期（图 4-7）。因而心肌不会发生强直收缩，始终保持收缩与舒张交替的节律活动。

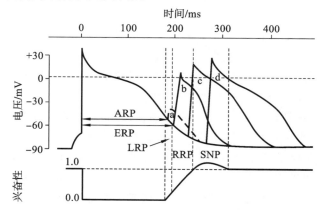

图 4-7　心室肌细胞复极电位与不应期、兴奋性的关系示意图

ARP：绝对不应期；ERP：有效不应期；LRP：局部反应期；RRP：相对不应期；SNP：超常期；

a：局部反应；b、c、d：0 期去极化速度和幅度均减小的动作电位

2.影响心肌兴奋性的因素

（1）静息电位和阈电位之间的差距：在一定范围内，静息电位水平上移或阈电位水平降低，两者之间的差距减小，兴奋性增高。若静息电位水平下移或阈电位水平上移，二者之间的差距增大时，兴奋性降低。

（2）Na^+通道的状态：Na^+通道具有以下三种功能状态，包括：①备用状态：可被激活的状态。当膜电位处于正常静息电位水平时，Na^+通道处于备用状态，具有正常开放的能力。在受到外来刺激或局部电流的影响下，膜两侧电位发生去极化，达到阈电位，Na^+通道即可被激活。②激活状态：Na^+通道处于正常开放状态，可产生动作电位，细胞处于兴奋状态。紧接着Na^+通道很快失活。③失活状态：Na^+通道处于关闭状态，在此状态下，任何刺激形式都不能使通道再次激活开放，细胞的兴奋性下降，甚至下降到零。只有恢复到备用状态后，Na^+通道才能被再次激活。Na^+通道由失活状态恢复到备用状态的过程，称为复活。Na^+通道处于哪种功能状态取决于当时膜电位和时间的进程，即Na^+通道的备用、激活、失活是具有电压依从性和时间依从性的。因此，Na^+通道是否处于备用状态，是心肌细胞是否具有兴奋性的前提，心肌细胞产生兴奋，是以膜Na^+通道能被激活为前提的。

3.兴奋性周期性变化与收缩活动的关系 可兴奋细胞在一次兴奋的过程中，其兴奋性发生周期性的变化。正常情况下，整个心脏是按照窦房结发出的兴奋节律进行活动的。如果在有效不应期之后，下一次窦房结的兴奋到达之前，有一人工或病理性的额外刺激作用于心肌，将导致心肌产生一次提前出现的兴奋，即期前兴奋，由期前兴奋所引起的收缩称为期前收缩（premature systole），又称早搏。期前收缩也有自己的有效不应期。如果正常窦房结的节律性兴奋正好落在心室期前收缩的有效不应期中，便不能引起心室兴奋，即出现一次兴奋"脱失"，必须等到下一次窦房结的兴奋到来才能引起心室的兴奋和收缩。因此，在一次期前收缩之后往往出现一段较长时间的心室舒张期，称为代偿性间歇（compensatory pause）（图 4-8）。

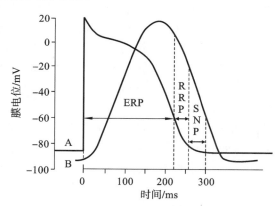

图 4-8 期前收缩与代偿性间歇

（三）传导性

心肌细胞具有传导兴奋的能力，称为传导性。心脏内由自律细胞构成的特殊传导系统将窦房结产生的兴奋按一定的途径传遍整个心脏。动作电位沿细胞膜传导的速度可作为衡量传导性的指标。

1.心脏内兴奋传导的途径和特点 正常情况下，窦房结发出的兴奋可以通过心房肌传到左、右两心房，同时沿心房肌细胞组成的"优势传导通路"迅速传到房室交界区，再经房室束、左右束支、浦肯野纤维到心室内膜，兴奋由心内膜向心外膜传播而引起左右心室兴奋。

兴奋在心脏各个部分的传导速度是不相同的，心房的传导速度约为 0.4 m/s，"优势传导通路"为1.0～1.2 m/s，房室交界区的结区传导最慢，仅为 0.02 m/s，心室肌为 1 m/s，而浦肯野纤维的传导速度可达 4 m/s。

房室交界区的结区细胞是慢反应细胞，致使兴奋的传导在房室交界处最慢，称为房室延搁。其生理意义是心室在心房收缩完毕之后才开始收缩，避免心室和心房同时收缩，这对于保证心室有充分的血液充盈，以利于心室射血，具有十分重要的意义。房室交界是传导阻滞的好发部位，房室传导阻滞是临床上较为常见的一种心律失常。

2.影响传导性的因素　心肌的传导性取决于心肌细胞的结构特点和电生理特性。其结构因素主要为心肌细胞的直径；电生理因素主要有 0 期去极化的速度和幅度，邻近部位细胞膜的兴奋性。心肌细胞的电生理特性是影响心肌传导性的主要因素，心肌细胞兴奋的传导是通过形成局部电流而实现的，因此，凡能影响局部电流形成和邻近部位细胞膜的兴奋性的因素都会影响心肌兴奋的传导。

（1）心肌细胞的直径：细胞直径与细胞内的电阻成反变关系，直径小的细胞，细胞内的电阻大，因此产生的局部电流小，兴奋的传导速度就慢。如：窦房结 P 细胞的直径较小；结区细胞直径更小，传导速度更慢。浦肯野细胞的直径最大，传导速度最快。

（2）0 期去极化的速度和幅度：0 期去极化速度越快，则局部电流形成越快；0 期去极化幅度越大，则形成的局部电流越强。局部电流形成越快越强，邻近部位细胞膜去极化达到阈电位所需的时间就越短。因此，兴奋部位 0 期去极化的速度快、幅度大时，传导速度就快，反之传导速度就慢。

（3）邻近部位细胞膜的兴奋性：兴奋的传导是细胞膜依次兴奋的过程。只有邻近部位细胞膜的兴奋性正常时，才能正常传导。如果因某种原因造成邻近部位静息电位与阈电位之间的差距增大，兴奋性降低时，产生动作电位所需的时间延长，则传导速度减慢。

（四）收缩性

心肌的收缩原理与骨骼肌基本相同，即先出现动作电位，然后通过兴奋-收缩偶联，引起肌丝滑行，从而使整个肌细胞收缩，但心肌细胞的收缩也具有明显的特点。

1."全或无"式的收缩　心房和心室内传导速度快，且心肌细胞间闰盘电阻又很小，因此，当一处心肌细胞兴奋时，兴奋便很快传导到所有的心房或心室，可以把它们看作各自构成了一个功能合胞体。阈下刺激不能引起心肌收缩，当刺激强度达到阈值后，可引起所有的心房（或心室）肌细胞几乎同步收缩，称为"全或无"式收缩。这种方式的收缩力量大，有利于心脏泵血。

2.不发生强直收缩　心肌细胞的有效不应期特别长，相当于心肌的整个收缩期和舒张早期。因此，心肌不像骨骼肌那样发生多个收缩过程的融合。心肌只有在收缩完毕并开始舒张后，才可能接受新的刺激而产生第二次兴奋和收缩，所以不会形成强直收缩。这就使心肌始终保持收缩与舒张交替进行的节律性活动，从而保证心脏有序充盈与射血。

3.对细胞外液中 Ca^{2+} 浓度的依赖性　Ca^{2+} 是兴奋-收缩偶联的偶联因子。心肌的肌质网不发达，容积小，Ca^{2+} 储存少，兴奋-收缩偶联过程所需的一部分 Ca^{2+} 要从细胞外液转运进来。因此，心肌细胞的收缩对细胞外液 Ca^{2+} 浓度有明显的依赖性。

四、心音与心电图

（一）心音

在一个心动周期中，心肌的舒缩、瓣膜的启闭、血液流速的改变和血流冲击心血管壁及形成的涡流等因素引起的机械振动，通过心脏周围组织传递到胸壁，用听诊器在胸壁上可以听到，称为心音（heart sound）。若用换能器将机械振动转换成电信号，用记录仪记录下来的图形就是心音图（phonocardiogram，PCG）。在一个心动周期中有四个心音，分别称为第一、第二、第三和第四心音。临床上使用听诊器一般只能听到第一心音和第二心音。

1.第一心音　发生在心室收缩期，是心室收缩开始的标志，特点是音调较低、持续时间较长，0.12～0.14 s，在心尖搏动处听得最清楚，其产生主要与心室肌收缩、房室瓣关闭以及心室射出的血液冲击动脉壁引起振动有关。第一心音高低可反映心肌收缩力的强弱和房室瓣的功能情况。

2.第二心音　发生在心舒期，是心室舒张开始的标志，特点是音调较高、持续时间较短，0.08～

知识拓展
4-3

0.10 s,其形成原因是心室收缩停止并开始舒张时,由于动脉瓣关闭、血液返回冲击动脉根部引起振动而形成的声音,它主要与动脉瓣关闭有关。第二心音强弱可反映动脉血压的高低和动脉瓣的功能情况。

3. 第三心音　发生在快速充盈期末,可能是心室从快速充盈转入减慢充盈时,血流速度突然减慢,使心室壁和瓣膜产生振动而形成的。

4. 第四心音　发生在心房收缩期,是心房收缩血液注入心室引起振动而形成的,故又称为心房音。

(二)心电图

正常人体由窦房结发出的一次兴奋,按一定的途径和进程,依次传向心房和心室,引起整个心脏的兴奋,心脏内兴奋产生和传播时所发生的电位变化,可通过组织和体液传至体表。将心电图机的测量电极放置在体表一定位置,即可记录到这些心电变化的波形,称为心电图(electrocardiogram,ECG)(图 4-9)。心电图反映心脏内兴奋产生、传导和恢复过程中生物电的变化,和心脏泵血功能无直接关系。每一个周期的波形基本上都包含有 P 波、QRS 波群、T 波以及各波之间代表时间的线段。随着引导电极的位置不同,各波的形态、幅度均有差异。

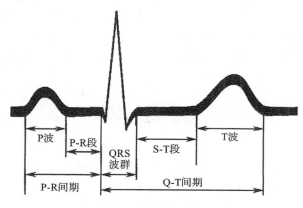

图 4-9　正常人心电图

1. P 波　反映两心房去极化的电位变化。P 波小而圆钝,历时 0.08～0.11 s。波幅不超过 0.25 mV。P 波的起点标志着心房兴奋的开始,终点标志着左、右心房已全部兴奋完毕。

2. QRS 波群　代表两心室去极化过程中的电位变化。QRS 波群的起点标志着心室兴奋的开始,终点表示左、右心室已全部兴奋。QRS 波群历时 0.06～0.10 s,代表兴奋在左、右心室肌传播所需要的时间。

3. T 波　反映心室复极化过程中的电位变化。T 波起点标志着心室肌复极开始,终点表示左、右心室复极化完成,历时 0.05～0.25 s,波幅一般为 0.1～0.8 mV。在以 R 波为主的导联中,T 波方向应与 R 波一致。心肌缺血时,T 波可以出现低平、双向,甚至倒置。

4. P-R 间期　从 P 波起点至 QRS 波群起点之间的时间,也称为 P-Q 间期,历时 0.12～0.20 s。它反映从心房开始兴奋到心室开始兴奋所需要的时间。

5. S-T 段　从 QRS 波群终点至 T 波起点之间的线段。它反映心室肌细胞全部兴奋,各部分之间没有电位差。

6. Q-T 间期　从 QRS 波群起点至 T 波终点的时间。它反映从心室开始去极化到完全复极化所经历的时间。

在上述心电图波形中,没有代表心房复极化过程的波形,这是由于心房复极化电位很低,被 P-R 间期、QRS 波群等所掩盖,因此心电图上看不到心房复极化的波形。

近几十年来,心电图技术获得长足的发展,并已广泛应用于临床诊断工作中,有关心电图各波段产生的机制、测量方法等方面的知识将在诊断学课程中学习。这里需要指出的是,心电图只能反映心脏内兴奋的产生、传导和恢复过程,这个过程与心脏机械收缩活动是两个不同的概念。心电图用于临床诊断时,必须结合其他检查结果综合分析判断,才能得出正确的结论。

第二节　血 管 生 理

一、各类血管的功能特点

血管是血液运行的管道,人体的血管分为动脉、毛细血管和静脉三大类。血液由心室射入动脉,经毛细血管和静脉返回心房。血管具有参与形成和维持动脉血压,输送血液和分配器官血流量,以及实现血液与组织细胞间物质交换的功能。各类血管因管壁的组织结构和所在部位不同,功能上各有特点。

(一)弹性储器血管

主动脉和肺动脉等大动脉的管壁内含有丰富的弹性纤维,有较大的弹性和可扩张性。心室收缩射血所释放的能量,一部分推动血液向前流动,另一部分使大动脉扩张,以暂时储存部分血液;心室舒张时,被扩张的大动脉发生弹性回缩再把其中的部分血液推向外周,故将大动脉称为弹性储器血管。

(二)分配血管

大动脉之后的中动脉,不断发出分支将血液输送到各器官和组织,称为分配血管。

(三)阻力血管

小动脉和微动脉的管径小,其管壁平滑肌丰富,对血流的阻力大(约占总外周阻力的 47%),称为毛细血管前阻力血管,又称阻力血管。

(四)交换血管

毛细血管管壁由单层内皮细胞和基底膜构成,具有良好的通透性,加之毛细血管数量多且血流速度缓慢,成为血液与组织液之间物质交换的场所,称为交换血管。

(五)容量血管

静脉血管的管径大、管壁薄、容量大、易扩张,安静时 60%~70% 的循环血量容纳在静脉内,称为容量血管。

(六)短路血管

小动脉和小静脉之间的直接吻合支,其管壁较厚,血液流经此处时不经毛细血管直接进入小静脉,不能进行物质交换,在功能上与体温调节有关。

二、血流量、血流阻力和血压

血流动力学(hemodynamics)是研究血流量、血流阻力、血压以及它们之间相互关系的科学。血管是比较复杂的弹性管道系统,血液是含有血细胞和胶体物质等多种成分的液体,所以血流动力学既符合流体力学的一般规律,又有其自身特点。

(一)血流量

血流量指单位时间内通过血管某一截面的血量,也称容积速度。通常以 mL/min 或 L/min 为单位。根据血流动力学原理,血流量(Q)与血管两端的压力差(ΔP)成正比,与管道对液体的阻力(R)成反比。可以用 $Q \propto \Delta P/R$ 表示。

在体循环中，ΔP 为主动脉压(P)与右心房压之差。因右心房压为零，故 ΔP 接近于主动脉压(P)，R 为体循环总阻力即总外周阻力，Q 是心输出量。因此上式可写成 $Q = P/R$。对某一器官来说，其血流量则取决于该器官的动、静脉压差(ΔP)和该器官内的血流阻力(R)。正常情况下，静脉血压很低，所以器官血流量的多少主要取决于该器官动脉血压和血流阻力。

在血流量相同的情况下，血流速度与血管的横截面积成反比。主动脉的横截面积最小，毛细血管横截面积最大。主动脉内的血流速度最快，为 $180 \sim 220$ mm/s，毛细血管内的血流速度最慢，为 $0.3 \sim 0.7$ mm/s。

（二）血流阻力

血流阻力指血液在血管内流动所遇到的阻力。它是由血液内部各种成分之间的摩擦和血液与血管壁之间的摩擦形成的。血流阻力的大小与血管半径(r)、血液黏滞度(η)和血管长度(L)有关，可用下式表示：$R = 8\eta L/\pi r^4$。由上式可知，血流阻力与血管长度和血液黏滞度成正比，与血管半径的 4 次方成反比。当血管长度相同时，血液黏滞度越大，血管半径越小，血流阻力越大。在同血管床内，血管长度和血液黏滞度一般不会变化，因此血流阻力主要取决于血管半径。如某种因素使血管半径发生微小变化，即可引起血流阻力发生非常显著的变化。把血流阻力的公式代入前面有关血流量的公式，则得下式：

$$Q = \pi \Delta P\, r^4/8\eta L$$

这一公式称为泊肃叶定律(Poiseuille law)，它表示血液流动时，血流量和血压、血管半径、血管长度及血液黏滞度之间的关系，可以看出，体内某一器官的血流量主要由血管半径决定。在体循环的血流阻力中，大动脉约占 19%，小动脉和微动脉约占 47%，毛细血管约占 27%，静脉约占 7%。可见小动脉和微动脉是形成血流阻力的重要部分，其管径变化对血流阻力的影响最大。

（三）血压

血压(blood pressure)是指血管内流动的血液对于单位面积血管壁的侧压力(或压强)。在不同血管内分别称为动脉血压、毛细血管血压和静脉血压。血压的计量单位用水银柱的高度即千帕(kPa)或毫米汞柱(mmHg)来表示，1 mmHg ≈ 0.133 kPa，1 kPa ≈ 7.5 mmHg。

在循环系统中，各类血管的血压均不相同。在体循环和肺循环的各类血管中的血压具有如下几个特点：①整个血管系统存在着压力差，即动脉血压＞毛细血管血压＞静脉血压，这个压力差是推动血液流动的基本动力；②动脉血压在心动周期中周期性波动，心缩期血压上升，心舒期血压下降；③血液从大动脉流向心房的过程中，由于克服血流阻力而不断消耗能量，其消耗的能量一般表现为热能，这部分热能不可能再转换为血液的势能或动能，故血液在血管内流动时压力逐渐降低，使血压逐渐下降，其中流经小动脉和微动脉时的血压降落幅度最大，到腔静脉时血压已接近于零。

三、动脉血压

案例引导

患者，男，57 岁，头晕、头痛 2 天入院。有高血压病史 6 年，断续服药，用过"硝苯地平、卡托普利"等，经常更换，剂量亦随意调整，有喝酒、吸烟等不良嗜好。体格检查：体温 36.8 ℃，心率 93 次/分，血压 185/100 mmHg，神清，体态肥胖，心界向左下移位，X 线胸片显示心界向左下扩大，心电图示 V5 导联 R 波 2.8 mV。

具体任务：

1. 什么是血压？试述动脉血压的形成及影响因素。

2. 动脉血压的正常值是多少？临床诊断"高血压"的标准是什么？

案例解析
4-2

（一）动脉血压的概念

动脉血压（arterial blood pressure）指流动在动脉管道内的血液对动脉管壁的侧压力。动脉血压通常指主动脉血压，在临床实践中，常用肱动脉血压来代表机体的动脉血压。在一心动周期中，心室收缩使动脉血压升高至最高的值称为收缩压（systolic pressure），心室舒张使动脉血压下降至最低的值称为舒张压（diastolic pressure）。收缩压与舒张压之差，称为脉搏压（pulse pressure），简称脉压。脉压反映动脉血压波动的幅度。在整个心动周期中，动脉血压的平均值称为平均动脉压。因心动周期中心室舒张期长于心室收缩期，故平均动脉压低于收缩压和舒张压两个数值的平均值，约等于舒张压加 1/3 脉压。

（二）动脉血压的变化和相对稳定的意义

1. 动脉血压的正常值和变化　我国健康成人在安静时收缩压为 100～120 mmHg，舒张压为 60～80 mmHg，脉压为 30～40 mmHg，平均动脉压为 100 mmHg。临床上动脉血压的习惯记录方式是"收缩压/舒张压 mmHg（或 kPa）"。正常成人血压呈现明显的昼夜波动，表现为夜间血压最低，清晨起床活动后迅速升高。大多数人的血压在清晨 2～3 时最低，在上午 6～8 时及下午 4～6 时各有一个高峰，晚上 8 时以后血压呈缓慢下降趋势。严重高血压患者其血压的昼夜节律可消失。此外，血压还受性别、年龄和健康状况等因素的影响。一般来说，动脉血压都随年龄的增大而逐渐升高，收缩压比舒张压升高更为明显。遗传因素，生活节奏加快，人际关系紧张和生活压力加大，不良生活习惯或嗜好等，都可导致血压升高或发展为原发性高血压。在临床上，低血压常见于失血性休克和心脏疾病。少数个体出现无症状的血压偏低，通过增强体质有助于血压上升到正常范围或增强整体对血压的适应能力。成人安静时的收缩压持续高于 140 mmHg，或舒张压持续高于 90 mmHg，可视为高血压。如果收缩压持续低于 90 mmHg，或舒张压低于 60 mmHg 时，则视为低血压。

2. 动脉血压相对稳定的意义　动脉血压相对稳定具有重要的生理意义，是心血管功能活动的重要指标，也是衡量整体功能状态的一个重要标志。一定高度的平均动脉压是推动血液循环和保持各器官有足够血流量的必要条件。动脉血压过低，血液的供应不能满足各器官的需要，尤其是脑、心、肾等重要器官可因缺血、缺氧造成严重后果。动脉血压过高，心室肌的后负荷增大，久而久之可导致心室扩大，甚至心力衰竭；此外，血压过高血管壁容易损伤，如脑血管受损可造成脑出血。

（三）动脉血压的形成

1. 循环血量　动脉血压形成的前提是循环系统内有足够的血液充盈，产生一定的充盈压，若循环血量不足，血液就不能维持对血管壁的正常侧压力。

2. 心脏射血　心室肌的收缩可将血液射入主动脉，心脏所做的功一部分推动血液流动，另一部分使血液对血管壁有一定侧压力，即血压。若心脏停止射血，血压就会立即下降。所以心脏射血是产生血压的动力，是形成血压的一个根本因素。

3. 外周阻力　血压形成的另一个根本因素是外周阻力。如果没有外周阻力，心脏每次射入动脉的血液将很容易全部流到外周。此时，心室肌收缩所释放的能量将全部表现为血液的动能，而不对动脉血管壁产生侧压力，即不形成动脉血压。在人体内，小动脉和微动脉因其口径细，血液流经小动脉时遇到的阻力最大。因心脏和大血管位于循环系统的"中心"，而小动脉位于外周部分，因此，常将小动脉和微动脉处的阻力称为外周阻力。

4. 大动脉管壁的弹性　心室收缩时左心室射出的血液，由于外周阻力的作用，只有 1/3 左右流到外周，其余部分暂时储存于富有弹性的主动脉和大动脉内，使主动脉和大动脉扩张，主动脉和大动脉血压随之上升。亦即，左心室收缩所释放的能量，大部分以弹性势能的形式储存在大动脉中，发挥大动脉弹性储器血管的功能。心室舒张时射血停止，动脉血压下降，大动脉在弹性回缩力的作用下回缩，压迫着在心室收缩期储存的血液继续流向外周，这样使心室舒张期内血液仍能以一定速度继续向前流动，不会中断，同时动脉血压下降缓慢，仍维持在一定水平，不致过低（图 4-10），大动脉的弹性扩张和回缩起到缓冲血压的作用。

简言之,动脉血压形成的前提是有足够的血量充盈心血管系统,两个根本因素是心脏射血和外周阻力,缓冲因素是大动脉管壁的弹性。

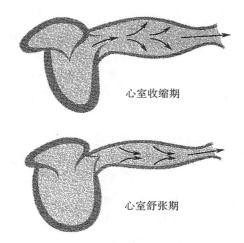

心室收缩期

心室舒张期

图 4-10 大动脉管壁弹性的作用示意图

（四）影响动脉血压的因素

1. 搏出量 若其他条件不变,心室收缩力增强,搏出量增加,动脉内的血液量增多,血液对动脉管壁侧压力增大,收缩压升高。收缩压升高使大血管与外周血管的压力差增大,血液流向外周的速度便加快;在心室舒张期动脉回缩力增强,流向外周的血量增多,至心室舒张期末,动脉内存留的血液量与搏出量增加前相比,增加并不多,所以舒张压升高的程度较小。当心室肌收缩力减弱,搏出量减少时,则主要表现为收缩压的降低。在通常情况下,收缩压的高低主要反映心脏搏出量的多少。

2. 心率 若其他因素不变,心率在一定范围内加快,对动脉血压的影响表现为舒张压明显升高,脉压减小。因为心率加快时,心室舒张期的缩短较心室收缩期明显,在该期内通过小动脉流出的血液较少,心室舒张期末存留在大动脉内的血液量就较多,舒张压升高较多。反之,心率减慢则舒张压的降低较收缩压明显,脉压加大。

3. 外周阻力 如果心输出量不变而外周阻力增大,心室舒张期内血液向外周流动的速度变慢,使心室舒张期末存留于主动脉内的血量增多,因而舒张压明显增高。在心室收缩期内由于动脉压升高,使血流速度加快,动脉内增多的血量相对较少,故收缩压的升高不如舒张压明显。因此外周阻力增大时,舒张压增高的幅度大于收缩压,脉压相应减小。当外周阻力减小时,舒张压的降低也较收缩压明显,脉压加大。可见,在一般情况下,舒张压的高低主要反映外周阻力的大小。临床上常见的原发性高血压多是由于小动脉、微动脉弹性降低,管腔变窄,使外周阻力增大,故以舒张压升高为主。

4. 大动脉管壁的弹性储器作用 大动脉管壁的弹性储器功能,使得动脉血压的波动幅度明显小于心室内压力的波动幅度。老年人大动脉管壁弹性降低,缓冲血压的功能减弱,导致收缩压升高而舒张压降低,而老年人多伴有小动脉和微动脉硬化,外周阻力增加,使舒张压也升高,但升高幅度不如收缩压明显,因此老年人的脉压较大。

5. 循环血量与血管容量 循环血量与血管容量之间保持适应的相对关系是维持正常循环系统平均充盈压的基本条件。如血管容量不变,循环血量减少,或循环血量不变,血管容量增大,均会导致循环系统平均充盈压下降,使动脉血压降低。与此同时,循环系统平均充盈压还影响静脉回心血量,后者通过改变搏出量影响动脉血压。

上述对于影响动脉血压各种因素的分析,都是在假设其他因素不变的前提下,分析其中某一因素对动脉血压的影响。实际上,动脉血压的变化,往往是多种因素相互作用的综合结果,因此在人体内,分析影响动脉血压的因素时要多种因素综合考虑。

四、静脉血压与静脉血流

静脉系统在功能上既是血液回流入心脏的通道,又起着血液储存库的作用,静脉的收缩和舒张可使其容积发生较大变化,从而有效地调节回心血量和心输出量,以适应人体不同情况的需要。

（一）静脉血压

当血液经过动脉和毛细血管到达微静脉时,血压已降低至 $15\sim20$ mmHg,越接近心脏,静脉血压越低,至下腔静脉时血压为 $3\sim4$ mmHg。汇入右心房时,血压降至最低,接近于零。通常把右心房和胸腔内大静脉的血压称为中心静脉压（central venous pressure，CVP），中心静脉压较低，常以 cmH_2O 为计量单位，其正常值为 $4\sim12\ cmH_2O$。

中心静脉压是判断心血管功能的一个指标，反映心脏射血能力和静脉回心血量之间的相互关系。心脏射血能力减弱或静脉回心血量增多，血液将堆积在右心房和腔静脉中，中心静脉压就会升高。反之，心脏射血能力增强或静脉回心血量减少，中心静脉压就会降低。临床上把中心静脉压用作输血和输液的参考指标，治疗危重患者时，除需观察动脉血压的变化外，也要观察中心静脉压的变化。如中心静脉压偏低或有下降趋向，常提示输液量不足；中心静脉压偏高超过 $16\ cmH_2O$，或有进行性升高趋向时，则提示输液过多或心功能减弱，输液需慎重或暂停。

各器官的静脉压称为外周静脉压（peripheral venous pressure）。通常以机体平卧时的肘静脉压为代表，正常值为 $5\sim14\ cmH_2O$。当心功能不全导致中心静脉压升高时，静脉血回流减慢，外周静脉内血液滞留，表现为外周静脉压升高。

（二）影响静脉回流的因素

单位时间内由静脉回流入心的血量，称为静脉回心血量。促进静脉血回流的基本动力是外周静脉压与中心静脉压之间的压力差，凡能改变两者之间压力差的因素，都能影响静脉回心血量。由于静脉管壁薄、易扩张，静脉血流还易受到重力和体位的影响。

1. 循环系统平均充盈压 循环系统平均充盈压是反映血管系统充盈程度的重要指标。当循环血量增加，或容量血管收缩时，循环系统平均充盈压升高，静脉回心血量即增多；当循环血量减少，或容量血管舒张时，循环系统平均充盈压降低，静脉回心血量则减少。

2. 心肌收缩能力 心肌收缩能力越强，搏出量越多，心室舒张期心室内压越低，对心房和大静脉血液的抽吸力量也越大，静脉回心血量越多。相反，当右心衰竭时，右心收缩力减弱，搏出量减少，血液淤积于右心房和腔静脉内，使静脉回心血量减少。此时，静脉系统淤血，患者可出现颈静脉怒张、肝肿大、下肢水肿等症状。如左心衰竭，则可造成肺淤血和肺水肿。

3. 重力和体位 由于静脉管壁薄、易扩张，且静脉内压力较低，所以静脉血流受体位的影响明显。当人体由平卧位转为立位时，因重力作用，心脏以下静脉血管扩张，容量增大，可多容纳 500 mL 血液，引起静脉回心血量减少，心输出量随之减少。长期卧床或体弱多病的人，静脉管壁的紧张性较低，可扩张性较高，腹壁和下肢肌肉的收缩力量减弱，对静脉的按压作用减小，由卧位突然站立起来时，可因大量血液淤积在下肢，回心血量减少，继而心输出量减少，引起血压下降，导致脑供血不足而出现眩晕、眼前发黑，甚至晕厥等症状。

4. 骨骼肌的挤压作用 骨骼肌收缩时，挤压静脉血管，促进静脉血液回流。由于外周静脉内壁有瓣膜，因而静脉内血液只能向心脏方向回流，不能倒流。骨骼肌舒张时，静脉不受挤压，使静脉内血压降低，又可促使毛细血管血液流入静脉。因此，骨骼肌的节律性舒缩活动，对克服重力影响，降低下肢静脉压，促进肢体静脉血液回心具有"肌肉泵"的作用。如长期直立时，下肢静脉压和毛细血管血压升高，易引起下肢静脉淤血，组织液生成增多而回流减少，导致下肢水肿，甚至形成下肢静脉曲张。

5. 呼吸运动 胸膜腔内压低于大气压，称为胸膜腔负压。吸气时胸廓扩大，胸膜腔内的负压值增加，胸腔内的大静脉和右心房被牵引而扩张，中心静脉压降低，外周静脉血回流加快，回心血量增加。呼气时胸膜腔内负压值减小，由腔静脉回流入右心房的血量也相应减少。因此，呼吸运动对静脉回心血量也起着"呼吸泵"的作用。

五、微循环

微循环（microcirculation）是指微动脉与微静脉之间的血液循环。微循环的基本功能是进行血液与组织之间的物质交换，控制组织血流量。

（一）微循环的组成

不同部位的组织和器官，由于结构和功能不同，其微循环的组成有所差异。典型的微循环由微动脉、后微动脉、毛细血管前括约肌、真毛细血管、通血毛细血管、动-静脉吻合支和微静脉七部分组成（图 4-11）。

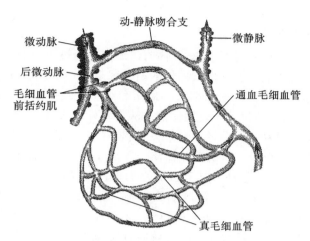

图 4-11　微循环组成示意图

微动脉管壁有完整的平滑肌层，其收缩和舒张可控制微循环的血流量。后微动脉是微动脉的分支，其平滑肌纤维不完整，每根后微动脉向一根至数根真毛细血管供血。真毛细血管入口部位有环行平滑肌，即毛细血管前括约肌，控制从后微动脉进入真毛细血管的血量。毛细血管的血液经微静脉进入静脉，微静脉的舒缩状态可影响毛细血管血压。

（二）微循环的血流通路

微循环有三条血流通路，分别是迂回通路、直捷通路和动-静脉短路。

1. 迂回通路　血液流经微动脉、后微动脉、毛细血管前括约肌、真毛细血管网到微静脉，称为迂回通路。真毛细血管交织成网，迂回曲折，穿行于细胞之间，血流缓慢，加之真毛细血管管壁薄，通透性好，因此，迂回通路是血液和组织进行物质交换的主要场所，又称为营养通路。

2. 直捷通路　血流经微动脉、后微动脉、通血毛细血管到微静脉，称为直捷通路（thoroughfare channel）。直捷通路较直，血流速度较快，其作用不是进行物质交换，而是使一部分血液通过微循环快速返回心脏。

3. 动-静脉短路　血液经微动脉、动-静脉吻合支回到微静脉，称为动-静脉短路。血液流经此通路时，血流速度快，加之动-静脉吻合支管壁较厚，故血液流经此通路时不能进行物质交换，故又称非营养通路。在一般情况下，这一通路经常处于封闭状态。在皮肤中，此通路较多。当人体需要大量散热时，皮肤内的动-静脉短路开放，使皮肤血流量增加，促进皮肤散热，有调节体温的作用。

（三）微循环的特点和调节

微动脉通过其舒缩活动控制微循环的血流量，称为微循环的"总闸门"。后微动脉和毛细血管前括约肌的舒缩控制微循环内血量的分配，称为微循环的"分闸门"。微动脉和后微动脉是微循环的前阻力血管。微静脉的舒缩控制微循环血液的流出，是微循环的后阻力血管，称为微循环的"后闸门"。

微动脉和微静脉主要受交感神经调节。交感神经兴奋时，微动脉的收缩较微静脉强。后微动脉及毛细血管前括约肌主要受体液因素调节。如 CO_2、乳酸、腺苷、组胺、K^+、H^+ 等均能使局部血管舒张。儿茶酚胺等缩血管物质和局部舒血管代谢产物共同作用，可控制毛细血管前括约肌的舒缩，使微循环的血流量与组织的代谢水平相适应。

六、组织液与淋巴液的生成与回流

组织液是存在于组织细胞间隙中的液体。绝大部分呈凝胶状,不能自由流动,因此,组织液不会因重力作用而流至身体的低垂部分。组织液中除蛋白质浓度明显低于血浆外,其他成分基本与血浆相同。淋巴液来自组织液,经淋巴管系统回流入静脉。

(一)组织液的生成与回流

组织液是血浆经毛细血管壁滤过而生成的,同时组织液又通过重吸收回流入毛细血管。毛细血管壁对液体的滤过和重吸收取决于毛细血管内外的四个因素,即毛细血管血压、组织液静水压、血浆胶体渗透压和组织液胶体渗透压。其中毛细血管血压和组织液胶体渗透压是促使液体向外滤过的力量,而组织液静水压和血浆胶体渗透压是促使液体从血管外重吸收入毛细血管内的力量。生成滤液的有效滤过压是滤过的力量和重吸收的力量之差,用公式表示如下。

有效滤过压=(毛细血管血压+组织液胶体渗透压)-(血浆胶体渗透压+组织液静水压)

正常机体内,除肾小球毛细血管动脉端和静脉端的血压几乎一致外,分布在体内其他部位的毛细血管血压,在动脉端约为 32 mmHg,在静脉端约为 14 mmHg;组织液胶体渗透压约为 8 mmHg,血浆胶体渗透压约为 25 mmHg,组织液静水压约为 2 mmHg,后三个因素在毛细血管动、静脉端变化不大。按上式可算出,在毛细血管动脉端的有效滤过压为正值,约为 13 mmHg,促使血浆中的一部分液体滤出毛细血管壁而生成组织液;毛细血管静脉端的有效滤过压为负值,约为-5 mmHg,液体被重吸收入毛细血管,组织液得以回流。生成的组织液约 90% 在静脉端被重吸收回血液,余下约 10% 则进入毛细淋巴管生成淋巴液,再由淋巴系统流回血液,使组织液的生成和回流保持动态平衡。

(二)影响组织液生成和回流的因素

在正常情况下,组织液的生成和回流经常保持着动态平衡,使体液的分布保持正常。任何使毛细血管血压升高、血浆胶体渗透压降低、淋巴液回流障碍、毛细血管通透性增高等因素,都可导致组织液生成增多或回流减少,使组织液在组织间隙潴留,形成水肿。

1. 毛细血管血压 毛细血管血压是促进组织液生成,阻止组织液回流的主要因素。毛细血管血压的高低取决于动脉压与静脉压和毛细血管前、后阻力比值等因素。当微动脉舒张或静脉回流受阻时,毛细血管血压增高,有效滤过压增大,组织液生成增多,引起水肿。例如:右心衰竭时,中心静脉压升高,静脉回流障碍,全身毛细血管后阻力增大,而使毛细血管血压增高,引起全身水肿。炎症时,炎症部位小动脉扩张,毛细血管前阻力减小,进入毛细血管的血量增加而使毛细血管血压增高,引起局部水肿。

2. 血浆胶体渗透压 血浆胶体渗透压是促进组织液回流的因素,它主要由血浆蛋白形成。机体营养不良,机体摄入蛋白质不足,或因某些肾脏疾病时,蛋白质随尿排出,血浆蛋白含量减少,血浆胶体渗透压降低,可导致有效滤过压增大而引起水肿。

3. 淋巴液回流 从毛细血管滤出的组织液约有 10% 经淋巴系统回流入血液。当淋巴液回流受阻时,受阻部位远心端的组织液积聚,出现局部水肿。如丝虫病患者的下肢水肿。

4. 毛细血管壁通透性 在正常情况下,蛋白质难以通过毛细血管壁,这就使血浆胶体渗透压比组织液胶体渗透压高。在过敏、烧伤等病理情况下,局部释放大量组胺、缓激肽等使毛细血管壁通透性增大,部分血浆蛋白渗出毛细血管,使病变部位组织液胶体渗透压升高,有效滤过压增大而发生局部水肿。

(三)淋巴循环及其意义

淋巴液在淋巴系统回流入静脉,因此,淋巴循环被视为血液循环的一个侧支,参与调节血管内外液体平衡。

1. 淋巴液的生成与回流 毛细淋巴管末端为袋状盲管,管壁由单层内皮细胞构成,没有基底膜。

相邻内皮细胞的边缘像瓦片状相互覆盖,形成向管腔内开放的单向活瓣。毛细淋巴管内皮细胞通过胶原细丝与结缔组织胶原纤维相连,使毛细淋巴管总处于扩张状态。组织液和其中的蛋白质、脂滴、红细胞、细菌等微粒,都可以通过这种活瓣进入毛细淋巴管而不能返回组织液。正常生理条件下,组织液的压力大于毛细淋巴管中淋巴液的压力,组织液顺压力梯度进入毛细淋巴管形成淋巴液。某一组织的淋巴液成分与该组织的组织液非常接近,不同组织的淋巴液在成分上不完全相同。如肠系膜淋巴液的成分随食物种类和消化情况而不同。正常人每天生成淋巴液 2~4 L,大约相当于全身的血浆量。组织液进入毛细淋巴管的动力是组织液与毛细淋巴管之间的压力差。任何使组织液增多的因素都可使组织液压力增高而使淋巴液生成增多。淋巴液通过毛细淋巴管汇入淋巴管,途中要经过淋巴结并在这里获得淋巴细胞,最后通过胸导管和右淋巴导管注入静脉。

2. 淋巴循环的生理学意义

(1)回收蛋白质:这是淋巴液回流最为重要的功能。毛细淋巴管壁比毛细血管壁的通透性大,由毛细血管壁逸出的微量蛋白质可随组织液透入毛细淋巴管运回血液,每天可回收蛋白质 75~200 g,这样就使组织液的蛋白质保持较低水平,这对维持血管内外胶体渗透压及水平衡具有重要的生理意义。

(2)淋巴结的防御屏障作用:淋巴液回流时,淋巴结中具有吞噬功能的巨噬细胞可以将从组织间隙进入淋巴液的红细胞、细菌等异物清除。同时淋巴结所产生的淋巴细胞和浆细胞还可参与免疫反应。因此,淋巴循环对人体具有防御屏障作用。

(3)运输脂肪及其他营养物质:由小肠吸收的营养物质可经小肠绒毛的毛细淋巴管而流入血液。尤其是脂肪,经这一途径输送入血液的脂肪占小肠总吸收量 80%~90%,因此小肠淋巴液呈白色乳糜状。

(4)调节血浆和组织液之间的液体平衡:生成的组织液中约有 10% 是经由淋巴系统回流入血的。因此,淋巴循环对血浆和组织液之间的液体平衡起着调节作用。若淋巴回流受阻,可导致受阻部位局部水肿。

第三节　心血管活动的调节

机体在不同生理状况下,各组织器官的新陈代谢水平不同,对于血流量的需求也不同。机体通过神经和体液调节,改变心肌收缩能力和心率以调节心输出量;改变阻力血管口径以调节外周阻力;改变容量血管的口径以调节循环血量,从而维持正常的血压,满足各组织、器官在不同情况下对血流量的需要。

一、神经调节

心脏和血管主要接受自主神经的支配。心血管活动的神经调节是通过各种心血管反射来完成的。

(一)心脏的神经支配

心脏接受心交感神经和心迷走神经的双重支配。心交感神经对心脏具有兴奋作用,心迷走神经对心脏具有抑制作用,两者既对立又统一地调节心脏的功能活动。

1. 心交感神经及其作用　心交感神经节前纤维起自第 1~5 节胸髓灰质侧角神经元,在星状神经节或颈交感神经节换元,节后纤维组成心上、心中、心下神经,进入心脏后支配窦房结、房室交界、房室束、心房肌和心室肌。支配窦房结的交感神经纤维主要来自右侧心交感神经,支配房室交界的交感神经纤维主要来自左侧心交感神经。

心交感神经节后纤维末梢释放的递质是去甲肾上腺素。它与心肌细胞膜上的 β_1 肾上腺素受体结合，使细胞膜对 Ca^{2+} 的通透性增高和对 K^+ 的通透性降低，导致心率加快、房室传导加速和心肌收缩能力加强，分别称为正性变时作用、正性变传导作用和正性变力作用。β 受体阻断剂（如普萘洛尔等）可阻断心交感神经对心脏的兴奋作用。

2. 心迷走神经及其作用 心迷走神经节前纤维起自延髓迷走神经背核和疑核，进入心脏后在心内神经节换元，节后纤维支配窦房结、心房肌、房室交界区、房室束及其分支。心室肌也有少量迷走神经纤维支配。两侧迷走神经对心脏的支配有一定差异，右侧迷走神经对窦房结的影响占优势，左侧迷走神经对房室交界区的作用较为明显。

心迷走神经节后纤维末梢释放乙酰胆碱，心迷走神经兴奋时节后纤维末梢释放乙酰胆碱与心肌细胞膜上 M 型胆碱能受体结合，使细胞膜对 K^+ 的通透性增大，促进 K^+ 外流，还能直接抑制 Ca^{2+} 通道，减少 Ca^{2+} 内流，导致心率减慢、房室传导速度减慢和心肌收缩能力减弱，分别称为负性变时作用、负性变传导作用和负性变力作用。阿托品是 M 型胆碱能受体阻断剂，它能阻断心迷走神经对心脏的抑制作用。

（二）血管的神经支配

除真毛细血管外，血管壁内都有平滑肌分布。绝大部分血管平滑肌均接受自主神经支配。支配血管平滑肌的血管运动神经纤维可分为缩血管神经纤维和舒血管神经纤维两大类，两者统称为血管运动神经纤维。

1. 缩血管神经纤维 因为是交感神经，故一般称为交感缩血管神经纤维。其节前纤维起自脊髓第 1 胸段至第 2～3 腰段的灰质侧角，发出的纤维在椎旁或椎前神经节交换神经元。节后神经纤维末梢释放去甲肾上腺素，主要与血管平滑肌细胞膜的 α 肾上腺素受体结合，引起缩血管效应。

机体内的多数血管只接受交感缩血管神经的支配。在安静状态下，交感缩血管神经纤维持续发放低频（1～3 次/秒）神经冲动，称为交感缩血管紧张，从而使血管平滑肌经常维持一定程度的收缩状态。在此基础上，交感缩血管神经纤维紧张性增强时，血管平滑肌进一步收缩；交感缩血管神经纤维紧张性减弱时，血管平滑肌舒张，以此来调节不同器官的血流阻力和血流量。

2. 舒血管神经纤维 舒血管神经纤维主要有以下两种。

（1）交感舒血管神经纤维：这类神经纤维主要支配骨骼肌血管。这类神经纤维平时没有紧张性活动，只在人体情绪激动、恐慌或肌肉运动时才发放冲动，其节后神经纤维末梢释放的递质是乙酰胆碱，与血管平滑肌的 M 型胆碱能受体结合，使血管舒张，血流量增多。

（2）副交感舒血管神经纤维：支配少数器官如脑、唾液腺、胃肠道外分泌腺和外生殖器等少数器官的血管平滑肌，作用范围局限。其节后神经纤维末梢释放的递质是乙酰胆碱，与血管平滑肌细胞上的 M 型胆碱能受体结合，使血管舒张。其活动只对组织、器官的局部血流起调节作用，对循环系统总外周阻力的影响很小。

（三）心血管中枢

在生理学中，将中枢神经系统中与心血管活动有关的神经元相对集中的部位称为心血管中枢（cardiovascular center）。心血管中枢并不集中在中枢神经系统的某一部位，而是广泛地分布在从脊髓至大脑皮层的各级水平。各级中枢对心血管活动调节具有不同的作用，它们互相联系，协调配合，使心血管系统的活动协调一致，以适应整个机体的需要。

1. 延髓心血管中枢 延髓是心血管活动的基本调节中枢，主要有心迷走中枢、心交感中枢和交感缩血管中枢。心迷走中枢位于延髓的迷走神经背核和疑核，心迷走神经的节前纤维即是从这里发出。在延髓腹外侧部存在心交感中枢和交感缩血管中枢，分别发出神经纤维控制脊髓内心交感和交感缩血管神经的节前神经元。动物实验观察到,如果从中脑向延髓方向逐段横断脑干,只要保存延髓与脊髓的正常神经联系,动物的动脉血压和心率基本上可以保持在切断前的水平。如果在延髓下1/3 水平横断脑干,即使没有离断延髓和脊髓之间的联系,动脉血压也将降低到近似脊椎动物的水平,这说明延髓是心血管活动的基本调节中枢。需要指出的是,在整体情况下,各种心血管反射并不是由延髓心血管中枢独立完成的,而是在延髓以上各有关中枢的参与下共同完成的。

2. 延髓以上心血管中枢 在延髓以上的脑干、下丘脑、小脑和大脑中均存在与心血管活动有关的神经元和神经结构。它们对心血管活动的调节作用更加高级,主要表现为与人体其他功能之间更加复杂的整合作用。例如,电刺激下丘脑的"防御反应区"可立即使实验动物进入警觉状态,骨骼肌张力增加,表现出一系列准备防御的行为反应;与此同时,心血管活动也出现相应的反应,如心跳加快加强、皮肤内脏血管收缩、骨骼肌血管舒张、血压略升高等。

3. 心血管中枢的紧张性活动 心迷走中枢、心交感中枢和交感缩血管中枢经常发放一定频率的冲动,通过各自的传出神经调节心脏和血管的活动,这种现象称为心血管中枢的紧张性活动。心迷走中枢和心交感中枢的紧张性活动对心脏的作用是相互拮抗的。人体安静时约 75 次/分的心率正是二者相互作用的表现。需要指出的是,人体在安静情况下心迷走神经紧张比心交感神经紧张占优势,使窦房结的自律性受到一定抑制。交感缩血管中枢的紧张性活动,通过交感缩血管神经纤维传出冲动,使血管处于适当的收缩状态,维持一定的外周阻力。

（四）心血管反射

动脉血压能保持相对稳定,主要是通过神经调节来实现的。心血管反射活动时刻随人体的功能状态、活动水平、环境变化以及心理状况的不同而及时、准确地调整心血管系统的功能状态。其意义在于维持人体内环境的相对稳定并适应外环境的各种变化。

1. 颈动脉窦和主动脉弓压力感受器反射 在颈动脉窦和主动脉弓血管壁外膜下有丰富的感觉神经末梢,分别称为颈动脉窦压力感受器和主动脉弓压力感受器。它们的适宜刺激是血液对动脉壁的机械牵张(图 4-12)。颈动脉窦压力感受器的传入神经为窦神经,汇入舌咽神经进入延髓;主动脉弓压力感受器的传入神经为主动脉神经汇入迷走神经后进入延髓。压力感受器反射的传出神经为心迷走神经、心交感神经和交感缩血管神经纤维,效应器为心脏和血管。

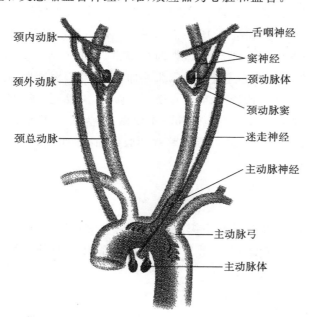

图 4-12 颈动脉窦和主动脉弓压力感受器与颈动脉体和主动脉体化学感受器

压力感受器反射是指机体动脉血压升高时,通过对压力感受器的刺激,反射性地引起心输出量减少和外周阻力降低,使血压迅速回降到正常范围的过程。因此,颈动脉窦和主动脉弓压力感受器反射通常称为降压反射(depressor reflex)。当动脉血压升高时,压力感受器传入冲动增多,通过中枢的整合作用,心迷走中枢的紧张性活动增强,心交感中枢和交感缩血管中枢的紧张性活动减弱,使心率减慢,心肌收缩能力减弱,心输出量减少,外周阻力下降,故动脉血压回降。相反,当动脉血压下降时,压力感受器发出传入冲动减少,通过中枢的整合作用,心迷走中枢的紧张性活动减弱,心交感中枢和交感缩血管中枢的紧张性活动增强,使心率加快,心肌收缩能力增强,心输出量增多,外周阻力增大,故动脉血压回升。

综上所述,颈动脉窦、主动脉弓压力感受器反射的生理意义在于经常监控动脉血压的变动,使动脉血压维持相对稳定。颈动脉窦、主动脉弓压力感受器反射对突然发生变化的动脉血压进行快速、准确的调节,使动脉血压稳定在正常范围之内,不至于发生过大的波动。原发性高血压患者的压力感受器可产生适应现象,对牵张刺激的敏感性降低,压力感受器反射在一个高于正常水平的范围内工作,故血压保持在较高水平。

2. 颈动脉体和主动脉体化学感受器反射　在颈总动脉的分叉处和主动脉弓下方分别有颈动脉体化学感受器和主动脉体化学感受器(图 4-12)。它们对血液中一些化学成分的变化非常敏感,其传入神经纤维也经舌咽神经和迷走神经进入延髓。当血液中 O_2 含量降低、CO_2 含量升高、H^+ 浓度升高时,这些化学感受器受到刺激而兴奋,冲动传入延髓后主要兴奋呼吸中枢,使呼吸加深加快,同时引起除心、脑以外的其他部位的血管收缩,外周阻力增大,回心血量增多。此外,呼吸增强可以反射性引起心率加快,心输出量增加,结果导致动脉血压升高。

在正常生理情况下,颈动脉体和主动脉体化学感受器的反射对心血管活动的调节作用不明显。只有在低氧、窒息、失血、动脉血压过低和酸中毒等紧急情况下才能明显调节心血管的活动,其主要意义在于对体内血液进行重新分配,保证心、脑等重要生命器官的血液供应。

3. 心肺感受器反射　在心房、心室和肺循环大血管存在许多感受器,称为心肺感受器,其传入纤维主要走行于迷走神经干内。引起心肺感受器兴奋的刺激有两类,一类是机械牵张刺激。当心房、心室或肺循环大血管内压力升高或血容量增大时,心脏或血管壁受到牵张,心肺感受器兴奋。生理条件下,心房壁的牵张主要是由血容量增多而引发的,故心房壁的牵张感受器也称容量感受器(volume receptor)。另一类是化学物质刺激,如前列腺素、缓激肽等。大多数心肺感受器兴奋时引起的效应是交感神经紧张性降低,心迷走神经紧张性加强,导致心率减慢,外周阻力降低,血压降低。

4. 其他心血管反射　肺、胃、肠、膀胱等器官受到扩张,睾丸受到挤压时,常可引起心率减慢和外周血管舒张的效应。压迫眼球可反射性地引起心率变慢,称为眼-心反射。脑血流量减少时,可引起交感缩血管神经纤维紧张性显著加强,外周血管强烈收缩,血压明显升高。这些反射说明循环系统的活动与各器官、系统之间有密切联系。

二、体液调节

心血管活动的体液调节是指血液和组织液中一些化学物质对心肌和血管平滑肌活动的调节作用。这些化学物质有些通过血液运输,广泛作用于心血管系统,有些则主要作用于局部血管,调节局部血流量。

(一)肾上腺素和去甲肾上腺素

血液中的肾上腺素和去甲肾上腺素主要来自肾上腺髓质,属于儿茶酚胺类激素。其中肾上腺素约占 80%,去甲肾上腺素约占 20%。交感神经节后纤维释放的去甲肾上腺素一般均在局部发挥作用,只有极少量进入血液循环。肾上腺素和去甲肾上腺素对心血管的作用相似但不完全相同,主要是因为两种激素与受体的结合能力不同,不同受体被激活后产生的效应也不同。

肾上腺素受体分为 α 受体和 β 受体,β 受体又分 $β_1$ 和 $β_2$ 两个亚型。α 受体和 $β_2$ 受体主要分布在血管平滑肌上,$β_1$ 受体主要分布在心肌细胞上。肾上腺素与这些受体结合的能力均较强;去甲肾上腺素主要与 α 受体结合的能力强,与 β 受体,特别是 $β_2$ 受体的结合能力很弱。α 受体和 $β_1$ 受体被结合后产生的效应主要表现为兴奋,而 $β_2$ 受体被结合后产生的效应主要表现为抑制。

心肌细胞上的肾上腺素受体以 $β_1$ 受体为主,因此肾上腺素对心脏的作用主要是兴奋,表现为心率加快,心肌收缩力加强,心输出量增大。一般血管上均有 α 和 β 两种受体,在皮肤、肾、胃肠等血管上 α 受体占优势,而在骨骼肌、肝和冠状动脉血管上 $β_2$ 受体占优势。因此,肾上腺素对皮肤、肾、胃肠等血管平滑肌的作用是兴奋,可使其收缩;而对骨骼肌、肝和冠状动脉血管的作用则是抑制,即使血管平滑肌舒张。由于肾上腺素对血管的作用既有收缩又有舒张,故其对总外周阻力的影响不大。

去甲肾上腺素与 α 受体结合能力强,与 β 受体,特别是 $β_2$ 受体结合能力则较弱。去甲肾上腺素主要和全身小血管上 α 受体相结合,使大多数血管明显收缩,总外周阻力增高,血压明显升高。去甲肾上腺素对心脏的直接作用也是兴奋的,可使心率加快,心输出量增多。但在整体内,由于其升压效应,可引起颈动脉窦和主动脉弓压力感受器反射活动增强。该反射使心率减慢的效应超过去甲肾上腺素对心肌的兴奋作用,反而使心率有所减慢。因此,临床上常用肾上腺素作为强心药,而用去甲肾上腺素作为升压药。但由于去甲肾上腺素能使进入毛细血管网的血流量减少,使组织缺血、缺氧,因此要慎用。

(二)肾素-血管紧张素-醛固酮系统

肾素是由肾球旁细胞合成和分泌的一种酸性蛋白酶。肾素进入血液后,将肝脏合成的血管紧张素原水解成血管紧张素 I(十肽),后者在血管紧张素转换酶的作用下水解成血管紧张素 II(八肽)(angiotensin II,ANG II),ANG II 在血浆和组织中的氨基肽酶作用下脱去一个氨基酸残基后形成血管紧张素 III。

血管紧张素 I 不具有活性,血管紧张素 III 缩血管作用较弱,但可刺激肾上腺皮质合成释放醛固酮,血管紧张素 II 对循环系统的作用最强,主要作用如下:①直接使全身小动脉、微动脉收缩,外周阻力增高;②使静脉收缩,回心血量增加;③作用于交感神经节后纤维,使其释放递质增多;④增强交感缩血管神经中枢紧张性;⑤促进肾上腺皮质释放醛固酮。醛固酮可促进肾小管对 Na^+、水的重吸收,使循环血量增加。

因此,血管紧张素 II 总的作用是升高血压。由于肾素、血管紧张素和醛固酮之间关系密切,所以把它们称为肾素-血管紧张素系统或肾素-血管紧张素-醛固酮系统,这一系统对于血压的长期调节有重要的意义。

正常情况下,血液中血管紧张素形成不多,而且易被血管紧张素酶分解失活,故其平时对血压调节作用不大。但当机体因某种原因(如大失血)引起血压显著下降,肾血流量减少时,可刺激肾球旁细胞分泌大量肾素,使血液中血管紧张素、醛固酮增多。总的作用是使心跳加强、加快,血管收缩,肾小管对 Na^+、水的重吸收增强,从而使心输出量增加,外周阻力增大,血量增多,致使血压回升。这有利于改善心、脑、肾等重要器官的血液供应,是机体对抗低血压的一种机制。某些肾脏疾病因肾组织长期缺血,可使肾素和血管紧张素长期增多,导致肾性高血压。

(三)血管升压素

血管升压素(vasopressin,VP)是在下丘脑视上核和室旁核神经元内合成的,进入神经垂体储存,需要时释放入血。主要的生理功能是抗利尿作用(详见第八章),故又称抗利尿激素(antidiuretic hormone,ADH)。近年来研究证明,血管升压素在生理浓度范围内对维持正常血压的稳定和血管紧张性也有作用,但效应不明显。在大量失血、严重失水等情况下,血管升压素大量释放,可出现明显的缩血管效应,使骨骼肌和内脏的小动脉强烈收缩,外周阻力增高,动脉血压升高。同时,其对保存体内的液体量也具有重要作用。

(四)心房钠尿肽

心房钠尿肽(atrial natriuretic peptide,ANP)又称为心钠素或心房肽,是心房肌细胞合成和释放的多肽类激素。心房壁受牵拉可引起 ANP 释放,ANP 主要作用于肾脏,抑制 Na^+ 的重吸收,具有强大的排钠和利尿作用;ANP 可使血管舒张,外周阻力降低,还可使心率减慢,心输出量减少;此外,ANP 还能抑制肾素、血管紧张素、醛固酮、血管升压素的释放。这些作用都可导致体内细胞外液量减少,血压降低。

(五)血管活性物质

近年来研究证实,血管内皮细胞可以生成和释放若干种血管活性物质,引起血管平滑肌收缩或舒张。血管内皮细胞产生的多种缩血管物质,称内皮缩血管因子。目前已知的最强的缩血管物质是内皮素,一种由 21 个氨基酸组成的多肽。内皮素可与血管平滑肌上特异性受体结合,促进肌质网释放 Ca^{2+},从而使血管平滑肌收缩加强。在舒血管物质中较为重要的是内皮舒张因子,其化学结构尚未完全弄清楚,但多数人认为其可能是一氧化氮(NO),前体是 L-精氨酸。其作用是激活血管平滑肌细胞内的鸟苷酸环化酶,使环磷酸鸟苷(cGMP)浓度升高,游离 Ca^{2+} 浓度降低,血管舒张。同时,它还可以减弱缩血管物质对血管平滑肌的收缩作用。

(六)激肽释放酶和激肽

激肽(kinin)是一类具有舒血管活性的多肽类物质。激肽是某些蛋白质底物激肽原在激肽释放酶作用下生成的。它可使血管平滑肌舒张和毛细血管壁通透性增大,可参与对血压和局部组织血流的调节。缓激肽和血管舒张素是已知较强的舒血管物质,能使局部血流量增加。

(七)前列腺素

前列腺素(prostaglandin,PG)是一类活性强、种类多、功能各异的脂肪酸衍生物。前列腺素 A、前列腺素 E 和前列腺素 F 均可加强心脏的活动,使心输出量增多。前列腺素对血管的作用主要是使其舒张。前列腺素 A、前列腺素 E_2、前列腺素 I_2 均具有强烈的舒血管作用。

(八)组胺

组胺(histamine)是由组氨酸脱羧生成的,许多组织,特别是皮肤、肺和胃肠道黏膜的肥大细胞含有大量的组胺。组织损伤、出现炎症或过敏反应,都可促使组胺释放。组胺可使局部微血管平滑肌舒张,毛细血管壁和微静脉通透性增加,造成局部组织水肿。

知识拓展
4-6

第四节　器官循环

器官的血流量取决于该器官的动、静脉之间的压力差。各器官的血流阻力、结构功能,以及内部血管分布的特点不同。因此,各器官血流量的调节既遵从血流动力学的一般规律,又有各自的特征。本节仅讨论冠脉、肺、脑的血液循环特点。

一、冠脉循环

患者,女,61岁。既往有高血压病史,3年前开始反复出现发作性胸闷,常在劳累后出现,可忍受,无胸痛,每次持续3～5 min,休息或舌下含服硝酸甘油后缓解,未规律治疗。2 h前患者无明显诱因出现上述症状加重,伴胸痛,为胸骨后压榨性疼痛,向背部放射,持续时间较以往延长,服用硝酸甘油后症状好转。经检查,血压为140/100 mmHg,心电图等检查未见明显异常。临床诊断:1.冠心病(不稳定型心绞痛);2.高血压。

具体任务:

1.患者出现发作性胸闷后,为何服用硝酸甘油可缓解?

2.常见诱发冠心病的因素有哪些?

案例解析
4-3

(一)冠状血管的解剖特点

冠脉循环(coronary circulation)是指心脏的血液循环。心脏的血液供应来自左、右冠状动脉。冠状动脉的主干走行于心脏表面,其小分支常以垂直于心脏表面的方向穿入心肌,并在心内膜下层分支成网。这种分支方式使血管在心肌收缩时容易受到压迫。分支最终形成毛细血管网分布于心肌纤维之间,并与之平行走行。心肌毛细血管网分布极为丰富,毛细血管数和心肌纤维数的比例为1∶1,使心肌和冠状动脉之间的物质交换能很快地进行。冠状动脉侧支吻合细小,血流量少,因此,当冠状动脉突然发生阻塞时,侧支循环往往需要经过相当长的时间才能建立,常可导致心肌梗死;如果阻塞是缓慢形成的,则侧支可逐渐扩张,形成有效的侧支循环起到代偿作用。

(二)冠脉循环的生理特点

1.途径短,血压高　冠状动脉直接开口于主动脉根部,血液从主动脉根部经冠状动脉到右心房,只需6～8 s。冠脉循环血流途径短,并直接流入较小血管,故冠脉循环血压高,血流快。

2.血流量大　在安静状态下冠脉循环血流量约225 mL/min,占心输出量的4％～5％,平均每100 g心肌每分钟血流量为60～80 mL。当剧烈运动,心肌活动增强时,每100 g心肌每分钟血流量可增至300～400 mL,为安静状态时的4～5倍,而每100 g骨骼肌在相同状态下每分钟血流量仅为4 mL左右,远小于心肌。

3.心肌摄氧能力强　心肌富含肌红蛋白,摄氧能力很强。正常安静情况下,动脉血流经心脏后,其中65％～70％的氧(12 mL)被心肌摄取,比骨骼肌的摄氧率(5～6 mL)约大1倍,从而能满足心肌较大的耗氧量。心肌从单位血液中摄取氧的潜力较小,只能靠冠状动脉血管的扩张来增加血流量以满足心肌对氧的需求。

4.血流量受心肌收缩的影响　由于冠状动脉血管的大部分分支垂直于心脏表面深埋在心肌内,心肌的节律性收缩对冠状动脉血流量影响很大,尤其是左心室肌收缩对左冠状动脉的影响更为显著(图4-13)。在左心室等容收缩期开始时,由于心室肌的强烈压迫,致使冠状动脉血流量突然减少,甚至发生反流。在心室射血期,主动脉压迅速升高,冠状动脉血压也随之升高,冠脉循环血流量增加;到减慢射血期时,冠脉循环血流量又减少。进入舒张期后,心肌对冠状动脉血管的按压作用解除,冠脉循环血流阻力减小,血流量迅速增加,其中心室舒张早期冠脉循环血流量最大。如果主动脉舒张压升高,冠脉循环血流量将显著增加。可见,心室舒张期的长短和主动脉舒张压的高低是影响冠脉循环血流量的重要因素。

Note

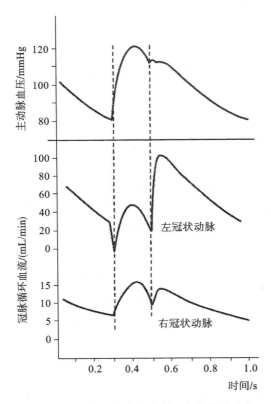

图 4-13　心动周期中冠脉循环血流量的变化
（1 mmHg＝0.133 kPa）

（三）冠脉循环血流量的调节

在冠脉循环调节的各种因素中，最重要的是心肌本身的代谢水平。交感神经和副交感神经也支配冠状动脉血管的平滑肌，但作用较弱。

1. 心肌代谢水平的影响　冠状动脉血管扩张主要是心肌代谢产物作用的结果，其中腺苷最为重要。当心肌代谢增强使局部氧含量降低时，心肌细胞中的 ATP 在 5'-核苷酸酶作用下，分解产生腺苷，它具有强烈的舒张小动脉的作用。心肌其他代谢产物如 H^+、CO_2、乳酸、缓激肽等，也有使冠状动脉血管舒张的作用。

2. 神经调节　冠状动脉血管接受交感神经和迷走神经支配。交感神经对冠状动脉血管的作用是先收缩后舒张。交感神经兴奋时，作用在冠状动脉血管平滑肌 α 受体上，使血管收缩，同时作用在心肌 β 受体上使心肌活动增强，代谢产物增多，但交感神经的缩血管作用很快被代谢产物的舒血管作用所掩盖。迷走神经对冠状动脉血管的影响不明显，迷走神经的直接作用是舒张冠状动脉血管，但迷走神经兴奋时直接舒血管的作用会被心肌代谢水平降低所引起的继发性缩血管作用所抵消。

3. 体液调节　肾上腺素和去甲肾上腺素可通过增强心肌代谢水平，加大心肌耗氧量，使冠脉循环血流量增加；也可直接作用于冠状动脉血管上的肾上腺素受体引起血管的收缩或舒张。甲状腺激素通过增强心肌代谢，使冠状动脉血管舒张，增大血流量。血管紧张素 Ⅱ 和大剂量的血管升压素则可使冠状动脉血管收缩，减少血流量。

二、肺循环

肺循环（pulmonary circulation）的功能主要是使流经肺泡的血液与肺泡气之间进行气体交换。呼吸性小支气管以上的呼吸道组织的营养物质由体循环的支气管动脉供应。肺循环与支气管动脉末梢之间有吻合支沟通。因此，一部分支气管静脉血可经吻合支直接进入肺静脉和左心房，从而使主动脉血中混入 1%～2% 的未经气体交换的静脉血。

（一）肺循环的生理特点

1. 血流阻力小、血压低　肺动脉分支短、管径大、管壁薄、可扩张性大、血管的总截面大，且肺循环的血管都在低于大气压的胸膜腔内，所以，肺循环的血流阻力小。因右心室的收缩能力弱，肺循环的血压较低，仅为体循环的 1/6～1/5，肺动脉平均血压约为 13 mmHg。由于肺毛细血管平均血压只有 7 mmHg，低于血浆胶体渗透压，因此，肺泡间隙没有组织液的生成。当左心功能不全时，肺静脉压及肺毛细血管血压升高，组织液生成增多而引起肺淤血和肺水肿，导致呼吸功能障碍。

2. 血容量变化大　通常肺循环血容量约 450 mL，占全身血容量的 9% 左右。用力呼气时，肺部血容量可减少到 200 mL 左右，而用力吸气时可增加到 1000 mL 左右。因此，肺循环血管起到储血库的作用。当人体失血时，肺循环可将一部分血液转移到体循环，起代偿作用。肺循环血容量随呼吸周期发生规律性变化，吸气时增多，呼气时减少。肺循环血容量的周期性变化可引起心输出量的变化,使体循环动脉血压随呼吸周期发生波动,称为动脉血压的呼吸波。

(二)肺循环血流量的调节

1. 肺泡气氧分压的调节　低氧能使肺部血管收缩,增大血流阻力。引起肺部血管收缩的原因不是血管内血液的氧含量降低,而是肺泡内氧含量降低。当肺泡内氧含量降低时,肺泡周围的微动脉即收缩,血流阻力增大,使局部的血流量减少。这一反应的生理意义在于能使较多的血液流经通气充足的肺泡,进行有效的气体交换。长期居住在高海拔地区的人,由于空气中氧气稀薄,肺泡内普遍低氧,可引起肺循环微动脉广泛收缩,血流阻力增大,常因此引发右心室肥厚。

2. 神经调节　肺循环血管受交感神经和迷走神经的支配。交感神经兴奋对肺循环血管的直接作用是引起收缩和增大血流阻力。但在整体情况下,交感神经兴奋时使体循环血管收缩,将一部分血液挤入肺循环,故使肺血容量增加。刺激迷走神经可使肺循环血管轻度舒张,肺血流阻力稍下降。

3. 体液调节　肾上腺素、去甲肾上腺素、血管紧张素Ⅱ、组胺,均能引起肺循环血管收缩,而前列环素、乙酰胆碱等能使肺循环血管舒张。

三、脑循环

脑的血液供应来自颈内动脉和椎动脉,在脑的底部连成脑底动脉环,并由此分支供应脑的各部。静脉血主要通过颈内静脉返回腔静脉,也可通过颅骨上的吻合支,由颈外静脉返回体循环。

(一)脑循环的生理特点

1. 脑血流量大,耗氧量多　脑的重量仅占体重的 2%,但脑血流量约为 $750\ \text{mL/min}$,占心输出量的 15%。脑组织的代谢率高,耗氧量多,其耗氧量占全身耗氧量的 20%。脑组织对缺氧的耐受力极差,脑功能活动的维持主要依赖于循环血量。若脑血流中断 $10\ \text{s}$ 左右,通常出现意识丧失,若血流中断超过 $3\ \text{min}$,脑细胞将发生不可恢复的损伤。

2. 脑血流量变化范围小　颅腔的容积是固定的。脑实质、脑血管和脑脊液充满其中,三者容积的总和较恒定。脑组织是不可压缩的,与之相适应的是脑血管的舒缩范围要小。神经因素对脑血管的影响很小,这可能是造成脑血流量变动范围小的主要原因。如中枢神经系统强烈兴奋时脑血流量仅增加 50%,深度抑制时脑血流量仅减少 $30\%\sim40\%$。

3. 存在血-脑脊液屏障和血脑屏障　在毛细血管血液和脑脊液之间,存在限制某些物质自由扩散的屏障,称之为血-脑脊液屏障。在毛细血管血液和脑组织之间也存在着类似的屏障,可限制物质在血液和脑组织之间的自由交换,称为血脑屏障。脂溶性物质,如 O_2、CO_2 和某些麻醉药;水溶性物质,如葡萄糖和氨基酸等,均容易通过血-脑脊液屏障和血脑屏障,而它们对甘露醇、蔗糖和许多离子的通透性则很低,甚至不能让它们通过。血-脑脊液屏障和血脑屏障的存在,对于保持神经元周围稳定的化学环境和防止血液中有害物质侵入脑内具有重要的生理意义。

(二)脑循环血流量的调节

脑循环血流量调节的主要因素是自身调节和体液因素。在各种心血管反射中,神经调节对脑循环血流量所起的作用很小。

1. 自身调节　脑循环血流量与脑动、静脉之间的压力差成正比,与血管的阻力成反比。正常状态下,颈内静脉压接近于零,较稳定,故脑循环血流量主要取决于颈动脉压。动脉血压降低或颅内占位性病变等引起的颅内压升高,都可引起脑循环血流量减少。当平均动脉压变动于 $60\sim140\ \text{mmHg}$ 范围内时,通过脑血管的自身调节即可保持脑循环血流量的相对恒定。若平均动脉压超过上述范围,则对脑功能不利。如平均动脉压低于 $60\ \text{mmHg}$,脑循环血流量将减少,脑功能将发生障碍;平均动脉压高于 $140\ \text{mmHg}$,脑循环血流量将显著增加。若平均动脉压过高,使毛细血管血压过高,有效滤过压增大,则易发生脑水肿,甚至脑血管破裂,引起脑出血。

2. 体液因素　血液 PCO_2 升高时,可引起脑血管舒张,脑循环血流量增加;血液 PCO_2 降低则有

77

相反作用。如人工吸入含 7% CO_2 的空气时,脑循环血流量可增加一倍;过度通气则使血液 PCO_2 降低,脑循环血流量减少而引起头晕。CO_2 对脑血管的舒张效应是通过提高细胞外液 H^+ 浓度而实现的。动脉血 PO_2 过高时则引起脑血管收缩。低氧也可以使脑血管舒张,通常动脉血 PO_2 低于 50 mmHg 时,脑循环血流量才会增加。

3. 神经调节 脑血管接受交感缩血管神经纤维和副交感舒血管神经纤维的支配,但神经活动对调节脑循环血流量所起的作用甚小。通常在多种心血管反射中,脑循环血流量变化不大。刺激和切断支配脑血管的神经,脑循环血流量也没有明显改变。

目标检测

在线答题

(景 红)

第五章　呼　　吸

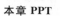

本章 PPT

能 力 目 标

1. 掌握:呼吸的概念和基本环节;肺通气的动力;胸膜腔内负压的意义;O_2 和 CO_2 的主要运输形式;CO_2、O_2、H^+ 对呼吸运动的调节作用。

2. 熟悉:肺泡表面活性物质的作用;肺通气功能的主要评价指标及意义;呼吸中枢的部位;肺牵张反射的概念和意义。

3. 了解:肺换气和组织换气过程及影响因素;人工呼吸的原理;氧解离曲线的特征及意义;呼吸中枢的概念和作用;防御性呼吸反射。

机体不断地从外界环境中摄取新陈代谢所需的 O_2,排出代谢产生的 CO_2,完成气体交换过程,从而维持内环境的稳态。这种机体与外界环境之间的气体交换过程,称为呼吸(respiration)。正常成人体内储存的全部 O_2 仅能维持正常代谢 6 min 左右,呼吸一旦停止,生命即将结束。因此,呼吸是维持机体生命活动所必需的基本生理过程之一。

呼吸的全过程由三个环节组成(图 5-1):①外呼吸,即肺毛细血管内血液与外环境之间的气体交换过程。外呼吸又包括肺通气和肺换气两个过程。②气体运输,即由血液循环将 O_2 从肺运输到组织、将 CO_2 从组织运输到肺的过程。③内呼吸,也称组织换气,即组织毛细血管血液与组织细胞之间的气体交换过程。呼吸的这三个基本环节互相衔接并同时进行,任何一个环节发生障碍,均可能导致组织缺氧和 CO_2 潴留,影响细胞的代谢和功能,甚至危及生命。

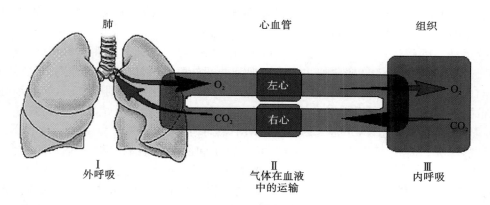

图 5-1　呼吸全过程示意图

第一节 肺 通 气

案 例 引 导

患者，男，42岁，驾驶途中发生交通事故后，出现烦躁不安、憋气、用力呼吸、口唇青紫、呼吸频率加快、右颈胸部皮肤肿胀，用手按压肿胀部位时，能听到用手捻头发的声音，被120送到急诊科，诊断为"右肋骨骨折、闭合性气胸"。

具体任务：

1. 患者出现憋气、用力呼吸、口唇青紫的原因是什么？
2. 气胸对呼吸运动有何影响？
3. 总结归纳实现正常肺通气的基本结构及条件。
4. 试为该患者提供治疗方案及有效的护理措施。

肺通气（pulmonary ventilation）是指肺与外界环境之间的气体交换过程。实现肺通气的主要结构包括呼吸道、肺泡、胸廓等。呼吸道是肺通气时气体进出肺的通道，对吸入的气体具有加温、加湿、过滤、清洁等作用，并可引起防御反射（如咳嗽、打喷嚏等）等保护功能；肺泡是气体进行交换的场所；而胸廓借助于呼吸肌的舒缩活动为肺通气提供原动力。

一、肺通气的原理

肺通气过程中会产生阻力，只有当肺通气的动力克服阻力时，才能实现肺通气。

【重点提示】
肺通气的直接动力和原动力。

（一）肺通气的动力

气体进出肺泡取决于肺泡内压力与外界环境之间的压力差。在一定的海拔高度，大气压通常是恒定的，因此，在自然呼吸情况下，肺泡与外界环境之间的压力差是由肺泡内的压力即肺内压决定的。肺内压的高低取决于肺的扩张和缩小，但肺本身并不能主动扩张和缩小，必须依赖于呼吸肌的收缩和舒张引起的胸廓运动。可见，肺泡与外界环境之间的压力差是肺通气的直接动力，而呼吸肌的收缩和舒张引起的节律性呼吸运动则是肺通气的原动力。

1. 呼吸运动　呼吸运动是指由呼吸肌的收缩和舒张引起的胸廓节律性扩大和缩小相交替的运动，包括吸气运动和呼气运动。吸气肌主要有膈肌和肋间外肌，使胸廓扩大而产生吸气运动；呼气肌主要有肋间内肌和腹肌，使胸廓缩小而产生呼气运动；另外还有一些辅助吸气肌，如胸锁乳突肌、斜角肌等。根据参与活动的呼吸肌的多少和用力程度不同可将呼吸运动分成不同的类型。

（1）平静呼吸：安静状态下，正常人的呼吸运动平稳而均匀，呼吸频率为12～18次/分，这种呼吸运动称为平静呼吸。此时，吸气运动是由吸气肌即膈肌和肋间外肌的收缩来完成的。当膈肌收缩时，膈肌穹隆部下降，胸廓上下径增大；肋间外肌收缩时，肋骨和胸骨上举，同时肋骨下缘向外侧偏转，胸廓的前后径和左右径均增大（图5-2）。二者共同作用使胸廓的容积扩大，带动肺扩张，肺的容积随之增大，从而使肺内压降低。当肺内压低于大气压时，外界气体吸入肺内，完成吸气活动。由于肌肉收缩需要消耗能量，因此吸气运动是主动的。平静呼气时，膈肌和肋间外肌舒张，肺和胸廓弹性回位，胸廓的上下径、前后径和左右径缩小，肺的容积减小，肺被压缩，肺内压升高。当肺内压高于大气压时，气体由肺内呼出，完成呼气。平静呼吸时，呼气运动是由吸气肌舒张引起的，而不是由呼气肌收缩引起的,属于被动过程。在平静呼吸过程中,膈肌运动引起的胸膜腔容积的变化占肺通气总量的80%,因此膈肌的舒缩在肺通气中起重要作用。

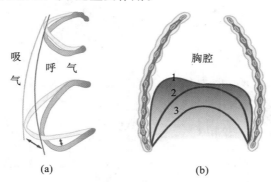

图 5-2　呼吸时肋骨和膈肌位置变化示意图
(a)呼吸时肋骨位置的变化;(b)呼吸时膈肌位置的变化
1.平静呼气;2.平静吸气;3.深吸气

(2)用力呼吸:人体活动增强(如劳动或运动)时,呼吸运动将加深加快,这种呼吸运动称为用力呼吸或深呼吸。用力吸气时,除膈肌、肋间外肌加强收缩(如膈肌的下降距离由平静时的1~2 cm增加到7~10 cm)外,还有胸锁乳突肌、胸大肌等辅助吸气肌参加收缩,使胸廓进一步扩大,增加吸气量;用力呼气时,除吸气肌舒张外,肋间内肌和腹肌也收缩,使胸廓和肺进一步缩小,增加呼气量。可见,用力呼吸时吸气运动和呼气运动都是主动的。若用力呼吸时,仍不能满足人体需要,患者可出现呼吸窘迫、鼻翼扇动等现象,同时主观上有"喘不过气来"的感觉,临床上称为呼吸困难,多见于心力衰竭、肺炎、支气管哮喘、气胸等疾病。

根据参与活动的呼吸肌的主次又可将呼吸运动分为胸式呼吸和腹式呼吸。

(1)胸式呼吸:以肋间外肌舒缩活动为主,主要表现为胸部明显起伏的呼吸运动,称为胸式呼吸。

(1)腹式呼吸:以膈肌舒缩活动为主,主要表现为腹壁明显起伏的呼吸运动,称为腹式呼吸。

婴幼儿胸廓不发达,肋倾斜度小,位置趋于水平,以腹式呼吸为主。一般情况下,成人的呼吸运动呈腹式和胸式混合式呼吸,只有在胸部或腹部活动受限时才会出现某种单一形式的呼吸运动,如胸膜炎、胸膜腔积液患者,胸廓运动受限,会出现明显的腹式呼吸;妊娠晚期、腹腔积液较多或腹腔有较大肿瘤患者,膈肌活动受限,多表现为明显的胸式呼吸。因此,临床上观察呼吸类型可以辅助诊断某些疾病。

2.呼吸时肺内压与胸膜腔内压的变化

(1)肺内压:肺泡内的压力称为肺内压(intrapulmonary pressure)。在呼吸运动中,肺内压呈现周期性变化(图5-3)。平静吸气初,胸廓扩张,肺容积随之扩大,肺内压逐渐下降,低于大气压1~2 mmHg(0.13~0.27 kPa),气体顺压力差经呼吸道进入肺泡。随着肺内气体增多,肺内压逐渐升高,至平静吸气末,肺内压与大气压相等,气体停止流动,吸气完成。平静呼气初,肺容积随着胸膜腔容积的缩小而减小,肺内压逐渐升高,高于大气压1~2 mmHg(0.13~0.27 kPa)时,肺内气体经呼吸道呼出。随着肺内气体减少,肺内压逐渐下降,至平静呼气末,肺内压与大气压相等,气体停止流动,呼气完成。在呼吸运动过程中,肺内压变化的程度与呼吸运动的缓急、深浅和呼吸道是否通畅等因素有关。平静呼吸时,肺内压波动较小,吸气时为-2~-1 mmHg,呼气时为1~2 mmHg,用力呼吸或呼吸道不够通畅时,肺内压的波动幅度将显著增大,如紧闭声门并尽力做呼吸运动,吸气时肺内压可低至-100~-30 mmHg,呼气时可高达60~140 mmHg。

在呼吸运动过程中,正是由于肺内压的周期性交替变化,形成肺内压与大气压之间的压力差,推动气流流动。根据这一原理,临床上抢救呼吸停止的患者时,可用人工的方法建立肺内压与大气压之间的压力差,维持肺通气,纠正全身缺氧,改善大脑的缺氧情况,促进自主性呼吸的恢复,这就是人

【重点提示】呼吸方式与呼吸频率。

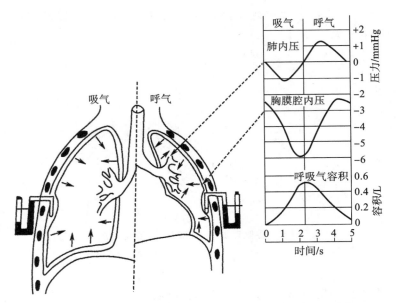

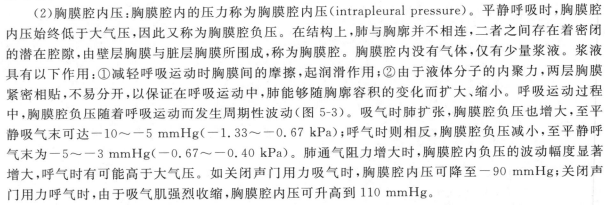

图 5-3 肺内压、胸膜腔内压和呼吸气容积的周期性变化示意图

向外的箭头表示肺内压,向内的箭头表示肺弹性回缩力

工呼吸。

知识拓展
5-1

(2)胸膜腔内压:胸膜腔内的压力称为胸膜腔内压(intrapleural pressure)。平静呼吸时,胸膜腔内压始终低于大气压,因此又称为胸膜腔负压。在结构上,肺与胸廓并不相连,二者之间存在着密闭的潜在腔隙,由壁层胸膜与脏层胸膜所围成,称为胸膜腔。胸膜腔内没有气体,仅有少量浆液。浆液具有以下作用:①减轻呼吸运动时胸膜间的摩擦,起润滑作用;②由于液体分子的内聚力,两层胸膜紧密相贴,不易分开,以保证在呼吸运动中,肺能够随胸廓容积的变化而扩大、缩小。呼吸运动过程中,胸膜腔负压随着呼吸运动而发生周期性波动(图 5-3)。吸气时肺扩张,胸膜腔负压也增大,至平静吸气末可达 $-10\sim-5$ mmHg($-1.33\sim-0.67$ kPa);呼气时则相反,胸膜腔负压减小,至平静呼气末为 $-5\sim-3$ mmHg($-0.67\sim-0.40$ kPa)。肺通气阻力增大时,胸膜腔内负压的波动幅度显著增大,呼气时有可能高于大气压。如关闭声门用力吸气时,胸膜腔内压可降至 -90 mmHg;关闭声门用力呼气时,由于吸气肌强烈收缩,胸膜腔内压可升高到 110 mmHg。

胸膜腔内负压的形成与肺和胸廓的自然容积不同有关。在人的生长发育过程中,胸廓的生长速度比肺快,致使胸廓的自然容积大于肺的自然容积,肺总是被胸廓牵拉而处于扩张状态。胸膜腔也因此受到两种方向相反的力的作用:一是肺内压(使肺泡扩张的力);二是肺弹性回缩力(使肺回缩的力)(图 5-3)。胸膜腔内压就等于这两种力的代数和,即

$$胸膜腔内压 = 肺内压 - 肺弹性回缩力$$

由于呼气末和吸气末时,肺内压均等于大气压,因此

$$胸膜腔内压 = 大气压 - 肺弹性回缩力$$

若将大气压视为 0,则

$$胸膜腔内压 = -肺弹性回缩力$$

可见,胸膜腔内的负压主要是由肺的弹性回缩力所决定的。在呼吸过程中,肺始终处于被扩张状态而总是倾向于回缩。只是在吸气时肺扩张程度增大,肺弹性回缩力增大,导致胸膜腔内负压更大;呼气时,肺扩张程度减小,肺弹性回缩力减小,导致胸膜腔内负压减小。

【重点提示】
胸膜腔内压的生理学意义。

胸膜腔负压具有非常重要的生理意义:①使肺泡总是处于扩张状态,并使肺能够随胸廓的扩大而扩张。②间接扩张胸膜腔内腔静脉、胸导管等管壁薄、压力低的管道,降低中心静脉压,有利于静脉血和淋巴液的回流。

知识拓展
5-2

案例解析
5-2

胸膜腔负压的存在以胸膜腔的完整密闭为前提,如果其完整性受到破坏(如外伤或疾病等原因导致胸壁或肺破裂),气体进入胸膜腔,造成气胸,胸膜腔负压消失,肺将在自身回缩力的作用下塌陷或回缩(肺不张)。即使此时有呼吸运动,也无法完成肺通气过程。

 案例引导

患者,女,22岁,有很长的哮喘发作史,由于严重的呼吸困难送入医院急诊室。此次发作的哮喘不能用平常自备的抗组胺药物控制。患者端坐呼吸,非常焦虑,有轻微的发绀,出汗,气喘,心率120次/分。输氧和应用肾上腺素治疗后患者症状明显缓解,但仍有出汗,肺部啰音,并有极度疲惫感。诊断为支气管哮喘。

具体任务:

1. 患者出现呼吸困难和疲劳的原因是什么?

2. 什么原因可能导致气管狭窄?

3. 引起呼吸时喘息的原因是什么?

4. 影响气道平滑肌活动的刺激因素有哪些?

(二)肺通气的阻力

肺通气过程中遇到的各种阻力,称为肺通气阻力。肺通气阻力分为两类:一是弹性阻力,包括肺和胸廓的弹性阻力,约占肺通气阻力的70%,是平静呼吸时的主要阻力;二是非弹性阻力,包括气道阻力、惯性阻力和黏滞阻力。肺通气阻力增大是临床上肺通气障碍最常见的原因。

1. 弹性阻力　弹性阻力是指弹性组织受外力作用发生变形时,所产生的对抗变形的力。肺和胸廓都具有弹性,当呼吸运动改变其容积时都会产生弹性阻力。

(1)肺弹性阻力:由肺泡表面张力和肺弹性纤维的弹性回缩力组成。前者约占肺弹性阻力的2/3,后者约占1/3。

①肺泡表面张力和肺泡表面活性物质:肺泡内表面覆盖着薄层液体,与肺泡内气体形成液-气界面,由于液体分子之间的吸引力,在液-气界面上产生了使液体表面尽量缩小的力,即肺泡表面张力。因肺泡是半球状囊泡,所以肺泡表面张力的合力指向肺泡中央,使肺泡趋于缩小,成为肺泡扩张的阻力。肺泡液体层来源于血浆,肺泡表面张力较大,可对呼吸产生许多不良影响。如:使肺泡难以张开,阻碍吸气;对肺泡间质产生"抽吸"作用,使液体积聚在肺泡内,导致肺水肿;破坏相通的大小肺泡的稳定性等。但实际情况并非如此,这是由于肺泡液体层中存在着降低肺泡表面张力的物质,即肺泡表面活性物质。肺泡表面活性物质是由肺泡Ⅱ型上皮细胞合成并分泌的一种脂蛋白混合物,主要成分为二棕榈酰卵磷脂,可以降低肺泡表面张力。其作用主要表现在以下方面:a.减少吸气的阻力,有利于肺的扩张。b.减小肺泡表面张力对肺泡间质液体的"抽吸"作用,使肺间质内组织液生成量减少,防止肺水肿的发生。c.维持大小肺泡的稳定性。正常人体大小肺泡彼此相通,根据拉普拉斯(Laplace)定律,肺泡回缩压(P)与肺泡表面张力(T)成正比,而与肺泡半径(r)成反比,即 $P=2T/r$。如果不同肺泡的表面张力相同,则大肺泡回缩压小,小肺泡回缩压大,气体将从小肺泡流向大肺泡,使大肺泡不断膨胀,甚至破裂,而小肺泡越来越小,甚至塌陷。但是这种情况在正常人体是不会发生的,因为肺泡表面活性物质的分子密度可随肺泡面积的变化而改变。大肺泡表面活性物质分布密度较小,降低肺泡表面张力的作用减弱,肺泡表面张力稍占优势,因此肺泡会有所回缩,可以防止肺泡因过度膨胀而破裂;小肺泡表面活性物质密度较大,降低肺泡表面张力的作用相应增强,肺泡表面张力明显削弱,可以防止肺泡塌陷(图5-4)。

【重点提示】　肺泡表面活性物质的来源及其生理意义。

Note

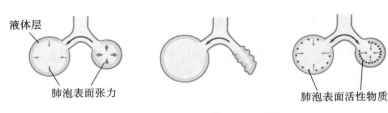

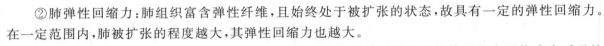

图 5-4　肺泡表面活性物质稳定大小肺泡结构示意图

②肺弹性回缩力:肺组织富含弹性纤维,且始终处于被扩张的状态,故具有一定的弹性回缩力。在一定范围内,肺被扩张的程度越大,其弹性回缩力也越大。

(2)胸廓弹性阻力:胸廓作为一个双向弹性体,在所处位置不同的时候其回缩力可能成为呼吸的阻力。胸廓处于自然位置时无变形,不存在弹性阻力。此时相当于平静吸气末的状态,肺容量相当于肺总量的 67% 左右。平静呼气末时,胸廓小于其自然位置(肺容量小于肺总量的 67%),其弹性回缩力方向向外,有利于吸气,是呼气的阻力。当深吸气时,胸廓大于其自然位置(肺容量大于肺总量的 67%),其弹性回缩力方向向内,成为吸气的阻力、呼气的动力。可见,胸廓的弹性回缩力既能成为吸气的阻力,也能变成吸气的动力,其作用如何由胸廓的位置决定。临床上因胸廓顺应性减小致使通气障碍的情况极少,主要见于胸廓畸形、胸膜肥厚、肥胖等患者。

(3)顺应性:在外力作用下弹性体可扩张的难易程度。肺和胸廓都是弹性组织,其弹性阻力的大小可用顺应性来表示。顺应性(C)与弹性阻力(R)成反变关系,即顺应性越大,弹性阻力就越小,在外力作用下容易变形;顺应性越小,弹性阻力就越大,在外力作用下不易变形。

$$顺应性(C)＝1/弹性阻力(R)$$

在呼吸过程中,肺的弹性阻力是吸气的阻力、呼气的动力。肺气肿患者,肺的弹性纤维被破坏,肺弹性阻力降低,吸气时阻力变小,顺应性增大,但呼气后肺泡内残留气量增多,临床表现为呼气困难;肺水肿、肺组织纤维化或肺泡表面活性物质减少时,肺的弹性阻力增大,顺应性减小,肺不容易扩张,临床表现为吸气困难。

2. 非弹性阻力　非弹性阻力包括气道阻力、惯性阻力和黏滞阻力,以气道阻力为主(占 80%～90%)。

气道阻力是指气体流经呼吸道时,气体分子与气道之间以及气体分子之间的摩擦力。一般情况下,气道阻力虽然仅占呼吸总阻力的 1/3 左右,但是,气道阻力增加却是临床上通气障碍最常见的原因。

气道阻力的大小与气流速度、气流形式和气道口径有关。气道阻力与气流速度成正变关系,若其他条件固定时,气流速度越快,气道的阻力越大;反之,气道的阻力越小。气流形式有层流和湍流两种,层流比湍流的气道阻力小。当气流太快或管道不规则(如气道内有黏液、渗出物、肿瘤或异物等)时易发生湍流,气道阻力增大。在护理工作中,应注意利用排痰、清除呼吸道异物、减少渗出等方法,避免湍流以降低气道阻力。气道口径是影响气道阻力的重要因素。层流时气道阻力与气道半径的 4 次方成反比,假如气道口径缩小一半,气道阻力将增加至原来的 16 倍。气道口径是较易变化的因素,与气道平滑肌的舒缩、气道内外的压力差以及小气道外侧肺间质内弹性成分的牵引力等有关。呼吸道管壁上有丰富的平滑肌,尤其是细支气管部位,平滑肌的收缩和舒张可以明显改变气道口径。当迷走神经兴奋或前列腺素 F_2 及组胺和慢反应物质等释放时,气道平滑肌收缩,管径变小,气道阻力增加;交感神经兴奋或儿茶酚胺等物质可使平滑肌舒张,气道口径变大,气道阻力降低。支气管哮喘患者发作时,因支气管平滑肌痉挛,表现为呼吸困难。临床上常用拟肾上腺素药物来解除支气管哮喘患者的症状。没有软骨支撑的细支气管和肺泡管,主要依靠肺实质对气道壁的外向放射状牵引作用保持气道通畅。在肺气肿时，由于肺弹性纤维被大量破坏，对小气道的牵拉力减弱，气道阻力增高。另外，呼吸道内外两侧的压力差（跨壁压）也会影响气道口径：当吸气时胸膜腔内压更高，呼吸道外侧的压力下降，使呼吸道跨壁压加大，管径扩大；呼气时发生相反改变。

惯性阻力是指气流在发动、变速或改变方向时，因气流惯性所遇到的阻力。黏滞阻力是指呼吸时，胸廓和肺等组织移位发生摩擦时形成的力。平静呼吸时，呼吸频率较低、气流速度较慢，惯性阻力和黏滞阻力都很小。

二、肺容积和肺通气量

肺通气是呼吸过程的重要环节。评定人体肺通气功能，不仅可以明确是否存在肺通气功能受损及其损伤程度，还可以鉴别肺通气功能降低的类型，进而诊断疾病。

（一）肺容积

肺内气体的容积称为肺容积（pulmonary volume）。通常肺容积可分为如下几个互不重叠的部分（图 5-5）。

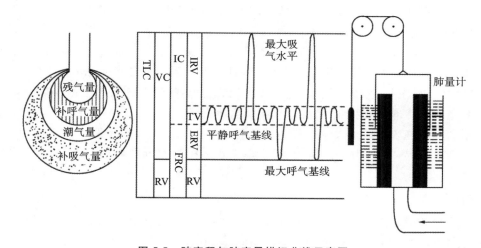

图 5-5　肺容积与肺容量描记曲线示意图

1. 潮气量　每次吸入或呼出的气量称为潮气量（tidal volume，TV）。潮气量的多少与年龄、性别、身材、运动强度及情绪等因素有关。平静呼吸时，正常成人潮气量为 400～600 mL，平均约 500 mL。

2. 补吸气量　平静吸气末再尽力吸气，所能增加吸入的气量称为补吸气量（inspiratory reserve volume，IRV）。正常成人为 1500～2000 mL。该气量反映吸气储备能力。

3. 补呼气量　平静呼气末再尽力呼气，所能呼出的气量称为补呼气量（expiratory reserve volume，ERV）。正常成人为 900～1200 mL。该气量反映呼气储备能力。

4. 余气量　最大呼气后仍残留于肺中，不能呼出的气量称为余气量（residual volume，RV）。正常成人为 1000～1500 mL，余气量过大表示肺通气功能不良，如支气管哮喘和肺气肿。

肺容积的前三项可用肺量计直接测定、描记，余气量只能采用间接方法计算。肺容积中两项或两项以上的联合气量，称为肺容量（lung capacity），包括深吸气量、功能余气量、肺活量和肺总量。

深吸气量：在平静呼气末做最大吸气时所能吸入的气量称为深吸气量（inspiratory capacity，IC），等于潮气量和补吸气量之和，是衡量最大通气潜力的一项重要指标。

功能余气量：在平静呼气末仍存留于肺内的气量称为功能余气量（functional residual capacity，FRC），等于余气量和补呼气量之和，正常成人约为 2500 mL。肺气肿患者的功能余气量增加，肺纤维化时，功能余气量减小。

5. 肺活量、用力肺活量和时间肺活量　做最深吸气后再尽力呼气，所能呼出的最大气量称为肺活量（vital capacity，VC）。它等于潮气量、补吸气量和补呼气量之和。正常成年男性平均约为 3500 mL，女性为 2500 mL。肺活量可反映一次呼吸时肺的最大通气能力，是肺功能测定的常用指标，定期检查肺活量有助于了解呼吸器官功能的变化，可用于工矿企业对尘肺等职业病的防治中。但肺活量的个体差异较大，一般只与自身比较。

由于测定肺活量时不限制呼气的时间，在某些肺组织弹性降低（如肺气肿）或呼吸道狭窄的患者，虽然通气功能已经受到损害，但是如果延长呼气时间，所测得的肺活量仍可正常。因此，肺活量难以充分反映肺组织的弹性状态和气道通畅程度等变化，即不能充分反映肺通气功能的状况。

用力肺活量和时间肺活量则能更好地反映肺通气功能。用力肺活量（forced vital capacity，FVC），是指一次最大吸气后，尽力尽快呼气所能呼出的最大气体量。在测定时，要求受试者做最大吸气后尽力尽快呼气。正常情况下，用力肺活量与肺活量相近，但在气道阻力增高时，用力肺活量低于肺活量。若测定时，让受试者先做一次深吸气，然后以最快的速度向外呼气，所能呼出的最大气量称为时间肺活量（timed vital capacity），也称用力呼气量（forced expiratory volume，FEV）。分别计算第 1 s、2 s、3 s 末呼出的气量占其用力肺活量的百分比，正常成人第 1 s、2 s、3 s 末呼出的气量分别占其用力肺活量的 83％、96％、99％。吸入气管扩张剂以后，第 1 s 末用力呼气量（FEV_1）占用力肺活量之比（FEV_1/FVC）小于 70％是临床确定患者存在气流受限且不能完全逆转的主要依据之一。在临床上第 1 s 末用力呼气量最有意义。肺组织弹性降低或阻塞性肺疾病患者，FEV_1 可明显降低。因此，用力肺活量可反映肺的动态呼吸功能。随年龄的增长，呼吸系统结构退化，肺活量尤其是用力呼气量随年龄增加而降低，即老年人的肺通气功能有所下降。

6. 肺总量　肺所能容纳的最大气量称为肺总量（total lung capacity，TLC），是肺活量和余气量之和。其大小因人而异，成年男性平均为 5000 mL，女性为 3500 mL。在限制性肺通气不足时肺总量减小。

【重点提示】
肺活量与肺泡通气量。

（二）肺通气量

肺通气量为单位时间内入肺或出肺的气体量，是肺的动态气量，能更好地反映肺的通气功能。

1. 每分通气量　每分通气量（minute ventilation volume）是指每分钟吸入或呼出的气体总量，等于潮气量与呼吸频率的乘积，即

$$每分通气量＝潮气量×呼吸频率$$

平静呼吸时，正常成人呼吸频率为 12～18 次/分，潮气量约 500 mL，则每分通气量为 6000～9000 mL。每分通气量与性别、年龄、身材和活动量有关，个体差异大。不同个体比较时，应在基础条件下以每平方米体表面积的通气量为单位来计算。最大限度做深而快的呼吸时，每分钟所能吸入或呼出的最大气量称为最大通气量或最大随意通气量（maximal voluntary ventilation，MVV）。它反映单位时间内最大的通气能力，是用来估计个人能达到的最大运动量的生理指标。评估时，通常只测量 10 s 或 15 s，将所测得的值换算成 1 min 内最大随意通气量，健康成人一般可达 150 L。

2. 肺泡通气量　每次吸入的气体，一部分停留在从鼻腔到终末细支气管的呼吸道内，而不能与血液进行气体交换，这段呼吸道被称为解剖无效腔（anatomical dead space），其容量在正常成人约为 150 mL。此外，进入肺泡中的部分气体，也可因血液循环的原因（如肺血管栓塞或因重力血流在肺内分布不均）未充分与血液进行气体交换。未能发生气体交换的这一部分肺泡容量称为肺泡无效腔（alveolar dead space）。肺泡无效腔与解剖无效腔一起合称为生理无效腔（physiological dead space）。由于无效腔的存在，每分通气量并不等同于能和血液进行气体交换的有效通气量。因此衡量真正有效的气体交换效率，应该以肺泡通气量为准。

肺泡通气量（alveolar ventilation volume）是指每分钟进入肺泡的新鲜空气量。一般情况下这部分气体都能进行气体交换，因此，肺泡通气量也称为有效通气量。

肺泡通气量＝(潮气量－无效腔气量)×呼吸频率

健康人平卧时,生理无效腔等于或接近于解剖无效腔,则平静呼吸时,正常成人肺泡通气量为4200 mL/min,相当于每分通气量的46.7%～70%。通常解剖无效腔容积固定,肺泡通气量主要受潮气量和呼吸频率的影响。但是二者对肺泡通气量和每分通气量的影响是不同的。如潮气量减半而呼吸频率加倍或潮气量加倍而呼吸频率减半时,每分通气量保持不变,但是肺泡通气量却发生明显的变化(表5-1)。因此,从气体交换的角度考虑,在一定范围内,深而慢的呼吸比浅而快的呼吸气体交换效率高。

表5-1 不同呼吸形式时的肺通气量　　　　　　　　　　单位:L/min

呼吸形式	每分通气量	肺泡通气量
平静呼吸	0.5×12＝6.0	(0.5－0.15)×12＝4.2
浅快呼吸	0.25×24＝6.0	(0.25－0.15)×24＝2.4
深慢呼吸	1.0×6＝6.0	(1.0－0.15)×6＝5.1

第二节　气体的交换和运输

案例引导

患者,男,65岁,一人单住,因天气寒冷夜间用煤生火取暖,半小时前儿子起床后发现患者呼之不应,摇之不醒,未见呕吐,房间有一煤火炉,随即将患者送往医院救治,查体:口唇呈樱桃红色,张口呼吸,节律不齐,瞳孔对光反射和角膜反射迟钝,血液HbCO 30%。

具体任务:

1.根据患者的表现给出临床诊断。

2.运用气体在血液中的运输机制,解释患者发病的机制。

3.试为该患者制订合理的急救措施。

案例解析
5-3

一、气体交换的原理

气体交换包括肺换气和组织换气两个过程。前者是肺泡与肺毛细血管之间 O_2 和 CO_2 的交换,后者则发生在血液与组织细胞之间。

(一)气体交换的动力

肺换气和组织换气都是以单纯扩散的方式进行的。气体扩散的动力是气体的分压差,它决定着气体交换的方向和扩散速率。不论是气体状态,还是溶解于液体中,气体分子总是顺压力梯度,从压力高处流向压力低处。压力差越大,扩散速率越快。

在混合气体的总压力中,某种气体所占的压力,称该气体的分压。它不受其他气体存在的影响,在温度和总压力恒定时,该气体的分压只取决于自身在混合气体中所占的容积比。即

气体分压＝总压力×该气体的容积百分比

例如,空气为混合气体,在海平面处总压力为760 mmHg(101.3 kPa),而大气中 O_2 的容积百分

Note

比约为 21%。则氧分压（PO_2）为 $760 \times 21\% = 159.6$ mmHg（21.3 kPa）。同理，CO_2 的容积百分比约为 0.04%，其分压（PCO_2）为 $760 \times 0.04\% = 0.3$ mmHg（0.04 kPa）。在气体分子与液体的接触表面，气体分子在气体分压作用下不断溶解于液体中，同时溶解的气体也不断从液体中逸出。这种气体从液体中逸出的力称为该气体的张力。当气体溶解与逸出的速度相等时，溶解气体的张力就等于其分压值。肺泡气和静脉血之间、动脉血和组织之间 PO_2 和 PCO_2 不同，形成气体分压差，为气体交换提供了动力（表 5-2）。

表 5-2　肺泡气、血液和组织内的氧分压和二氧化碳分压　　　　　　单位：kPa（mmHg）

	肺　泡　气	动　脉　血	组　　　织	静　脉　血
PO_2	13.6（102）	13.3（100）	4.00（30）	5.33（40）
PCO_2	5.33（40）	5.33（40）	6.67（50）	6.13（46）

（二）气体扩散速率

气体扩散速率是指单位时间内气体分子扩散的量，除了受气体分压差的影响外，还与该气体溶解度、分子量、扩散面积、扩散距离和温度相关。

溶解度指的是在单位分压下，某种气体溶解于单位容积液体中的气体量。即使在相同的压力下，不同气体在同一溶液中的溶解度也不相同。气体扩散速率与该气体溶解度成正比，溶解度大，扩散速率也大。此外，气体扩散速率与温度、扩散面积成正比，而与其分子量的平方根、扩散距离成反比。即

$$气体扩散速率 \propto \frac{气体分压差 \times 溶解度 \times 温度 \times 扩散面积}{扩散距离 \times \sqrt{分子量}}$$

当温度和扩散面积、扩散距离恒定的情况下，肺泡与静脉血之间 O_2 分压差是 CO_2 分压差的 10 倍；O_2 和 CO_2 在血浆中的溶解度分别为 21.1 mL/L 和 515.0 mL/L；CO_2 的溶解度是 O_2 的溶解度的 24 倍多；CO_2 的分子量为 44，而 O_2 的分子量为 32，CO_2 与 O_2 分子量的平方根之比为 1.17：1。综合计算，CO_2 比 O_2 的扩散速度大约快 2 倍。

二、气体交换的过程

（一）肺换气及其影响因素

【重点提示】
影响肺换气的因素。

1. 肺换气　当肺动脉中的静脉血流经肺毛细血管时，O_2 和 CO_2 在气体分压差的推动下，由分压高的一侧向分压低的一侧扩散。肺泡气的 PO_2（102 mmHg）远高于静脉血的 PO_2（40 mmHg），而肺泡气的 PCO_2（40 mmHg）低于静脉血的 PCO_2（46 mmHg）。因此，O_2 由肺泡扩散入血液，CO_2 则由血液扩散入肺泡，完成肺换气过程。经肺换气后，静脉血变成了含 O_2 较多、含 CO_2 较少的动脉血。该进程极为迅速，仅需约 0.25 s 即可达到平衡。而一般情况下，血液流经肺毛细血管的时间平均为 0.75 s，所以肺换气在血液流经肺毛细血管全长约 1/3 时就已经完成。可见进行肺换气有足够时间，储备能力很大。

2. 影响肺换气的因素　上面已述及，气体分压差、溶解度、扩散面积及温度等因素均可影响气体扩散，下面进一步讨论呼吸膜的厚度和面积以及通气血流比例对肺换气的影响。

（1）呼吸膜的厚度和面积：肺换气过程中，气体在肺泡腔与肺毛细血管腔之间交换要经过呼吸膜，其结构组成依次为肺泡液体分子层（含有肺泡表面活性物质）、肺泡上皮细胞层、肺泡上皮基底膜、肺间质层、毛细血管基底膜和毛细血管内皮细胞层（图 5-6）。呼吸膜平均厚度不到 1 μm，最薄的地方仅为 0.2 μm，气体分子很容易扩散通过。气体扩散速率与呼吸膜的厚度成反变关系。在病理情况下，如肺纤维化、肺炎、肺水肿等可使呼吸膜增厚，使气体扩散速率降低，扩散量减少。

气体的扩散速率与呼吸膜的面积成正变关系。健康成人约有 3 亿个肺泡，呼吸膜总扩散面积约

为 70 m^2。安静状态时，用于气体交换的呼吸膜面积仅约 40 m^2；运动状态时，机体处于用力呼吸模式，因肺毛细血管开放数量和程度均增加，扩散面积也增大，可达 70 m^2。如此大的储备面积可保证气体交换的顺利完成。在病理情况下，如肺不张、肺实变、肺气肿或肺毛细血管阻塞等，均可使呼吸膜面积减少而影响肺换气。

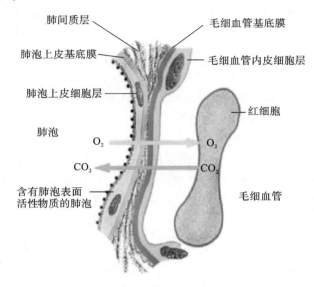

图 5-6　呼吸膜示意图

（2）通气血流比例：高效率的肺换气，既要有足够的通气量，还需有与之相匹配的血流量。通气血流比例（V/Q）是指每分肺泡通气量与每分肺血流量之比。该比值反映了肺泡通气量与肺血流量的匹配程度。

健康成人安静状态下，每分肺泡通气量约为 4.2 L/min，每分肺血流量相当于心输出量，约为 5.0 L/min，因此 V/Q 约为 0.84。此时肺泡通气量与肺血流量呈最佳匹配状态，气体交换的效率最高。若二者不匹配，则可以导致肺换气效率降低。当肺通气过度或肺血流量减少时，该比值增大，这意味部分肺泡气未能与血液进行气体交换，肺泡无效腔增大，肺通气未被充分利用，多见于肺动脉部分栓塞；反之，肺通气量不足或肺血流量过多，则该比值减小，可使流经肺泡的血液得不到充分的气体交换就回流到心脏，形成了功能性动-静脉短路，如支气管痉挛。可见无论通气血流比例增大或减小，只要偏离 0.84，肺换气效率均降低，导致机体缺氧和 CO_2 潴留，但缺氧更为常见（图 5-7）。

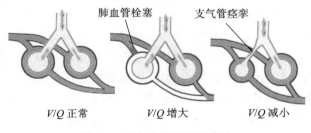

图 5-7　通气血流比例示意图

健康成人在安静状态下，V/Q 为 0.84 仅是平均值。由于体位和重力的关系，人体直立时肺泡通气量从肺尖到肺底逐渐增大，肺毛细血管血流也呈同样的增长趋势，但血流的增减更为明显。肺尖部通气血流比例可高达 3 以上，而肺底部可低至 0.6。

【重点提示】
通气血流比例的意义。

（二）组织换气及其影响因素

1. 组织换气　动脉血流经组织毛细血管时，由于组织中的 PO_2（30 mmHg）低于动脉血的 PO_2

（100 mmHg），PCO_2（50 mmHg）高于动脉血的 PCO_2（40 mmHg），在分压差的推动下，动脉中的 O_2 由血液向组织扩散，组织中 CO_2 向血液扩散，此为组织换气。其结果使动脉血变成了含 CO_2 较多、含 O_2 较少的静脉血。

2. 影响组织换气的因素 组织换气过程受多种因素影响：①组织细胞与毛细血管之间的距离。距离毛细血管远的细胞，气体扩散的距离增大，扩散速率降低，换气减少。例如，组织水肿时，可影响组织细胞的气体交换，并可引起组织液静水压上升，压迫血管，甚至中断组织供氧。②组织的血流量。当组织血流量较少时，运输 O_2 和 CO_2 的功能降低，不利于进行气体交换。③组织的代谢水平。组织代谢旺盛时，耗 O_2 量和生成的 CO_2 均增多，造成动脉血与组织细胞间气体分压差增大，从而气体交换增多。同时由于产生的酸性物质多，毛细血管大量开放，血供丰富，也有利于气体交换。

三、气体运输

经肺换气摄取的 O_2 通过血液循环被运输到机体各器官组织供细胞利用；由细胞代谢产生的 CO_2 经组织换气进入血液后，也要经血液循环被运送到肺排出体外。可见，气体在血液中的运输，是沟通内呼吸和外呼吸的中间环节。

（一）氧的运输

O_2 在血液中的溶解度较低，每 100 mL 血液中不超过 0.3 mL。因此，经肺换气进入血液中的 O_2，大约只有 1.5% 以物理溶解的方式运输，绝大部分 O_2 进入红细胞与血红蛋白（Hb）结合来运输。

1. O_2 与 Hb 的结合 O_2 进入红细胞后，与 Hb 结合形成氧合血红蛋白（HbO_2）。正常成人每 100 mL 动脉血 Hb 结合的 O_2 约为 19.5 mL，约占运输 O_2 总量的 98.5%。

O_2 与 Hb 结合是可逆的，反应方向取决于 PO_2 的高低，反应过程不需要酶的催化，也没有电子的得失或转移，属于氧合反应。当血液流经 PO_2 高的肺泡时，O_2 与 Hb 结合形成 HbO_2；当血液流经 PO_2 低的组织时，HbO_2 解离释放出 O_2 成为 HHb。以上过程可用下式表示：

$$Hb + O_2 \underset{PO_2 \text{低}}{\overset{PO_2 \text{高}}{\rightleftharpoons}} HbO_2$$

HbO_2 呈鲜红色，HHb 呈紫蓝色。当血液中 HHb 含量达 5 g/100 mL（血液）以上时，皮肤、黏膜呈青紫色，这种现象称为发绀。发绀一般是缺氧的表现，但也有例外，如高原性红细胞增多症，由于血液中 Hb 总量增多，虽然不缺氧，但因血液中 HHb 含量超过 5 g/100 mL，也会出现发绀；而严重贫血患者因血液中 Hb 总量减少，虽然缺氧，但血液中 HHb 含量达不到 5 g/100 mL，不会出现发绀；CO 中毒时，生成 HbCO，由于 CO 与 Hb 的结合能力是 O_2 的 250 倍，因而极大地阻碍了 O_2 与 Hb 结合，造成缺氧。但此时 HHb 含量并未增多，不会出现发绀，而呈现出 HbCO 特有的樱桃红色。

Hb 分子由一个珠蛋白和四个血红素构成，每个血红素含一个 Fe^{2+}，Fe^{2+} 能与 O_2 进行可逆性结合，1 分子 Hb 最多可结合 4 分子 O_2。在 O_2 充足的情况下，1 g Hb 最多可结合 1.34 mL O_2。通常将 100 mL 血液中 Hb 所能结合的最大 O_2 量称为氧容量（oxygen capacity），其大小与 Hb 浓度和 PO_2 有关。100 mL 血液中 Hb 实际结合的 O_2 量称为氧含量（oxygen content），其大小主要受 PO_2 影响。血液中氧含量占氧容量的百分比，称为氧饱和度（oxygen saturation，SaO_2）。健康成人动脉血氧饱和度约为 98%，静脉血氧饱和度约为 75%。

2. 氧解离曲线及其影响因素 表示 PO_2 与氧饱和度关系的曲线，称为氧解离曲线，呈近似 S 形（图 5-8）。

氧解离曲线的特点及意义：①氧解离曲线上段（相当于血液 PO_2 在 60 mmHg 以上的部分）比较平坦，是反映 Hb 和 O_2 结合的部分。在此范围内，Hb 与 O_2 的亲和力较高，PO_2 变化对氧饱和度的影响不大。因此，在高原、高空或轻度呼吸功能不全的患者，即使吸入气或肺泡气 PO_2 有所降低，但只要不低于 60 mmHg，氧饱和度仍可维持在 90% 以上，不致出现明显的低氧血症，但容易掩盖早期缺氧。同时，也说明在此阶段仅靠提高吸入气中 PO_2，对 O_2 的摄取并无帮助。

②氧解离曲线中段（相当于 PO_2 在 $40\sim60$ mmHg 之间的部分）比较陡直，是反映 HbO_2 释放 O_2 的部分，显示安静状态下血液对组织的供氧情况。

③氧解离曲线下段（相当于 PO_2 在 $15\sim40$ mmHg 之间的部分）坡度最陡，是反映 Hb 与 O_2 解离的部分。表明 PO_2 稍有下降，HbO_2 就释放大量的 O_2。当组织代谢活动增强时，耗 O_2 量增多，PO_2 进一步下降可至 15 mmHg，可促使 HbO_2 进一步大量解离，释放出更多的 O_2，血氧饱和度可降至 22%，此时血液提供给组织的 O_2，可达安静时的 3 倍，从而满足机体对 O_2 的需求。因此血液对组织供氧有很大的储备能力，能满足组织活动增强时的需要。另外，该段曲线的特点还提示，当血液 PO_2 较低时，只要吸入少量的 O_2，便可明显提高 PO_2，从而提高氧含量和氧饱和度。因此，慢性阻塞性呼吸障碍患者出现低氧血症时，可采用间断、低浓度吸氧疗法进行治疗。

影响氧解离曲线的因素较多，主要有血液 pH、PCO_2、温度和 2,3-二磷酸甘油酸（DPG）。当人体活动增强时，CO_2 产生量、机体产热量及酸性代谢产物增多，使血液 PCO_2 升高、pH 减小、温度升高，氧解离曲线右移，即 Hb 结合 O_2 的能力减弱，O_2 释放量增多，有利于组织对 O_2 的摄取；反之，则氧解离曲线左移，表明 Hb 结合 O_2 的能力增强而 O_2 释放量减少。此外，红细胞在无氧糖酵解中形成的 DPG，可使 Hb 与 O_2 的结合力减弱，使氧解离曲线右移，有利于 O_2 的释放，有利于人体适应低氧环境（图 5-8）。

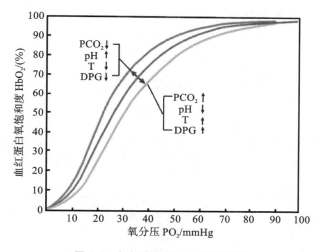

图 5-8　氧解离曲线及其影响因素

（二）二氧化碳的运输

CO_2 在血液中物理溶解的量虽比 O_2 大，但 100 mL 仅溶解 3 mL，仅占血液中 CO_2 运输总量的 5%，其主要运输形式为化学结合。CO_2 化学结合的形式有两种：一是形成碳酸氢盐，二是形成氨基甲酸血红蛋白。前者约占 CO_2 运输总量的 88%，后者约占 7%。

1. 碳酸氢盐　组织细胞代谢产生的 CO_2，首先进入毛细血管溶解于血浆，然后大部分迅速扩散入红细胞。在红细胞内碳酸酐酶（CA）的催化下，与 H_2O 结合生成 H_2CO_3。H_2CO_3 很快又解离生成 H^+ 和 HCO_3^-。生成的 HCO_3^- 小部分与细胞内 K^+ 结合生成 $KHCO_3$，大部分 HCO_3^- 顺其浓度差扩散入血浆，与血浆中的 Na^+ 结合生成 $NaHCO_3$，并主要以此形式在血液中运输。红细胞内负离子因此而减少，所以 Cl^- 便由血浆扩散进入红细胞，这一现象称为 Cl^- 转移。上述反应是可逆的，当血液流经肺部时，由于肺泡气 PCO_2 低，反应向相反的方向进行。CO_2 经血浆扩散入肺泡，然后排出体外（图 5-9）。

2. 氨基甲酸血红蛋白　进入红细胞内的一小部分 CO_2 能直接与 Hb 上的自由氨基（—NH_2）结合形成氨基甲酸血红蛋白（$HbNHCOOH$），又称碳酸血红蛋白。反应如下：

$$CO_2 + HbNH_2 \underset{PCO_2 \text{低}}{\overset{PCO_2 \text{高}}{\rightleftharpoons}} HbNHCOOH$$

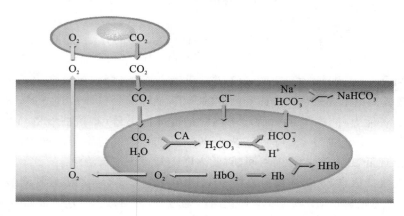

图 5-9　二氧化碳的血液运输

这一反应无须酶的参与,非常迅速。去氧血红蛋白与 CO_2 的结合能力是 HbO_2 的 3.5 倍。在组织细胞处,HbO_2 对 O_2 的释放,促进了氨基甲酸血红蛋白的生成;在肺部,HbO_2 的生成,促进了氨基甲酸血红蛋白的解离。虽然以氨基甲酸血红蛋白形式运输的 CO_2 仅占其运输总量的 7%,但在肺脏排出的 CO_2 约有 17.5% 是以这种形式运输的。

第三节　呼吸运动的调节

案 例 引 导

案例解析
5-4

　　患者,男,60 岁,因反复咳嗽、咳痰 10 年,进行性呼吸困难一年有余,加重伴嗜睡 2 天入院。既往有慢性阻塞性肺疾病(慢阻肺)病史。查体:T 38 ℃,R 22 次/分,P 110 次/分,BP 110/86 mmHg。嗜睡。口唇发绀,桶状胸,肋间隙增宽,语颤减弱;叩诊呈过清音,双肺呼吸音粗,可闻及少许湿啰音。动脉血气分析:PaO_2 45 mmHg,$PaCO_2$ 65 mmHg。临床考虑:慢阻肺急性加重;肺性脑病。

　　具体任务:

　　1. 试分析患者出现嗜睡的生理机制。

　　2. 试述动脉血中 $PaCO_2$ 升高,PaO_2 下降,pH 降低对呼吸的影响及机制。

　　3. 入院后护士要为该患者进行吸氧治疗,请问应如何给患者正确吸氧,能不能吸纯氧,为什么?

　　呼吸运动是由许多呼吸肌共同完成的节律性运动。随着内、外环境条件的改变,呼吸的深度和频率可相应变化,使肺通气量与机体代谢水平相适应,维持内环境的稳定。这种呼吸节律的变化主要依赖机体的神经调节。

一、呼吸中枢与呼吸节律的形成

呼吸中枢(respiratory center)是指在中枢神经系统内,产生和调节呼吸运动的神经元群,它们广泛分布于大脑皮层、间脑、脑桥、延髓和脊髓等部位,各级中枢在呼吸节律的产生和调节中所起作用不同,正常节律性呼吸运动是在各级呼吸中枢的共同作用下实现的。

(一)呼吸中枢

1. 脊髓 支配呼吸肌的运动神经元位于脊髓第3~5颈段(支配膈肌)和胸段(支配肋间肌和腹肌等)前角。动物实验证明,在脊髓与延髓之间横断,呼吸运动立即停止并且不能再恢复(图 5-10D)。这说明脊髓不能产生节律性呼吸运动,它只是高位中枢控制呼吸肌的中继站和整合某些呼吸反射的初级中枢。

2. 延髓 在延髓和脑桥之间横断脑干,保留延髓和脊髓的联系,发现动物呼吸不停止,只是呼吸运动的节律不规则,呈喘息样呼吸(图 5-10C)。这表明延髓是产生呼吸节律的基本中枢,但正常呼吸节律的形成还与上位呼吸中枢的调节有关。

在延髓的背内侧和腹外侧区存在着随呼吸运动同步放电的神经元(即呼吸神经元),分别称为背侧呼吸组(DGR)和腹侧呼吸组(VRG)。DGR 主要含有吸气神经元,其主要作用是使吸气肌收缩而引起吸气。VRG 有吸气神经元,同时也存在呼气神经元,其主要作用是使呼气肌收缩而引起主动呼气,也可调节咽喉部辅助呼吸肌以及延髓和脊髓内呼吸神经元的活动。

3. 脑桥 脑桥的呼吸神经元相对集中于臂旁内侧核和 Köllikr-Fuse(KF)核,即 PBKF 核群,主要含有呼气神经元,是呼吸调整中枢所在部位。实验证明,在动物的中脑和脑桥之间横断,保留延髓与脑桥的正常联系,动物的呼吸节律无明显变化(图 5-10A)。若在脑桥上、中部之间横断,动物的呼吸将变深变慢(图 5-10B),如再切断双侧迷走神经,吸气时间将大大延长,这说明脑桥呼吸神经元的作用是限制吸气,促使吸气向呼气转换,防止吸气过长过深。由此可见,正常呼吸节律的产生,有赖于延髓和脑桥这两个呼吸中枢的共同作用。

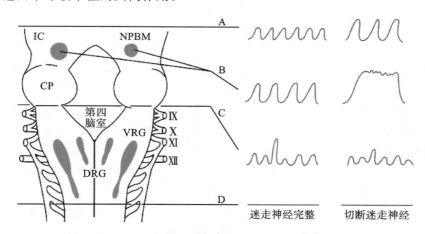

图 5-10 脑干内神经核团在不同平面横断后引起呼吸运动变化示意图

DGR:背侧呼吸组;VRG:腹侧呼吸组;

A、B、C、D:表示不同平面横断后呼吸的变化

4. 高位脑 脑桥以上的高级中枢,如大脑皮层、边缘系统、下丘脑等,对呼吸运动也有一定的调节作用,特别是大脑皮层。例如,日常生活中,人在一定限度内随意进行屏气,或在谈话、唱歌、吹奏乐器时需要有意识地改变呼吸的频率和深度,也可由条件反射或情绪改变而引起呼吸运动的变化,这些都是在大脑皮层的控制和精细调节下完成的。又如,当运动员看见或听到竞赛信号时,呼吸运动即开始加深加快。

(二)呼吸节律的形成机制

关于正常呼吸节律的形成机制,目前主要有起步细胞学说和神经元网络学说。

有关起步细胞学说的实验依据多来自新生动物,起步细胞学说较好地解释了新生动物呼吸节律的形成,而神经元网络学说的依据主要来自成年动物,在阐述成年动物的呼吸节律形成中占主导地位。至于二者哪种正确或是都正确,至今尚不清楚。

二、呼吸运动的反射性调节

中枢神经系统接受各种感受器传入冲动,利用反射的方式实现对呼吸运动调节的过程,称为呼吸运动的反射性调节。主要包括机械感受性反射调节和化学感受性反射调节。

(一)机械感受性反射调节

1.肺牵张反射 由肺扩张或肺萎陷引起的吸气抑制或吸气兴奋的反射称为肺牵张反射,也称黑-伯反射,它包括肺扩张反射和肺萎陷反射。

(1)肺扩张反射:肺扩张时抑制吸气活动的反射。其感受器主要分布在从气管到细支气管的平滑肌里,阈值低,适应慢,是牵张感受器。吸气时,肺扩张并牵拉呼吸道,使之也扩张,牵张感受器受刺激而兴奋,冲动沿迷走神经传入延髓,通过一定的神经联系抑制吸气神经元的活动,促使吸气转为呼气。肺扩张反射的生理意义在于促使吸气向呼气转换,防止过深吸气,使呼吸频率增加。若切断动物双侧迷走神经,吸气过程明显延长,呼吸变得深而慢。

肺扩张反射的敏感性与动物的种属有关。有人比较了8种动物的肺扩张反射发现,家兔的敏感性最高,人类的敏感性最低。婴儿出生4天后该反射的敏感性明显减弱。在健康成人平静呼吸时,肺扩张反射一般不参与呼吸运动的调节,只有潮气量超过1.5 L时才会出现该反射。病理情况(如肺炎、肺水肿等)下,肺顺应性降低,扩张时对支气管的牵张刺激较强,可以引起该反射,使呼吸变浅、变快。

(2)肺萎陷反射:肺缩小时引起吸气兴奋的反射。其感受器同样位于气道平滑肌内,但性质尚不清楚。该反射只有在肺过度缩小时才出现,对防止呼气过度和肺不张有一定的作用,对平静呼吸的调节意义不大。

2.呼吸肌本体感受性反射 由呼吸机本体感受器传入冲动引起的反射性呼吸变化称为呼吸肌本体感受性反射。肌梭和腱器官是骨骼肌的本体感受器。当肌梭受到牵张刺激时,可以反射性引起其所在骨骼肌的收缩。但人体在平静呼吸时这一反射作用不明显,只有当运动或呼吸道阻力增大(如支气管痉挛)时,呼吸肌收缩负荷增加,兴奋肌梭感受器,反射性加强呼吸肌的收缩力量,才能克服气道阻力,维持正常肺通气功能。

3.防御性呼吸反射 防御性呼吸反射是指呼吸道黏膜受刺激时,引起的对机体有保护作用的呼吸反射。主要的防御性呼吸反射有咳嗽反射和喷嚏反射两种。

(1)咳嗽反射:咳嗽反射是最常见的一种防御反射。感受器位于咽喉、气管和支气管的黏膜上皮中,兴奋经迷走神经传入延髓呼吸中枢,可引起短促的深吸气,继而声门紧闭,呼吸肌强烈收缩,使肺内压急剧升高,然后声门突然开放。在极大气压差的推动下,气体快速由肺内经呼吸道冲出,同时将喉以下呼吸道内异物或分泌物排出。正常的咳嗽反射具有清洁、保护和维持呼吸道通畅的生理意义,但长期剧烈咳嗽对人体不利,应及时治疗。

(2)喷嚏反射:该反射类似于咳嗽反射,但其感受器位于鼻黏膜,传入神经为三叉神经,反射效应不同的是该反射可使腭垂下降,舌压向软腭,声门并不关闭,使肺内气体从鼻腔喷出。其生理意义在于清除鼻腔中的异物。

(二)化学感受性反射调节

化学因素对呼吸运动的反射性调节活动,称为化学感受性反射。这里的化学因素是指动脉血、组织液或脑脊液中的 O_2、CO_2 和 H^+。这些因素的变化通过化学感受性反射调节呼吸运动,以维持机体正常代谢活动。

1. 化学感受器　调节呼吸运动的化学感受器,按其所在部位的不同可分为外周化学感受器和中枢化学感受器两大类。

(1)外周化学感受器:位于颈动脉体和主动脉体,它们可直接感受动脉血中 PCO_2、PO_2 和 H^+ 浓度的变化。血液中 PCO_2 升高、H^+ 浓度增高或 PO_2 降低都可兴奋外周化学感受器,冲动分别沿窦神经(后并入舌咽神经)和迷走神经传入延髓呼吸中枢,反射性地调节呼吸和心血管活动。

(2)中枢化学感受器:位于延髓腹外侧的浅表部位,其适宜刺激是脑脊液和局部脑组织细胞外液的 H^+。脑脊液中 H^+ 浓度升高时,刺激中枢化学感受器可引起呼吸中枢兴奋。

2. CO_2、H^+ 和 O_2 对呼吸的调节作用

(1)CO_2 对呼吸的调节:CO_2 是调节呼吸的最重要的生理性刺激物。血中一定水平 PCO_2 是维持呼吸和呼吸中枢兴奋性必不可少的条件。如果动脉血中 PCO_2 过低(如过度通气时,CO_2 排出过多),可使呼吸减弱,甚至呼吸暂停。而吸入气中 CO_2 浓度适当增加可使呼吸加强,肺通气量增加。当吸入气中 CO_2 含量由正常的 0.04% 增加到 1% 时,肺通气量开始增加;若 CO_2 含量增加到 4% 时,肺通气量可增加 1 倍。但是,当吸入气中 CO_2 含量超过 7% 时,肺通气量不能再相应增加,动脉血中 PCO_2 直线上升,导致呼吸中枢活动抑制,引起呼吸困难、头痛、头晕甚至昏迷,出现 CO_2 麻醉。

血液中 CO_2 对呼吸的刺激作用通过两条途径实现:一是通过刺激中枢化学感受器兴奋呼吸中枢;二是通过刺激外周化学感受器反射性地使呼吸加深、加快,增加肺通气量。CO_2 对呼吸的刺激作用以通过刺激中枢化学感受器兴奋呼吸中枢途径为主。CO_2 通过血脑屏障进入脑脊液,与 H_2O 生成 H_2CO_3,H_2CO_3 解离出 H^+,作用于中枢化学感受器,引起呼吸运动的变化。

(2)H^+ 对呼吸的调节:中枢化学感受器对 H^+ 的敏感性比外周化学感受器高约 25 倍,而血液中的 H^+ 不易通过血脑屏障,限制了它对中枢化学感受器的刺激作用。所以 H^+ 对呼吸的调节主要是通过刺激外周化学感受器来实现的。当动脉血中 H^+ 浓度升高时,可反射性地引起呼吸加深、加快,增加肺通气量。如糖尿病、肾衰竭或代谢性酸中毒患者血液中 H^+ 浓度增加,可引起呼吸运动增强,出现库斯莫尔呼吸。血液中 H^+ 浓度降低时,呼吸受到抑制。如碱中毒的患者呼吸缓慢。

(3)低 O_2 对呼吸的调节:吸入气中 PO_2 降低时,动脉血中 PO_2 也随之降低,可导致呼吸加深、加快,肺通气量增加。一般情况下,动脉血 PO_2 对正常呼吸的调节作用不大,只有当动脉血中 PO_2 降低到 80 mmHg(10.7 kPa)时,才可觉察到肺通气量的增加;血中 PO_2 下降到 60 mmHg 以下时,低 O_2 对呼吸的兴奋作用才出现明显的效应。在某些特殊情况下,如在高山或高空,由于大气压降低,吸入气中 PO_2 也明显降低,可刺激化学感受器,对呼吸有兴奋作用;严重肺气肿或肺心病患者,由于肺换气障碍引发低 O_2 和 CO_2 潴留,使中枢化学感受器对 CO_2 的刺激产生适应,而外周化学感受器对低 O_2 刺激适应很慢,这时低 O_2 对外周化学感受器的刺激是维持呼吸中枢兴奋的主要途径。对于这种患者,不宜快速、大量吸入纯 O_2,否则将会解除低 O_2 对呼吸的刺激作用,导致呼吸抑制甚至停止。

在实验中,摘除动物外周化学感受器后,低 O_2 对呼吸的兴奋作用完全消失,呼吸反而抑制,可见低 O_2 对呼吸的兴奋作用完全是通过刺激外周化学感受器来实现的。低 O_2 对呼吸中枢的直接作用是抑制,而且这种抑制作用随着低 O_2 程度的加重而逐渐加强。通常轻、中度低 O_2 时,由于低 O_2 刺激外周化学感受器引起的中枢兴奋作用,比其对中枢的直接抑制作用更强,可对抗低 O_2 对呼吸的直接抑制作用,所以一般表现为呼吸加强,通气量增加。但在严重低 O_2(动脉血 PO_2 降到 40 mmHg 以下)时,来自外周化学感受器的兴奋作用不足以抵消低 O_2 对呼吸的直接抑制作用,则表现为呼吸减弱甚至停止。

总之,上述三种情况单独作用时,都可以刺激呼吸运动,尤以 CO_2 对呼吸的刺激作用最强,H^+ 次之,低 O_2 作用最弱(图 5-11)。但实际上,在机体内往往不会只有一个因素单独改变,而是三者之

【重点提示】
PCO_2、PO_2、H^+ 浓度对呼吸运动的影响。

间相互影响,相互作用,共同发生变化。

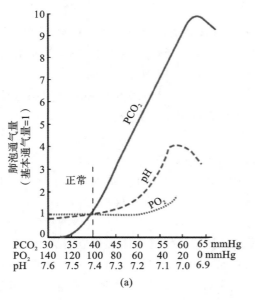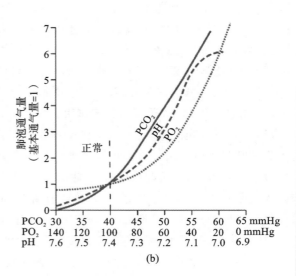

图 5-11 动脉血 PCO_2、PO_2、pH 改变对肺泡通气量的影响

(a)改变 CO_2、PO_2、pH 其中一个因素,对另外两个因素不加控制;(b)维持两个因素在正常水平,改变另一个因素

目 标 检 测

在线答题

(张　艳)

第六章　消化和吸收

本章PPT

能力目标

1. 掌握：消化、吸收和胃肠激素的概念，胃液、胰液、胆汁的成分和作用，小肠在吸收中的作用。

2. 熟悉：胃的运动形式及胃排空，小肠的运动形式及作用，几种主要营养物质的吸收机制及途径，胃肠激素的主要作用。

3. 了解：消化道平滑肌的特性，食物在口腔及大肠内的消化，大肠的功能，排便反射的过程。

第一节　概　　述

人体在生命活动过程中要不断从外界摄取足够的氧气和各种营养物质，从而为机体新陈代谢提供必需的物质和能量。消化系统的功能是消化和吸收营养物质，排泄相关的代谢产物。人体所需要的营养物质来自食物，包括糖、脂肪、蛋白质、水、无机盐和维生素等。其中水、无机盐和维生素等小分子物质可不经过消化被机体直接吸收利用，而糖、脂肪、蛋白质等结构复杂、难以溶解的大分子物质须先经过消化，成为小分子物质之后才能被机体吸收，未被消化和吸收的食物残渣，最终形成粪便排出体外。

消化（digestion）是指食物在消化道内被分解为可吸收的小分子的过程。食物的消化方式有两种：机械性消化和化学性消化。机械性消化（mechanical digestion）是指通过消化道平滑肌的收缩与舒张，将大块食物磨碎，使之与消化液充分混合，并向消化道远端推送的过程；化学性消化（chemical digestion）是指通过消化液中消化酶的作用，将大分子物质分解为可吸收的小分子物质的过程。通常这两种消化方式同时进行、互相配合，共同完成对食物的消化作用。

吸收（absorption）是指食物经过消化后形成的小分子物质以及水、无机盐和维生素透过消化道黏膜，进入血液或淋巴液的过程。消化和吸收是两个相辅相成、紧密联系的过程。

一、消化道平滑肌的生理特性

在消化道中除口、咽、食管上端的肌肉和肛门外括约肌是骨骼肌外，其余部分都是由平滑肌组成。消化道对于食物的机械性消化依赖于这些平滑肌的收缩与舒张，同时消化道的运动也会促进食物的化学性消化和吸收。消化道平滑肌除具有肌组织的一般共性（兴奋性、传导性和收缩性）外，还具有如下特点。

1. 兴奋性低、收缩缓慢　与骨骼肌相比，消化道平滑肌的兴奋性低，收缩的潜伏期、收缩期和舒张期都比骨骼肌长。

Note

2. 紧张性　消化道平滑肌经常保持微弱而持续的收缩状态,称为紧张性或紧张性收缩。消化道的紧张性能使消化道各部分(胃、肠等)保持它的位置和形态,以及维持消化道内压力,利于消化液向食物中渗透;紧张性也是消化道平滑肌产生各种收缩活动的基础。

3. 伸展性　消化道平滑肌具有良好的伸展性,使其可容纳几倍于自己初体积的食物而压力不发生明显的变化(如胃在进食后)。

4. 节律性　消化道平滑肌离体后,在适宜条件下仍能进行良好的节律性收缩与舒张,但其收缩频率较心肌缓慢,节律也不规则。

5. 对不同性质的刺激敏感性不同　消化道平滑肌对化学、温度和机械牵拉等刺激敏感,所以消化道内食物对平滑肌的机械扩张、温度和化学性刺激可促进消化腺分泌及消化道运动,从而有助于食物的消化。

二、消化腺的外分泌功能

化学性消化主要依赖于消化液来完成。消化液由消化道各部的消化腺所分泌,人体的消化腺有唾液腺、胃腺、十二指肠腺、肠腺、胰、肝等,其分泌的消化液分别为唾液、胃液、小肠液、胰液和胆汁。人体每日由各种消化腺分泌的消化液总量达 6～8 L,其主要成分是水、无机盐和各种有机物,有机物中最重要的是各种消化酶。消化腺的分泌过程是腺细胞的主动活动过程,一般包括从血液中摄取原料,在细胞内合成分泌物并以酶原颗粒和囊泡等形式将分泌物通过出胞方式从细胞内排出等一系列复杂过程。

消化液的主要功能包括:①消化酶将食物中的大分子营养物质消化分解为可以吸收的小分子物质;②稀释食物,使胃肠内容物与血浆渗透压接近,利于消化与吸收;③改变消化道内的 pH,为消化酶发挥作用提供适宜的 pH 环境;④黏液、抗体和大量液体对消化道黏膜具有保护作用,防止消化道黏膜被损害。

第二节　消化道各段的消化功能

案 例 引 导

患者,男,44 岁。1 天前患者因朋友聚会,饮白酒约 250 mL,于夜间出现上腹部疼痛,持续性伴阵发性加剧,伴后腰部放射痛,自服止痛药效果不明显,屈膝侧卧位疼痛略缓解。4 h 前腹痛加重,伴恶心、呕吐,呕吐物为胃内容物,并有发热,体温 37.8 ℃,无寒战。于门诊急检尿淀粉酶 2000 IU/L,血淀粉酶 400 IU/L,为进一步诊治入院。既往史否认糖尿病、高血压病史及家族史,否认肝炎及结核病史,无药物过敏史。神清语明,皮肤黏膜未见异常,浅表淋巴结未触及肿大。双肺呼吸音清晰,未闻及干、湿啰音。腹平软,左上腹压痛,无反跳痛及肌紧张,Murphy 征阴性,肝肋下未触及。

具体任务:

1.患者的诊断及其发病的诱因是什么?

2.该病发生的机制是什么?

案例解析

6-1

一、口腔内消化

食物的消化从口腔开始。在口腔内食物被咀嚼、磨碎,并经过舌的搅拌,与唾液充分混合,形成食团,通过吞咽经食管进入胃。虽然食物在口腔内停留时间很短,但通过食物对口腔的刺激可反射性引起胃肠活动增强和消化液分泌增加。

(一)唾液

唾液是由口腔内腮腺、舌下腺、下颌下腺三对大唾液腺和口腔黏膜的小唾液腺分泌的混合液。正常成人每日唾液分泌量为 $1\sim1.5$ L。

1. 唾液的成分及其作用　唾液是无色、无味、近于中性(pH $6.6\sim7.1$)的低渗液体。水分约占 99%,有机物主要为黏蛋白、唾液淀粉酶和溶菌酶等,无机物有 Na^+、K^+、Ca^{2+}、Cl^-、HCO_3^- 等。此外,还有一定量的气体,如 O_2、N_2、NH_3 和 CO_2。某些进入体内的重金属(如铅、汞)和狂犬病毒也可经唾液腺分泌而出现在唾液中。

2. 唾液的主要作用　主要作用包括:①湿润口腔,溶解食物,有利于语言、咀嚼和吞咽,并产生味觉。②清洁和保护口腔:唾液可清除口腔中的细菌和食物残渣,溶菌酶具有杀菌和抑菌作用。③消化作用:唾液淀粉酶(最适 pH 7.0)可将食物中的淀粉分解为麦芽糖。④排泄功能:进入体内的某些物质如铅、汞可部分随唾液排出。

(二)咀嚼与吞咽

1. 咀嚼　咀嚼是指咀嚼肌群通过协调而有序的收缩所完成的复杂的反射动作。食物进入口腔后,通过咀嚼,可被牙齿切割、磨碎,并通过舌的翻卷与唾液混合形成食团,易于吞咽。唾液淀粉酶与食物充分接触后产生化学性消化作用。咀嚼的生理性刺激,还可促进牙周组织的健康,同时咀嚼还能加强食物对口腔内各种感受器的刺激,反射性地引起胃液、胰液、胆汁的分泌和消化道的运动,为食物的进一步消化做好准备。

2. 吞咽　吞咽是指口腔内的食团经咽和食管进入胃的过程。吞咽是一系列复杂的反射动作,可分为以下三期:①口腔期:食团从口腔进入咽的时期。主要通过舌的运动,把食团向上、向后移动,由舌背推向软腭至咽部,这是在大脑皮层控制下的随意动作。②咽期:食团从咽进入食管上端的时期。当咽部感受器受到食团刺激时,可反射性地引起咽部肌群的有序收缩,此时软腭上举、咽后壁向前突出,封闭鼻后孔;声带内收、关闭声门,喉头上移紧贴会厌,盖住喉口以免食物进入气管,呼吸暂停;食管上口张开,食团通过咽部进入食管。这一过程是软腭受到刺激引起的急速而不随意的反射动作(图 6-1)。③食管期:食团进入食管后,引起食管蠕动,将食团推送入胃的时期。蠕动是消化道平滑肌按顺序收缩和舒张并向前推进的波形运动。蠕动是消化道平滑肌共有的一种运动形式,表现为食团上端平滑肌收缩,下端平滑肌舒张,食团被挤入舒张部分,由于蠕动波依次下行,食团不断下移被推送入胃(图 6-2)。

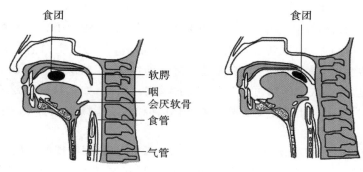

图 6-1　吞咽的过程

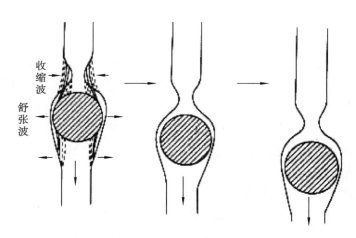

图 6-2 食管蠕动示意图

食管和胃之间在解剖结构上并不存在括约肌,但在食管下端与胃连接处有一宽 $1\sim3$ cm 的高压区,其内压比胃内压高 $5\sim10$ mmHg,可阻止胃内容物反流入食管,起到生理括约肌的作用,通常将这一段食管称为食管下括约肌(lower esophageal sphincter,LES)。当食管受到食团刺激时,可反射性地引起食管下括约肌舒张,便于食物通过;食物入胃后又可以反射性引起食管下括约肌收缩,防止胃内容物的反流。如果食管下括约肌肌张力减弱,可造成酸性胃液反流入食管,损伤食管黏膜,引起反流性食管炎;但食管下括约肌紧张性过高,又会引起吞咽困难。

吞咽反射的基本中枢位于延髓。临床上昏迷、深度麻醉及某些神经系统疾病的患者,延髓抑制导致吞咽反射障碍,食物或上呼吸道的分泌物容易误入气管,发生窒息,因而对此类患者在护理工作中要及时清除呼吸道分泌物,保持呼吸道通畅,以防窒息或引起吸入性肺炎。

二、胃内消化

胃是消化道中最膨大的部分,具有暂时储存食物和初步消化食物的功能。成人胃的容积为 $1\sim2$ L,食物在胃内经过机械性消化和化学性消化,由食团变成食糜,然后逐渐、分批排入十二指肠。

(一)胃液的分泌

食物在胃内的化学性消化是通过胃液的作用实现的。胃的外分泌腺包括贲门腺、泌酸腺和幽门腺。胃液的主要成分就是这三种腺体分泌物的混合液。贲门腺分布于胃与食管连接处,分泌黏液;泌酸腺分布于胃底和胃体,由壁细胞、主细胞和黏液细胞组成,分别分泌盐酸、胃蛋白酶原和黏液,壁细胞还分泌内因子;幽门腺分布于幽门部,分泌黏液,也可分泌少量胃蛋白酶原和促胃液素。正常成人每日胃液分泌量为 $1.5\sim2.5$ L。

1. 胃液的成分及其作用　纯净的胃液是无色、透明的酸性液体,pH 为 $0.9\sim1.5$。胃液除含有大量水外,主要有盐酸、胃蛋白酶原、黏液、碳酸氢盐和内因子。

(1)盐酸:胃液中的盐酸又称胃酸,是由胃腺壁细胞分泌的强酸性液体。盐酸的主要作用如下:①激活无活性的胃蛋白酶原,使之转变成有活性的胃蛋白酶,并为胃蛋白酶提供适宜的酸性环境;②使食物中的蛋白质变性,易于水解;③杀灭进入胃内的细菌;④盐酸进入小肠后可促进胰液、胆汁和小肠液的分泌;⑤盐酸进入小肠后可促进钙、铁的吸收。因此,如果盐酸分泌不足或缺乏,可引起腹胀、腹泻等消化不良症状;如果盐酸分泌过多,则对胃和十二指肠黏膜有侵蚀作用,可能诱发或者加重溃疡病。

胃液中 H^+ 的分泌是靠细胞顶膜的质子泵,即 H^+、K^+-ATP 酶实现的。质子泵是一种镶嵌于膜内的转运蛋白,具有转运 H^+、K^+ 和水解 ATP 的功能。质子泵每水解一分子 ATP 可驱使一个 H^+ 分泌到腔内,同时从胃腔内换回一个 K^+。测定结果表明,胃液中 H^+ 的最高浓度可达 $150\sim170$

mmol/L,比血浆中的 H^+ 浓度高约 3×10^6 倍。由此可知,壁细胞分泌 H^+ 是逆着巨大浓度差进行的主动转运过程,需要消耗大量能量。已经证实,质子泵是各种因素引起胃酸分泌的最后通路,质子泵选择性抑制药物(如奥美拉唑)在临床上已广泛用于消化性溃疡的治疗。在消化期,胃酸大量分泌的同时有大量 HCO_3^- 进入血液,血液暂时碱化,可形成"餐后碱潮"。

(2)胃蛋白酶原:胃蛋白酶原主要是由胃腺主细胞分泌,是胃液中最重要的消化酶,以无活性的酶原形式储存在细胞中。进入胃腔后,在盐酸和已被激活的胃蛋白酶的作用下,转变为有活性的胃蛋白酶。在酸性环境下,胃蛋白酶能使食物中的蛋白质水解,生成䏊、胨、少量多肽和游离氨基酸。胃蛋白酶的最适 pH 为 1.8~3.5,随着 pH 的增大,胃蛋白酶的活性降低。当 pH>5 时,胃蛋白酶活性消失。因此,因胃酸分泌不足而导致蛋白质消化不良时,可服用胃蛋白酶和稀盐酸合剂治疗。

(3)黏液和碳酸氢盐:胃内黏液是由胃黏膜上皮细胞、胃腺的黏液细胞共同分泌的,主要成分为糖蛋白。黏液分泌后覆盖在胃黏膜表面,形成凝胶状的保护层,具有润滑作用,可减少粗糙食物对胃黏膜的机械性损伤。胃内的碳酸氢盐与黏液一起共同构成黏液-碳酸氢盐屏障(图 6-3),可有效地阻挡 H^+ 向胃黏膜扩散,保护胃黏膜免受强酸的侵蚀。

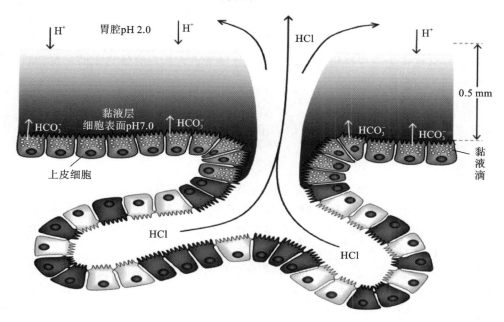

图 6-3 黏液-碳酸氢盐屏障

(4)内因子:内因子为胃腺壁细胞分泌的一种糖蛋白,它有两个活性部位,一个部位与进入胃内的维生素 B_{12} 结合成复合物,保护维生素 B_{12} 不被小肠内的水解酶破坏;另一个部位与回肠黏膜上皮细胞的受体结合,促进维生素 B_{12} 的吸收。当体内缺乏内因子时(如胃大部切除的患者),维生素 B_{12} 会被破坏或者出现吸收障碍,将使红细胞内 DNA 合成障碍而影响红细胞生成,引起巨幼红细胞性贫血。胃切除者应以胃肠外途径补充维生素 B_{12}。

(二)胃的自身保护作用

胃液的 H^+ 浓度很高,盐酸的腐蚀性很强,而且还有能消化胃黏膜的胃蛋白酶,这些因素对胃黏膜都具有很强的损伤。然而正常人的胃黏膜能够抵抗这些损伤因素,保持胃黏膜的完整,其原因就是胃本身具有自身保护作用。

1. 黏液-碳酸氢盐屏障 黏液具有较高的黏滞性和形成凝胶的特性,分泌后覆盖在胃黏膜表面形成凝胶保护层,其厚度约为 0.5 mm,相当于胃黏膜上皮厚度的 10~20 倍,具有润滑作用,可减少粗糙食物对胃黏膜的机械性损伤;胃腔内的 H^+ 向胃壁扩散时,H^+ 要通过高黏稠度的黏液层,其移动速度大大减慢,从而减弱 H^+ 对胃黏膜的侵蚀。黏液中还有胃黏膜上皮细胞分泌的 HCO_3^-,胃黏膜和 HCO_3^- 结合在一起可形成一道抵抗胃酸侵蚀的屏障,称为黏液-碳酸氢盐屏障。当 H^+ 从黏液表层向深层扩散时,HCO_3^- 也从黏膜深层逐渐向表层扩散,二者相遇后,H^+ 和 HCO_3^- 反应,使胃黏膜表面处于中性或偏碱状态,从而阻止胃酸和胃蛋白酶对胃黏膜的侵蚀。

2. 胃黏膜屏障 由胃黏膜上皮细胞的腔面膜和细胞间的紧密连接组织构成的胃腔与胃黏膜上皮细胞之间的生理屏障称为胃黏膜屏障。腔面膜是脂蛋白层,紧密连接组织是致密结构,离子难以通过,它既能防止 H^+ 由胃腔侵入黏膜内,又能防止 Na^+ 从黏膜内向胃腔扩散,因而使胃黏膜与胃腔之间维持着悬殊的 H^+ 浓度梯度。这样,既能使盐酸在胃腔内适应消化的需要,又能使胃壁各层免遭 H^+ 逆向扩散的损害。如果胃黏膜屏障受损,大量的 H^+ 迅速向黏膜内扩散,破坏黏膜细胞可引起一系列的病理变化,最后导致溃疡的出现。

3. 胃壁的细胞保护作用 胃壁细胞合成的某些物质具有防止有害物质(强酸、强碱、乙醇等)对消化道上皮细胞损伤的作用,此即胃壁的细胞保护作用。胃黏膜上皮细胞能不断合成和释放内源性前列腺素(PG),主要是 PGE_2 和 PGL_2。PG 具有明显的细胞保护作用,可防止胃溃疡的形成和加速胃溃疡的愈合。近年研究还发现,经常性存在的弱刺激,可以阻止强刺激造成的胃黏膜损伤。如胃内各种物质、胃酸、胃蛋白酶甚至反流的胆汁,均可构成对胃壁的经常性的刺激,促使胃黏膜持续少量地合成和释放 PG,以保护适应性细胞。这可能是人体对进入胃内有害物质的局部防御反应,是维持胃肠道完整性的一种生理机制。

(三)胃的运动

食物在胃内的机械性消化是通过胃的运动来实现的。在非消化期,胃的运动不明显,进食之后胃的运动才变得明显。

1. 胃的运动形式

(1)容受性舒张:当胃内无食物时,胃腔容积约为 500 mL,进食后,容积可增大到 1~2 L,同时胃内压无明显变化。这是因为当咀嚼和吞咽时,食物刺激了口、咽和食管等处的感受器,反射性地引起胃壁平滑肌舒张,称为容受性舒张。其生理意义是使胃能够容纳大量食物,完成储存和容纳食物的功能,同时保持胃内压的相对稳定。

(2)紧张性收缩:胃壁平滑肌经常处于一定程度的缓慢持续收缩状态,称为紧张性收缩。其生理意义在于维持胃的正常位置和形态。进食后,紧张性收缩逐渐加强,使胃内压升高,有利于胃液渗入食物,促进化学性消化;同时,胃内压升高后,胃与十二指肠之间压力差增大,有利于食糜向十二指肠方向移动。紧张性收缩是其他运动形式的基础。临床上出现的胃下垂或胃扩张,都与胃的紧张性收缩减弱有关。

(3)蠕动:胃的蠕动在食物入胃后 5 min 左右开始。蠕动波起始于胃的中部,并有节律地向幽门方向推进,频率约为 3 次/分。一个蠕动波需要 1 min 左右到达幽门,通常是一波未平,一波又起。其生理意义是搅拌和磨碎食物,使食物与胃液充分混合形成食糜,有利于化学性消化,推动食糜经过幽门排入十二指肠(图 6-4)。

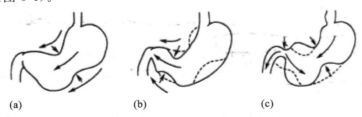

(a)   (b)   (c)

图 6-4 胃的蠕动示意图

(a)胃的蠕动起始于胃的中部,向幽门方向推进;(b)将食糜推入十二指肠;
(c)强有力的收缩波还可以将部分食糜推到近侧胃窦或胃体,使食糜在胃内进一步被磨碎

2. 胃排空及其机制　食糜由胃排入十二指肠的过程称为胃排空。胃排空是少量而又间断进行的，一般进食后 5 min 左右胃就开始排空。其排空速度与食物的组成、性状和胃的运动情况有关。一般来说，流质、等渗或小块的食物排空较快；黏稠、高渗或大块的食物排空较慢。在三种主要营养物质中，糖类排空最快，蛋白质次之，脂肪最慢。混合性食物完全排空通常需要 4～6 h。

胃的排空受两种方式控制，第一种方式是胃肠道的反射，它包括胃内与肠内两个方面。当大量食物进入胃内后，胃受到食物的机械刺激可通过迷走-迷走反射及壁内神经丛反射使胃的蠕动和紧张性收缩增强，胃内压升高，促进胃的排空。迷走-迷走反射是由迷走神经中的传入神经纤维将冲动传至中枢，再通过迷走神经中的传出神经纤维兴奋增强胃的紧张性收缩和蠕动。壁内神经丛反射是指当胃黏膜感受器受刺激时，壁内神经丛内的感觉神经元将信号直接或间接传递给运动神经元，最终引起胃运动加强。肠内反射是指当小肠的盐酸、脂肪、高渗溶液及食糜等进入十二指肠后，刺激十二指肠壁上的机械感受器和化学感受器，反射性地抑制胃运动，减慢胃的排空，此反射称为肠-胃反射。这是一组协调的反射，胃的反射性运动增强可促进胃内容物排入十二指肠，而进入十二指肠的酸性胃内容物又启动肠-胃反射抑制胃的排空，这样就可以保证胃内容物有序地逐步排入十二指肠。

胃排空的第二种控制方式是体液机制。胃内食物刺激可引起促胃液素的释放，促进胃的排空。当大量食糜尤其是盐酸或脂肪进入十二指肠后，可引起小肠黏膜释放肠抑胃素，它的作用是抑制胃的运动，延缓胃排空。这种激素是由小肠壁分泌的，并通过血流到胃壁，因此，胃排空就是通过神经及体液两种方式来进行调控的。

3. 呕吐　呕吐是将胃及小肠上段内容物经口腔强力驱出的一种反射过程。呕吐中枢位于延髓，与呼吸中枢、心血管中枢有着密切的联系，故呕吐前除有消化道症状（如恶心）外，还常出现呼吸急促和心跳加快等症状。机械性或化学性刺激作用于舌根、咽部、胃、大小肠、胆总管、腹膜、泌尿生殖器官、视觉和前庭器官（晕船时）等部位的感受器，均可引起呕吐；颅内压增高时可直接刺激呕吐中枢，引起喷射性呕吐。呕吐是一种具有保护性意义的防御反射，通过呕吐可将胃内有害物质在未被吸收前排出体外。因此，临床上对食物中毒的患者，可借助催吐的方法将胃内的毒物排出。但剧烈频繁的呕吐，将会丢失大量的消化液，严重时可造成体内水、电解质和酸碱平衡的紊乱。

三、小肠内消化

食糜由胃进入十二指肠后便开始了小肠内的消化，小肠内的消化是食物消化过程中最为重要的阶段，食物经过口腔和胃以后，其物理性质发生了较大的变化，但其化学性质变化较小。混合性食物在小肠内的停留时间一般为 3～8 h，因而食物在通过小肠后，消化过程基本完成，未被消化的食物残渣进入大肠。

（一）胰液

胰腺是既具有外分泌功能又具有内分泌功能的腺体。胰腺的内分泌功能主要与糖代谢有关，胰腺的外分泌物为胰液，由胰腺的腺泡细胞和小导管管壁细胞分泌，具有很强的消化作用，正常成人每日分泌量为 1～2 L。

1. 胰液的成分和作用　胰液是无色、无味的碱性液体，pH 7.8～8.4，渗透压与血浆大致相等。胰液中含有有机物和无机物，无机物中碳酸氢盐的含量较高，有机物主要是蛋白质，含量从 0.1% 到 10% 不等，蛋白质主要是各种消化酶，主要包括胰淀粉酶、胰脂肪酶、胰蛋白酶和糜蛋白酶等。其中各种消化酶由胰腺的腺泡细胞分泌，HCO_3^- 由胰腺的小导管上皮细胞分泌。

（1）碳酸氢盐：主要作用是中和进入十二指肠的胃酸，保护肠黏膜免受强酸的侵蚀，同时为小肠内多种消化酶发挥作用提供适宜的碱性环境。

（2）胰淀粉酶：胰淀粉酶无须激活就具有活性，可将淀粉水解为麦芽糖。胰淀粉酶水解淀粉的效率很高，与淀粉接触 10 min 即可将其完全水解。胰淀粉酶的最适 pH 为 6.7～7.0。

(3)胰脂肪酶:胰脂肪酶可将脂肪分解为甘油、脂肪酸和甘油一酯,其最适 pH 为 7.5～8.5。目前认为,胰脂肪酶只有在胰腺分泌的辅脂酶存在的条件下才能发挥作用。辅脂酶可与胰脂肪酶形成一种高亲和度的复合物,牢固地黏附在脂肪颗粒表面,发挥其分解脂肪的作用。

(4)胰蛋白酶和糜蛋白酶:胰蛋白酶和糜蛋白酶均以无活性的酶原形式存在于腺泡细胞中。小肠液中的肠激酶是激活胰蛋白酶原的特异性酶,在肠激酶的作用下,胰蛋白酶原转变为胰蛋白酶,而胰蛋白酶通过正反馈可激活胰蛋白酶原,组织液等也能激活胰蛋白酶原。糜蛋白酶原主要在胰蛋白酶的作用下转变为糜蛋白酶。胰蛋白酶和糜蛋白酶单独作用于蛋白质时,均能将蛋白质分解为脲和胨。两种酶协同作用时,可将蛋白质分解为小分子多肽和氨基酸。

胰液中还有少量的胰蛋白酶抑制物,可与胰蛋白酶结合使之失活,从而防止胰腺自身被消化。在病理情况下,如急性胰腺炎时,大量胰蛋白酶原被激活,少量的胰蛋白酶抑制物很难抑制胰蛋白酶的活性,可导致胰腺发生自身消化。

胰液中含有消化三大营养物质的消化酶,因而其是所有消化液中消化功能最全面、消化能力最强的一种消化液。若胰液分泌减少,即使其他消化液的分泌都正常,也将出现消化不良,尤其是食物中的脂肪和蛋白质不能被完全消化和吸收,出现脂肪泻,但糖的消化和吸收一般不受影响。

(二)胆汁

胆汁由肝细胞分泌,胆汁的分泌是一个连续不断的过程。在非消化期,胆汁由肝总管转入胆囊管,储存在胆囊中。在消化期,胆囊收缩,胆汁排入十二指肠,同时肝细胞分泌的胆汁也可经肝管、胆总管直接排入十二指肠,参与小肠内消化。因此,胆囊摘除后,对小肠的消化和吸收并无明显影响。正常成人每日胆汁的分泌量为 0.8～1.0 L。刚从肝细胞分泌出来的胆汁称为肝胆汁,储存于胆囊的胆汁称为胆囊胆汁。

1. 胆汁的成分和作用　胆汁是味苦、浓稠有色的液体,由肝细胞直接分泌的肝胆汁为金黄色,呈弱碱性,pH 约为 7.4。在胆囊中储存的胆囊胆汁被浓缩而颜色加深,为深绿色,因 HCO_3^- 在胆囊中被吸收而呈弱酸性,pH 约为 6.8。胆汁的成分较为复杂,除水和无机盐(Na^+、K^+、Ca^{2+}、HCO_3^-)外,主要有胆盐、胆色素、胆固醇和卵磷脂等。

胆汁是唯一不含消化酶的消化液,但对脂肪的消化和吸收具有重要意义,这主要依赖于胆盐的作用。胆汁的主要作用如下:①乳化脂肪,促进脂肪分解。胆汁中的胆盐、胆固醇和卵磷脂可作为乳化剂,降低脂肪的表面张力,使脂肪乳化成极小的微粒并分散在肠液中,从而增加其与胰脂肪酶的接触面积,有利于脂肪的分解消化。②运载脂肪,促进脂肪吸收。胆盐能与不溶于水的脂肪分解产物(如脂肪酸等)结合,形成水溶性混合微胶粒,并将其运送到小肠黏膜表面,以促进脂肪分解产物的吸收。③促进脂溶性维生素(维生素 A、D、E、K)的吸收。④促进胆汁自身分泌。随胆汁进入小肠的胆盐,约 95% 在回肠末端被吸收入血,通过肝门静脉重新回到肝脏,再次形成胆汁,此过程称为胆盐的肠-肝循环。胆盐的肠-肝循环对肝胆汁的分泌具有很强的促进作用。胆道阻塞的患者,胆汁排放困难,影响脂肪的消化、吸收及脂溶性维生素的吸收;同时由于胆汁排出不通畅而使胆管内压力升高,可导致一部分胆汁进入血液而出现黄疸。

2. 胆囊的功能

①胆囊可以储存和浓缩胆汁。在非消化期间,肝胆汁经胆囊管储存于胆囊内。胆囊黏膜吸收胆汁中的水分和无机盐,可使胆汁浓缩 4～10 倍。②胆囊可以调节胆管内压力和排放胆汁。胆囊的收缩或舒张可调节胆管内的压力,当 Oddi 括约肌收缩时,胆囊舒张,肝胆汁流入胆囊,胆管内压力无明显变化;当胆囊收缩时,胆管内压力升高,Oddi 括约肌舒张,胆囊内胆汁排入十二指肠。胆囊摘除后,对小肠的消化和吸收并无明显影响,这是因为肝胆汁可直接流入小肠内。

(三)小肠液

小肠液是十二指肠腺(又称勃氏腺,位于十二指肠黏膜下层)和小肠腺(又称李氏腺,位于小肠黏

知识拓展

6-1

膜层内)两种腺体分泌的混合液。小肠液分泌量很大,成人每日可分泌 1~3 L,呈弱碱性,pH 约为 7.6,渗透压与血浆相等。

小肠液除含有水和无机盐外,还有肠激酶和黏蛋白等。小肠液的主要作用如下:①稀释作用:大量的小肠液可稀释消化产物,使其渗透压降低,有利于水和营养物质的吸收。②保护作用:小肠液能中和进入十二指肠内的盐酸,保护十二指肠黏膜免受盐酸的侵蚀。③消化作用:由小肠腺分泌的肠激酶,可激活胰蛋白酶原,使其转变为胰蛋白酶,从而促进蛋白质的消化。此外,在小肠上皮细胞内还存在一些特殊的消化酶,如肽酶和多种寡糖酶,它们对一些进入小肠上皮细胞内的营养物质有消化作用,但如果这些消化酶随小肠上皮细胞脱落到肠腔内,则不起消化作用。

(四)小肠的运动

小肠壁的平滑肌外层是纵行肌,内层是环形肌,小肠的运动靠这两层平滑肌的舒缩共同完成。

1. 小肠的运动形式

(1)紧张性收缩:紧张性收缩是小肠进行其他各种运动的基础,空腹时即存在,进食后显著增强。其意义在于保持肠道的形状和位置,并维持肠腔内一定的压力,有助于肠内容物的混合与推进。当小肠紧张性增高时,肠内容物的混合与推进速度增快;而当小肠紧张性降低时,肠内容物的混合与推进速度则减慢。

(2)分节运动:分节运动是一种以环形肌收缩和舒张为主的节律性活动。在有食糜存在的一段肠管中,间隔一定距离的环形肌同时收缩,将食糜分成许多节段,随后,原收缩处舒张,原舒张处收缩,将原来的食团分割为两半,相邻两半合拢形成一个新的节段,如此反复交替进行(图 6-5)。分节运动在空腹时几乎没有,进食后逐渐加强,小肠的分节运动频率由上至下逐渐降低,在十二指肠处约为 11 次/分,小肠远端至回肠末端减为 8 次/分。分节运动的主要作用如下:①使食糜与消化液充分混合,以利于化学性消化;②使食糜与肠壁紧密接触,挤压肠壁以促进血液和淋巴液回流,为吸收创造有利条件;③分节运动本身对食糜的推进作用较小,但小肠上下分节运动的频率差有利于食糜的推进。

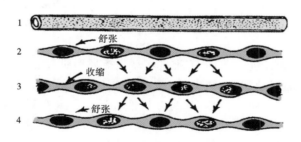

图 6-5　小肠的分节运动模式图
1:肠管的表面观;2、3、4:肠管的纵切面

(3)蠕动:蠕动发生于小肠的任何部位,可将食糜向大肠方向推进,推进速度为 0.5~2.0 cm/s。每个蠕动波将食糜推进数厘米后即消失,但可反复发生。其意义在于向前推进食糜,使其到达下一邻近肠段后再开始分节运动。

小肠内还可见到一种进行速度快(2~25 cm/s)、传播距离较远的蠕动,称为蠕动冲,它可以把食糜从小肠始段推送到末段,有时还可推送到大肠。这种蠕动冲可由进食时的吞咽动作或食糜刺激十二指肠引起。肠蠕动时,肠内容物(水和气体)被推动而产生的声音,称为肠鸣音。肠蠕动增强时,肠鸣音亢进;肠麻痹时,肠鸣音减弱或消失。所以,肠鸣音的强弱可反映肠蠕动的状态,可作为临床腹部手术后,小肠运动功能恢复的一个客观指标。

2. 回盲括约肌的功能　在回肠末端与盲肠交界处,环形肌明显增厚,起着括约肌的作用,称为回盲括约肌,回盲括约肌经常保持一定的收缩状态。进食后,当蠕动波到达回肠末端时,回盲括约肌舒张,有 3~4 mL 的食糜被推入大肠,而当进入大肠的食糜刺激盲肠时,可通过内在神经丛的局部反射引起回盲括约肌收缩,限制食糜通过。因此,回盲括约肌的主要功能是防止食糜过快进入大肠,有利于小肠的充分消化和吸收;另外,回盲括约肌还具有活瓣样作用,可阻止大肠内容物流入回肠。

四、大肠的功能

大肠内的消化是整个消化过程的最后阶段,食物经过小肠的消化和吸收后,剩余的残渣进入大肠。人类的大肠没有重要的消化作用,其主要功能是吸收水分、无机盐和某些维生素,完成对食物残渣的加工,形成并暂时储存粪便。

(一)大肠液

大肠液由大肠黏膜表面的柱状上皮细胞和杯状细胞分泌,呈碱性,pH 为 8.3~8.4。大肠液的主要成分是黏液和碳酸氢盐,主要作用是保护肠黏膜和润滑粪便。

(二)大肠内细菌的作用

大肠内有许多细菌(大多数是大肠杆菌、葡萄球菌等),主要来自空气和食物。由于大肠内的酸碱度和温度等条件适宜细菌的生长,所以细菌在此大量繁殖。据估计,粪便中的细菌占粪便固体总量的 20%~30%。细菌中的酶能对食物残渣进行分解。细菌对糖和脂肪的分解称为发酵,其产物有乳酸、醋酸、CO_2、甲烷等。细菌对蛋白质的分解称为腐败,其产物有胨、氨、硫化氢、组胺、吲哚等。因此,大肠内食物残渣的分解是由细菌完成的,而不是大肠液的作用。此外,大肠内细菌还可利用肠内某些简单物质合成 B 族维生素和维生素 K,经肠壁吸收后被机体所利用。若长期使用肠道抗菌药物,肠内细菌被抑制,可造成肠道内菌群失调,引起肠道功能紊乱,导致 B 族维生素和维生素 K 的缺乏。

(三)大肠的运动形式和排便

1. 大肠的运动形式

(1)袋状往返运动:这种运动形式在空腹和安静时较多见,由环形肌无规则地收缩所引起。其作用是使结肠袋中的内容物不断地混合,并向前、后两个方向做短距离移动,而不向前推进,袋状往返运动有助于水的吸收。

(2)分节推进运动和多袋推进运动:分节推进运动是指环形肌有规则地收缩,将一个结肠袋的内容物推移到下一邻近肠段的运动,收缩结束后,肠内容物不返回原处。如果一段结肠上同时发生多个结肠袋状收缩,并将其内容物向下推移,称为多袋推进运动。人在餐后或副交感神经兴奋时这种运动形式常见。

(3)蠕动:大肠通常蠕动较缓慢,有利于吸收水分和储存粪便。大肠还有一种推进速度快且推进距离远的蠕动,称为集团蠕动。通常开始于横结肠,可将部分大肠内容物快速推送到降结肠或乙状结肠。集团蠕动每日 1~3 次,最常见于早餐后 1 h 以内,它是食物充胀胃肠壁引起的一种反射活动,称为胃-结肠反射,儿童较明显。

2. 排便 食物残渣在大肠内一般停留 10 h 以上。绝大部分水、无机盐和维生素被大肠黏膜吸收,其余部分在结肠内经过细菌的发酵和腐败作用形成粪便。粪便中除食物残渣外,还包括脱落的肠上皮细胞、大量的细菌等。

排便是一种比较复杂的反射活动。通常情况下直肠内没有粪便,当大肠蠕动将粪便推入直肠后,直肠内压力升高,刺激直肠壁内的感受器,冲动沿盆神经和腹下神经传至脊髓腰骶段的初级排便中枢,同时上传至大脑皮层的高级中枢,产生便意。如果条件许可,即可产生排便反射,大脑皮层的下行冲动可兴奋初级排便中枢,通过盆神经使降结肠、乙状结肠和直肠平滑肌收缩,肛门内括约肌舒张,同时抑制阴部神经使其传出冲动减少,使得肛门外括约肌舒张,最终将粪便排出体外。如果条件不允许,大脑皮层则抑制初级排便中枢的活动,暂时控制排便(图 6-6)。

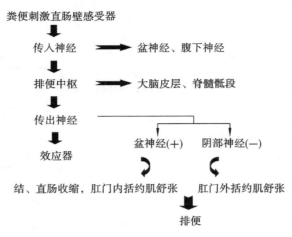

图 6-6　排便反射

正常人的直肠对粪便的机械性扩张刺激具有感觉阈,当达到感觉阈时即可产生便意。但如果大脑皮层经常抑制排便,久而久之导致直肠壁感受器对粪便的敏感性降低(即感觉阈升高),粪便在大肠内停留过久,水分被大量吸收而变得干硬,引起排便困难,这是产生习惯性便秘的最常见的原因。昏迷的患者或脊髓腰骶段以上损伤的患者,其初级排便中枢失去了大脑皮层的控制作用,一旦直肠充盈便可排便,出现大便失禁。如果脊髓腰骶段损伤,则不能自主排便,出现粪便潴留。

第三节　吸　　收

食物经过消化后,大分子物质变成了可被吸收的小分子物质,并通过消化道黏膜的上皮细胞进入血液和淋巴液的过程称为吸收。机体消化食物的最终目的是吸收。正常人所需要的各种营养物质都需经消化道吸收进入人体。

一、吸收的部位

消化道的部位不同,对食物的吸收情况也不同。食物在口腔和食管内基本不被吸收,口腔黏膜仅吸收硝酸甘油等少数药物;胃只能吸收乙醇和少量水分;大肠主要吸收水分和无机盐;食物中的绝大部分糖、脂肪和蛋白质的消化产物都是在十二指肠和空肠被吸收,回肠能够主动吸收胆盐和维生素 B_{12}。所以,小肠不仅是食物消化的主要场所,也是食物吸收的主要部位(图 6-7)。

小肠之所以成为吸收的主要部位,是因为:①小肠有巨大的吸收面积。成人的小肠长 4～5 m,小肠黏膜内有许多环状皱襞伸向肠腔,皱襞上有大量绒毛,绒毛长 0.5～1.5 mm,绒毛表面的柱状上皮细胞还有许多微绒毛。环状皱襞、绒毛和微绒毛的存在,使小肠黏膜的吸收面积比同样长度的简单圆柱体的面积增加了 600 倍,可达 200～250 m² (图 6-8)。②食物在小肠内停留时间较长,一般为 3～8 h,吸收的时间充分。③食物在小肠内已被分解成有利于吸收的小分子物质。④小肠绒毛内有丰富的毛细血管和毛细淋巴管。绒毛的伸缩和摆动,可促进血液和淋巴液的回流,有利于吸收。

二、主要营养物质的吸收

(一)糖的吸收

食物中的糖类,一般须分解为单糖才能被小肠上皮细胞吸收。小肠内的单糖主要是葡萄糖,约

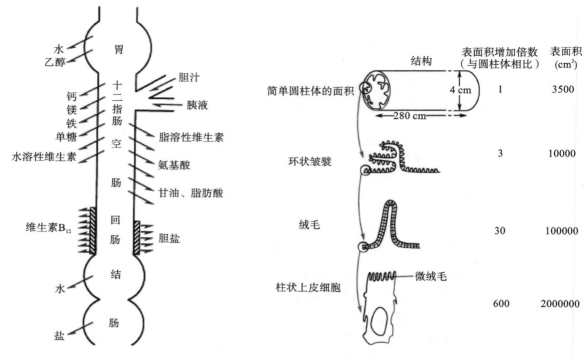

图 6-7　各种营养物质在消化道中的吸收部位　　　　图 6-8　小肠吸收面积的示意图

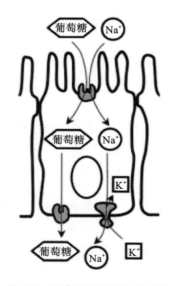

图 6-9　葡萄糖吸收机制示意图

占 80％，除此之外还有半乳糖、甘露糖和果糖。葡萄糖的吸收方式属于继发性主动转运，其能量来自钠泵的活动。小肠黏膜上皮细胞顶端膜上有 Na^+-葡萄糖同向转运体，可将葡萄糖与 Na^+ 同时转运至细胞内。细胞基底侧膜上的钠泵，可随时将细胞内的 Na^+ 主动转运出细胞，维持细胞内低 Na^+ 浓度。Na^+-葡萄糖同向转运体在顺浓度差转运 Na^+ 入胞的同时，也为葡萄糖的转运提供动力，使葡萄糖逆浓度差转入细胞内。进入细胞内的葡萄糖在基底膜上，经葡萄糖载体以易化扩散的方式被转运到细胞间隙，然后通过毛细血管进入血液（图 6-9）。当 Na^+ 的主动转运受阻时，葡萄糖的吸收也会出现障碍。

（二）蛋白质的吸收

食物中的蛋白质经消化分解为氨基酸后在小肠几乎被全部吸收。氨基酸与单糖的吸收过程相似，也属于继发性主动转运，进入小肠上皮细胞的氨基酸也是通过载体以易化扩散的方式进入组织间液，随后进入血液被机体吸收利用。当氨基酸被小肠吸收后，肝门静脉血液中的氨基酸含量立即增加。

（三）脂肪的吸收

脂肪吸收的主要形式是甘油、甘油一酯和脂肪酸，还有少量的甘油二酯和未消化的甘油三酯。甘油、甘油一酯和脂肪酸等不溶于水，它们在肠腔内需要与胆汁中的胆盐结合，形成水溶性混合微胶粒，然后通过肠黏膜上皮细胞表面的静水层到达细胞的微绒毛。进入上皮细胞的脂肪消化产物的吸收方式取决于脂肪酸分子的大小。中链脂肪酸、短链脂肪酸和甘油是水溶性的，可直接从细胞的基底膜侧进入血液而不进入淋巴循环。长链脂肪酸（含 12 个以上碳原子）和甘油一酯又可在肠黏膜细胞内重新合成甘油三酯，并与细胞中的载脂蛋白结合形成乳糜微粒，乳糜微粒以出胞方式进入细间隙,再进入毛细淋巴管。因此,脂肪的吸收包括血液和淋巴液两条途径。由于人类膳食中的动物油、植物油含长链脂肪酸较多,所以脂肪的吸收以淋巴液途径为主(图 6-10)。

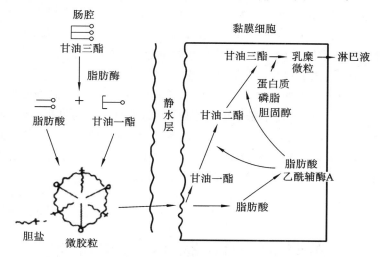

图 6-10　脂肪在小肠内消化和吸收的主要方式

（四）胆固醇的吸收

肠道中的胆固醇主要来自饮食和肝细胞分泌的胆汁。胆汁中的胆固醇是游离的,而食物中的胆固醇部分是酯化的。酯化的胆固醇经过胆固醇酯酶的水解转变成游离胆固醇,游离胆固醇通过形成混合微胶粒,在小肠上部被吸收。被吸收后的胆固醇在小肠黏膜上皮细胞内又重新酯化生成胆固醇酯,与载脂蛋白形成乳糜微粒,最后由淋巴系统进入血液。胆固醇的吸收受多种因素影响,脂肪和脂肪酸可促进胆固醇的吸收;各种植物固醇以及食物中的纤维素、果胶、琼脂等可妨碍胆固醇的吸收。

（五）水的吸收

水的吸收属于被动吸收,主要依靠溶质吸收产生的渗透压梯度来完成,尤其是 NaCl 主动吸收产生的渗透压梯度是水吸收的主要动力。在小肠内,水顺渗透压梯度进入血液,人体每日从胃肠道吸收的水分大约为 8 L,主要包括消化液中的水和饮食中的水(图 6-11)。严重的呕吐、腹泻可使人体丢失大量的水和电解质,从而发生水、电解质和酸碱平衡紊乱。

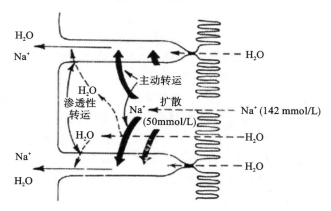

图 6-11　小肠黏膜对钠和水的吸收

（六）无机盐的吸收

1. 钠的吸收　成人每日摄入的钠为 $5\sim8$ g,分泌进入消化液中的钠为 $20\sim30$ g,而每日大肠内吸收的钠为 $25\sim35$ g,说明绝大部分的钠是由肠道吸收的。钠的吸收是主动过程,动力来自肠黏膜上皮细胞基底侧膜上的钠泵。钠的吸收可为单糖、氨基酸和水的吸收提供动力,其中空肠对钠的吸收能力较强(图 6-11)。

2. 铁的吸收 人体每日吸收的铁量约 1 mg。铁的吸收量与人体对铁的需求量密切相关。铁的吸收是主动过程,吸收的主要部位在十二指肠和空肠。食物中的二价铁(Fe^{2+})容易被吸收,三价铁(Fe^{3+})不易被吸收,相同量的 Fe^{2+} 要比 Fe^{3+} 的吸收快 2～15 倍。维生素 C 能将 Fe^{3+} 还原成 Fe^{2+},促进铁的吸收;酸性环境有利于铁的溶解,也可促进铁的吸收,胃液中的盐酸有利于铁的吸收。胃大部分切除或胃酸分泌减少的患者可出现缺铁性贫血。

3. 钙的吸收 从食物中摄入的钙仅有 20％～30％被吸收,大部分会随粪便排出体外。食物中只有 Ca^{2+} 能被吸收。维生素 D 能促进小肠对钙的吸收,钙的吸收是主动过程,吸收的主要部位在十二指肠。钙盐在水溶状态下(比如氯化钙、葡萄糖酸钙等)更易被吸收。肠腔内容物的 pH 为 3 时,离子化状态钙最易被吸收。除此之外,脂肪和其分解产物脂肪酸等均可以促进钙的吸收。由于食物中的草酸和植酸与钙结合后可形成不溶解的钙盐,故妨碍钙的吸收。

第四节　消化器官活动的调节

人体各个消化器官具有不同的结构和功能特点,它们相互配合、协调一致地进行活动,并与其他系统功能相适应,共同完成食物消化和吸收的过程。这些功能活动最终都是在神经和体液因素的共同调节下完成的。

一、神经调节

(一)消化道的神经支配及其作用

神经系统对消化器官活动的调节,是通过外来神经和内在神经的双重作用来实现的。外来神经包括交感神经和副交感神经;内在神经又称壁内神经丛,是指分布在消化道壁内的神经丛。

1. 外来神经 消化器官中口腔、咽、食管上段及肛门外括约肌为骨骼肌,受躯体神经支配,其余大部分消化器官受交感神经和副交感神经的双重支配(图 6-12)。

(1)交感神经:支配消化器官的交感神经节前神经纤维从脊髓第 5 胸段至第 2 腰段脊髓侧角发出,在腹腔神经节和肠系膜神经节内换元后,神经纤维随血管分布到胃肠各部。在紧张、焦虑、剧烈运动等状态下,交感神经兴奋,节后神经纤维末梢释放去甲肾上腺素,抑制胃肠运动,使其紧张性降低、运动减慢,消化腺分泌减少(但唾液腺分泌增多),括约肌收缩;同时还可以抑制胆囊的活动,减少胆汁排出。总之,交感神经兴奋可抑制消化活动。

(2)副交感神经:支配消化器官的副交感神经主要是迷走神经,但支配远端结肠和直肠的副交感神经是盆神经。唾液腺受面神经和舌咽神经的副交感神经纤维支配。节前神经纤维分别由延髓和 2～4 骶髓节段发出,进入消化道在壁内神经丛中更换神经元,其节后神经纤维支配消化道平滑肌和腺体。机体在安静状态下,副交感神经兴奋,节后神经纤维末梢释放 ACh,促进胃肠运动,使其紧张性增强,运动加快,胃肠内容物的推进速度加快,消化腺的分泌增加,还可使胆囊收缩,胆汁排出量增加。总之,副交感神经兴奋可促进消化活动。

2. 内在神经 内在神经又称壁内神经丛。壁内神经丛包括黏膜下神经丛(麦氏神经丛)和肌间神经丛(欧氏神经丛)两类(图 6-13),由许多互相形成突触联系的神经节细胞和神经纤维组成复杂的神经网络,有的神经元与平滑肌和腺体发生联系,有的与胃肠壁的机械或化学感受器发生联系,构成一个完整的局部神经反射系统,可独立完成调节消化腺分泌、消化道运动及血管舒缩的局部反射。在整体情况下,外来神经会调节和控制壁内神经丛。

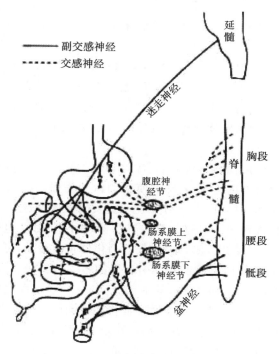

图 6-12 胃肠的神经支配示意图

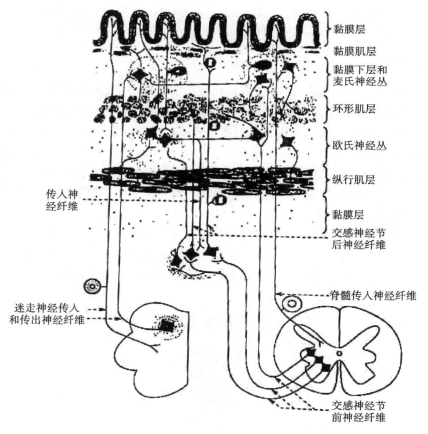

图 6-13 胃肠壁内神经丛与外来神经的联系

（二）消化器官活动的反射性调节

1.非条件反射 非条件反射是由食物直接刺激消化道管壁的机械感受器或化学感受器而引起的。

（1）口腔内消化的非条件反射：食物在口腔内刺激口腔黏膜、舌、咽等处的感受器，兴奋由第Ⅴ、Ⅶ、Ⅸ、Ⅹ对脑神经传入中枢（位于延髓、下丘脑和大脑皮层等处），经整合处理后，再由交感神经和副交感神经支配唾液腺，引起唾液的分泌。其中，支配唾液腺的传出神经以副交感神经为主，它通过释放乙酰胆碱起作用。因此，乙酰胆碱能促进唾液分泌，而抗乙酰胆碱药物如阿托品能抑制唾液分泌，引起口干。

（2）胃内消化的非条件反射：食物入胃后，刺激胃黏膜的机械感受器和化学感受器，通过两个途径进行反射性调节。一方面通过迷走-迷走反射使胃的运动增强，胃液、胰液、胆汁等消化液分泌增多。另一方面通过壁内神经丛反射，作用于 G 细胞引起促胃液素释放，胃液分泌增多。

（3）小肠的非条件反射：食物刺激口腔黏膜的感受器时，能反射性地引起唾液分泌，食物对胃肠的刺激，可反射性地引起胃肠运动和分泌，此外，上段消化器官的活动，可影响下段消化器官的活动。例如，食物在口腔内咀嚼和吞咽时，可反射性地引起胃的容受性舒张以及胃液、胰液和胆汁的分泌，下段消化器官的活动也可影响上段消化器官的活动。如前述，当酸性食物排入十二指肠后，通过神经和体液机制抑制胃排空，使胃排空的速度能适应食物在小肠内消化和吸收的速度。以上都属于非条件反射，通过这些反射，消化器官各部分的活动相互影响，密切配合，更好地完成消化功能。

2.条件反射 在进食前或进食时，食物的形状、颜色、气味，以及进食环境和有关的语言、文字，能反射性地改变胃肠运动和消化腺分泌，这些则属于条件反射，它使消化器官的活动协调统一，为食物的消化做好充足的准备。良好的饮食环境，色、香、味俱全的食物，以及进餐时愉快的交谈等，均有利于激发良好的情绪，以引起食欲，促进消化。

二、体液调节

消化器官的活动除了受神经调节外，还受到体液因素的调节，而调节消化功能的体液因素主要来自消化道。因此，消化道也是体内最大的、最复杂的内分泌器官。目前已明确，在胃到大肠的黏膜内散在分布着 40 多种内分泌细胞，由内分泌细胞合成和释放的激素，统称胃肠激素。

胃肠激素的生理作用非常广泛，各种激素的作用也各不相同。主要作用是调节消化器官的功能，主要集中在以下几个方面：①调节消化腺的分泌和消化道的运动；②调节其他激素的释放；③刺激消化道组织的代谢和生长。目前认为，对消化器官功能发挥主要作用的胃肠激素主要包括促胃液素、缩胆囊素、促胰液素、抑胃肽和胃动素等。

另外有研究表明，多种胃肠激素不仅存在于胃肠道黏膜内，也存在于中枢神经系统中，这些双重分布的肽类物质统称为脑-肠肽。目前已知的脑-肠肽有促胃液素、缩胆囊素、P 物质、胃动素等 20 多种。脑-肠肽的提出揭示了神经系统与消化系统之间存在着紧密的内在联系。

目标检测

在线答题

（钟　瑶）

第七章 能量代谢与体温

能力目标

1. 掌握：基础状态，基础代谢率的概念、正常值及意义；体温的概念、正常值及生理变异；机体的主要散热方式以及在临床上的应用。
2. 熟悉：能量的来源与去路；能量代谢的主要影响因素。
3. 了解：能量代谢的测定原理；体温的调节。

机体各种功能活动所需要的能量主要来源于摄入的营养物质中所包含的化学能。在机体内，糖、脂肪和蛋白质代谢时所释放出来的化学能，其中大部分能量转化为热能，用于维持体温。人体在正常情况下具备保持体温恒定的调节能力，机体产热和散热的平衡为生理功能活动提供了相对稳定的内环境。

第一节 能 量 代 谢

案例引导

患者，女，42岁，因心悸、燥热、多汗、手抖1个月余收住入院。患者自述近半年来出现食量明显增加，体重下降，约5 kg，照镜时发现双眼突出，并伴有酸胀感。

体格检查：神志清楚、瞬目减少、睑裂增宽，甲状腺中度弥漫性肿大、可闻及血管杂音，HR 110次/分，节律整齐。

实验室检查：T_3、T_4增高。基础代谢率：$+70\%$。

具体任务：

1. 试用生理学知识分析该患者为何出现燥热、多汗症状。
2. 试述基础代谢率的测定条件，正常值及其临床意义。

新陈代谢是生命活动的基本特征。新陈代谢不仅包括物质在机体内的合成与分解，也包括机体体温的维持、肌肉收缩、兴奋传导等生理活动所需要消耗的能量，所以新陈代谢包括物质代谢和能量代谢。生理学中，通常将这种伴随着物质代谢过程进行的能量释放、转移、储存和利用，称为能量代谢（energy metabolism）。

本章 PPT

案例解析
7-1

Note

一、能量的来源与去路

（一）能量的来源

1. 机体可利用的能量形式　机体唯一能利用的能量是食物中营养物质所包含的化学能。人体生命活动所需要的能量来源于食物中的糖、脂肪、蛋白质、无机盐、维生素和水等，其中糖、脂肪和蛋白质是机体的主要能量来源。组织细胞在进行各项生理活动时，所需的能量是由高能化合物三磷酸腺苷（adenosine triphosphate，ATP）直接提供的。体内 ATP 既是直接的供能物质，又是能量储存的重要形式。除 ATP 外，体内还有其他高能化合物，如磷酸肌酸（creatine phosphate，CP）、UTP、CTP和 GTP 等（图 7-1）。

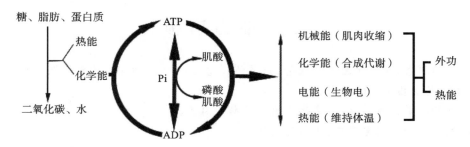

图 7-1　能量的来源与去路

2. 三大营养物质代谢过程中的能量转换

（1）糖：糖（carbohydrate）是机体最主要的供能物质，机体所需能量的 50%～70% 来自糖类物质的氧化分解。人体吸收的单糖主要是葡萄糖，葡萄糖可以通过有氧氧化和无氧酵解两条途径为组织细胞供能。在氧气供应充足的情况下，葡萄糖进行有氧氧化，生成 CO_2 和水，1 mol 葡萄糖完全氧化释放的能量可合成 30～32 mol ATP；而在氧气供应缺乏的情况下，葡萄糖将通过无氧酵解的方式供能，此时生成乳酸，1 mol 葡萄糖只能提供 2 mol ATP。

（2）脂肪：体内脂肪（fat）的主要功能是储存和供给能量。机体储存的脂肪量较多，约占体重的 20%，一般情况下机体所消耗的能量有 30%～50% 来自脂肪。在饥饿的情况下，脂肪成为主要的供能物质，并能长时间为机体提供能量，脂肪酸氧化产生大量酮体，酮体也是肝脏输出能源的一种形式。

（3）蛋白质：蛋白质（protein）是机体组织的重要组成成分，氧化供能只是蛋白质的次要功能。只有在某些特殊情况下，如长期禁食或患有恶性肿瘤等消耗性疾病时，蛋白质才被分解供能。

（二）能量的去路

机体的组织细胞并不能直接利用由各种能源物质氧化所释放的能量，组织细胞所需要的能量实际上是由 ATP 直接提供的。食物中的糖、脂肪和蛋白质三大营养物质氧化分解释放出的能量，50% 以上直接转化为热能，用于维持体温，并向外界散发。其余不足 50% 的能量以高能磷酸键的形式储存于 ATP 等高能活性物质中。当能量过剩时，ATP 还可将高能磷酸键转给肌酸生成磷酸肌酸，以磷酸肌酸等形式储能。ATP 分解释放出的能量可用于机体的各项生命活动，如肌细胞的收缩和舒张、物质的主动转运、神经信号的传导、腺体的分泌等。

（三）能量平衡

机体摄入的能量与消耗的能量之间的平衡称为能量平衡。体重指数（body mass index）、腰围和腰臀围比常作为肥胖的诊断指标。体重指数是指体重（kg）除以身高（m）的平方所得出的数值。当体重指数大于 24 kg/m^2 时为超重，大于 28 kg/m^2 时即为肥胖。

二、能量代谢的测定

机体产热量的测定主要有三种方法：直接测热法、间接测热法和双标水法。

(一)直接测热法

直接测热法（direct calorimetry）是直接测定受试者在安静状态下一定时间内的散热量的方法。测定时，让受试者处于一个特殊的隔热密闭房间内，并保持安静状态，通过测定一定时间内流经隔热室的水温变化及水的流量，计算出受试者在单位时间内发散的总热量（图 7-2）。

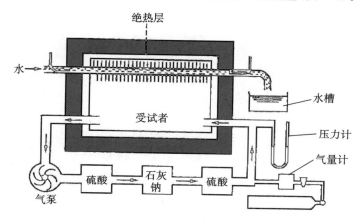

图 7-2　直接测热法模式图

(二)间接测热法

间接测热法（indirect calorimetry）是根据受试者在安静状态下一定时间内的耗氧量和 CO_2 的产生量，推算消耗的能源物质的量，进而计算出产热量的一种方法。这种方法的依据是化学反应中的定比定律。例如，1 mol 葡萄糖氧化时，需消耗 6 mol O_2，并将产生 6 mol CO_2 和 6 mol H_2O，同时释放一定的能量（ΔH）。其反应式如下：

$$C_6H_{12}O_6 + 6O_2 \rightarrow 6CO_2 + 6H_2O + \Delta H \tag{7-1}$$

利用间接测热法测算单位时间内机体的产热量来计算能量代谢率，需要了解与能量代谢测定有关的基本概念，包括食物的热价、氧热价和呼吸商等。

1. 食物的热价　1 g 某种食物氧化时所释放出来的热量称为该食物的热价（thermal equivalent）。热价的计量单位通常用焦耳（J）表示，1 cal＝4.19 J。食物的热价分为物理热价与生物热价两种。物理热价是食物在体外燃烧时释放出的热量；生物热价是食物在体内氧化时释放出的热量。各种营养物质的物理热价和生物热价如表 7-1 所示。

表 7-1　三种营养物质的热价、氧热价与呼吸商

物　　质	耗氧量 /(L/g)	CO_2 产生量 /(L/g)	物理热价 /(kJ/g)	生物热价 /(kJ/g)	氧热价 /(kJ/L)	呼　吸　商
糖	0.83	0.83	17.2	17.2	21.1	1.00
脂肪	2.03	1.43	39.8	39.8	19.6	0.71
蛋白质	0.95	0.76	23.4	18.0	18.9	0.80

2. 氧热价　某种食物氧化时消耗 1 L O_2 所产生的热量称为该食物的氧热价（thermal equivalent of oxygen）。氧热价反映某种营养物质氧化时的耗氧量与产热量之间的关系。

3. 呼吸商　营养物质在体内氧化时，消耗 O_2，并产生 CO_2，机体在一定时间内 CO_2 产生量与耗氧量的比值，称为呼吸商（respiratory quotient，RQ）。

【重点提示】
食物的热价、氧热价、呼吸商、非蛋白呼吸商的概念。

$$RQ=\frac{CO_2 \text{ 产生量（L）}}{\text{耗氧量（L）}}=\frac{CO_2 \text{ 产生量（mL）}}{\text{耗氧量（mL）}}$$ （7-2）

机体能量供应主要来自糖和脂肪的氧化分解，而蛋白质氧化分解的量较少。所以在能量代谢率的计算中，只考虑糖和脂肪氧化时的 CO_2 产生量和耗氧量的比值，该比值称为非蛋白呼吸商（non-protein respiratory quotient，NPRQ）。表 7-2 所示为不同比例营养物质氧化的非蛋白呼吸商及其对应的糖和脂肪的氧化百分比、氧热价。

表 7-2　不同比例营养物质氧化的非蛋白呼吸商及氧热价

非蛋白呼吸商	氧化百分比/（%）		氧热价/kJ
	糖	脂肪	
0.70	0.00	100.00	19.608
0.71	1.10	98.90	19.637
0.73	8.40	91.60	19.738
0.75	15.60	84.40	19.842
0.77	22.80	77.20	19.947
0.80	33.40	66.60	20.102
0.82	40.30	59.70	20.202
0.84	47.20	52.80	20.307
0.86	54.10	45.90	20.412
0.88	60.80	39.20	20.512
0.90	67.50	32.50	20.617
0.92	74.10	25.90	20.717
0.94	80.70	19.30	20.822
0.96	87.20	12.80	20.927
0.98	93.60	6.37	21.027
1.00	100.00	0.00	21.132

（三）双标水法

双标水（doubly labeled water，DLW）法是指测定机体在自由活动状态下的能量代谢率的方法。给予受试者一定量的氘（^2H）和氧 18（^{18}O）标记的水 ^2H_2O、$H_2^{18}O$，在一定时间内，采集受试者尿液，测定 ^2H 代谢率和 ^{18}O 代谢率。由于 ^2H 参与体内的水代谢，^{18}O 参与水代谢和 CO_2 代谢，所以机体 CO_2 产生量可通过 ^{18}O 代谢率与 ^2H 代谢率之差求得。

三、影响能量代谢的因素

影响营养物质的摄取、消化、吸收、代谢、生物氧化等的诸多因素均能影响机体的能量代谢；此外，机体本身的状态、环境因素等也能影响能量代谢水平。

（一）整体水平影响能量代谢的主要因素

1. 肌肉活动　肌肉活动是影响能量代谢最显著的因素，机体任何轻微的肌肉活动都会使能量代谢率提高。因此，通常情况下可用能量代谢率作为评估肌肉活动强度的指标。表 7-3 所示为机体不同状态下的能量代谢率。

表 7-3　机体不同状态下的能量代谢率

机体的状态	产热量/(kJ/(m² · min))	机体的状态	产热量/(kJ/(m² · min))
静卧	2.73	扫地	11.37
开会	3.40	打排球	17.50
擦玻璃窗	8.30	踢足球	24.98
洗衣	9.89	打篮球	25.22

2. 精神活动　平静思考对机体能量代谢的影响不大,产热量增加不超过 4%,但当机体处于精神紧张状态时,如激动、焦虑等特殊情绪变化,能量代谢率将大幅度提高,约增高 10%。

3. 环境温度　在安静状态下,若所处环境温度为 20～30 ℃,裸体或只穿单薄衣物时,此时能量代谢最为稳定,这主要是因为此时骨骼肌保持在比较松弛的状态。当环境温度低于 20 ℃或超过 30 ℃时,能量代谢率均显著增高。

4. 食物的特殊动力效应　人体在进食后的一段时间内,即使处于安静状态下,也会出现产热量增加的现象,这种食物能引起机体产热量额外增加的现象称为食物的特殊动力效应(specific dynamic action of food)。一般从进食后 1 h 左右开始,可延续 7～8 h。食物的成分不同,所产生的特殊动力效应也不同。在三种营养物质中,进食蛋白质产生的特殊动力效应最显著,进食蛋白质可使产热量额外增加 30%左右,糖和脂肪的特殊动力效应分别为 6%和 4%,混合食物可增加 10%左右。

【重点提示】 影响能量代谢的因素。

(二)调控能量代谢的神经和体液因素

1. 下丘脑对摄食行为的调控　能量平衡的维持与下丘脑摄食中枢和饱中枢对摄食行为的调控有关,该中枢可根据体内血糖水平、胃的牵张程度等调节机体的摄食行为。

2. 激素对能量代谢过程的调节　食物在体内的消化、吸收及代谢过程受多种激素的调节,如糖代谢可受胰岛素、胰高血糖素等的调节。

四、基础代谢

(一)基础代谢

基础代谢(basal metabolism)是指机体在基础状态下的能量代谢。基础代谢率(basal metabolic rate,BMR)是指机体在基础状态下单位时间内的能量消耗量。基础状态是指人体处于清晨、清醒、空腹(禁食 12 h 以上)、静卧、环境温度 20～25 ℃、精神安宁的状态。基础代谢率是评价机体能量代谢水平的常用指标。

(二)基础代谢率的测定

基础代谢率的单位为 kJ/(m² · h),即以基础状态下单位时间内每平方米体表面积的产热量来表示。

人体体表面积的计算常用 Stevenson 公式,公式如下:

$$体表面积(m^2) = 0.0061 \times 身高(cm) + 0.0128 \quad (7-3)$$
$$\times 体重(kg) - 0.1529$$

另外,体表面积还可用体表面积测算图直接读取,见图 7-3。

基础代谢率除与体表面积有关外,还受到受试者性别、年龄等因素的影响,见表 7-4。

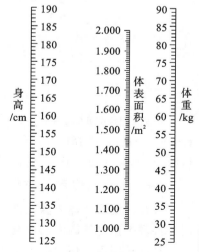

图 7-3　体表面积测算图

年龄/岁	男	女
11～15	195.5	172.5
16～17	193.4	181.7
18～19	166.2	154.0
20～30	157.8	146.5
31～40	158.6	146.9
41～50	154.0	142.4
≥51	149.0	138.6

表 7-4　我国人群正常基础代谢率的平均值　　　　　　　　　　单位：kJ/（m² · h）

第二节　体　　温

温度是影响机体内环境的重要因素之一，人体的体温作为基本的生命体征是判断机体健康状况的重要指标之一。

案　例　引　导

张某，男，26 岁。因头痛、流涕、全身肌肉酸痛、发热 1 天就诊。

体格检查：T 39.3 ℃，P 92 次/分，BP 112/68 mmHg，咽红，扁桃体无肿大，心肺无异常。

实验室检查：RBC $4.5×10^{12}$/L，WBC $9.0×10^{10}$/L，中性粒细胞 50%，淋巴细胞 47%。

初步诊断：上呼吸道感染。

具体任务：

1. 试述机体的正常体温。

2. 试用生理学知识分析引起该患者发热的原因。

3. 试述机体的散热方式和降温措施。

案例解析
7-2

一、体温

在研究体温时通常将人体分为核心与表层两部分。核心部分的温度称为体核温度（core temperature），表层部分的温度称为体表温度（shell temperature）。生理学或临床医学中所说的体温（body temperature）通常是指机体核心部分的平均温度。

（一）体表温度和体核温度

1. 体表温度　体表温度指人体浅表部位如皮肤、皮下组织等部位的温度。体表温度不稳定，易受外界环境温度等因素的影响，因而会出现较大幅度的波动，见图 7-4。

2. 体核温度　体核温度是相对稳定的，其中肝脏和脑在全身各器官中的温度较高，约为 38 ℃；直肠的温度约为 37.5 ℃。

临床工作中通常用直肠、口腔和腋窝的温度来代表体核体温。直肠温度（rectal temperature）比较接近体核温度,其正常值为 36.9～37.9 ℃。口腔温度(oral temperature)比直肠温度约低 0.3 ℃,其正常值为 36.7～37.7 ℃。腋窝温度(axillary temperature)比口腔温度约低 0.4 ℃,正常值为 36.0～37.4 ℃。

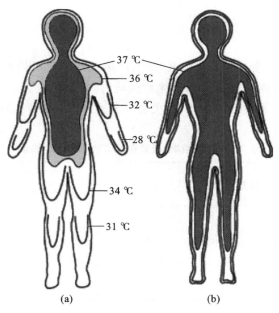

图 7-4　人在不同环境温度下的体温

(a)环境温度 20 ℃;(b)环境温度 35 ℃

知识拓展
7-1

(二)体温的生理性变化

在生理情况下,机体的体温可因某些内在因素而发生波动,但这种波动的幅度一般不超过 1 ℃。

1. 体温的日节律　人体的体温在一昼夜呈现出周期性波动。表现为在清晨 2～6 时最低,午后 1～6 时最高,波动的幅度一般不超过 1 ℃。人体体温的昼夜周期性波动,称为体温的昼夜节律或日节律(circadian rhythm)。目前认为,昼夜节律等生物节律现象主要受下丘脑视交叉上核的控制。

2. 性别的影响　成年女性的体温约比同龄男性平均高 0.3 ℃。女性的体温在月经周期中的排卵日最低,排卵后基础体温升高 0.3～0.6 ℃(图 7-5)。因此,常将月经周期中基础体温的升高作为判断是否排卵的标志。目前认为,排卵后体温升高与黄体分泌的孕激素的作用有关。

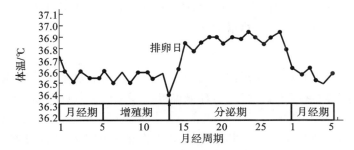

图 7-5　女性月经周期基础体温的变化

3. 年龄的影响　老年人因代谢水平降低,体温略低于青壮年。儿童体温略高于成人。新生儿,特别是早产儿,体温调节系统尚未发育完全,所以体温调节能力差,体温易受环境温度的影响,因此临床工作中应注意对新生儿的体温护理。

4. 肌肉活动　肌肉活动时,机体代谢加强,产热量增加,可引起体温升高。

5. 其他因素　情绪激动、精神紧张、进食等因素均会对体温产生影响,外界环境温度的大幅度变动对体温也有影响。

二、机体的产热与散热

人体体温的恒定是在体温调节中枢的调控下,使机体的产热(heat production)和散热(heat dissipation)生理过程保持动态平衡的结果。

(一)产热反应

1. 产热器官 在安静时,机体主要由内脏产热,产热量约占总产热量的56%。在内脏各器官中肝脏的代谢最为旺盛。当机体在进行劳动或体育运动时,骨骼肌成为主要的产热器官。此外,褐色脂肪组织在寒冷环境下发挥重要的产热作用,尤其是新生儿更为重要。机体组织、器官在不同状态下的产热情况见表7-5。

表 7-5 机体组织、器官在不同状态下的产热量

组织器官	重量(占体重的百分比/(%))	产热量(占机体总产热量的百分比/(%))	
		安静状态	运动或劳动时
脑	2.5	16	3
内脏	34.0	56	22
骨骼肌	40.0	18	73
其他	23.5	10	2

2. 产热的形式 在寒冷环境下机体主要依靠战栗产热(shivering thermogenesis)和非战栗产热(non-shivering thermogenesis)来增加产热量,以维持体热平衡,使体温保持稳定。

(1)战栗产热:战栗是指骨骼肌屈肌和伸肌同时发生不随意的节律性收缩,此时肌肉对外不做功,但产热量大幅度增加,能量全部转化为热量。

(2)非战栗产热:非战栗产热又称为代谢性产热,是机体在寒冷环境中通过提高组织代谢水平从而增加产热的方式。

3. 产热活动的调节

(1)体液调节:甲状腺激素是调节非战栗产热活动最重要的体液因素。如果机体暴露在寒冷环境中数周,甲状腺的活动将明显增强,从而大量分泌甲状腺激素,使机体代谢率增加20%～30%。

(2)神经调节:寒冷刺激可兴奋下丘脑后部的战栗中枢,经传出通路到达脊髓前角运动神经元,引发战栗。当机体处于寒冷环境时,交感神经兴奋,导致肾上腺髓质活动增加,肾上腺素和去甲肾上腺素等激素释放增多,使代谢加强,产热增加。

(二)散热反应

1. 散热的部位 人体散热的主要部位是皮肤。当外界环境温度低于皮肤温度时,大部分的热量通过皮肤以辐射、传导和对流等方式散发;当环境温度高于皮肤温度时,机体主要以蒸发形式散热。

2. 散热的方式

(1)辐射散热:辐射散热是指机体以热射线的形式将热量传递给外界温度较低的物体的散热方式。人体在20℃左右的温度、安静状态下,裸体情况时大约有60%的热量是以这种方式散发的。

(2)传导散热:传导散热是指机体的热量直接传递给与皮肤接触的温度较低的物体的一种散热方式。传导散热量的多少主要取决于皮肤与接触物体的温度差、接触面积和接触物体的导热性能等因素。因而临床治疗中常可利用冰袋、冰帽给高热患者实施降温。

(3)对流散热:对流散热是指通过气体流动而实现热量交换的散热方式。在夏季,常通过增加空气的流速来增加机体的对流散热量。

(4)蒸发散热:蒸发散热是指水分从体表汽化时吸收热量并散发体热的一种散热方式。当环境

【重点提示】
机体的散热方式。

温度等于或高于皮肤温度时,蒸发散热成为唯一有效的散热方式。在正常体温情况下,每蒸发 1 g 水可散发 2.43 kJ 的热量。临床上对高热患者进行酒精擦浴,就是利用酒精蒸发散热的原理。

蒸发散热可分为不感蒸发和发汗两种形式。

①不感蒸发:不感蒸发(insensible evaporation)是指机体内的水分直接透出皮肤和黏膜(主要是呼吸道黏膜)表面,不断渗出而被汽化的过程。

②发汗(可感蒸发):发汗(sweating)是指人体通过汗腺分泌汗液向外界蒸发散热的方式。通过汗液蒸发可有效带走大量体热。

3. 散热反应的调节　散热的主要途径是皮肤,通常主要通过调节皮肤血流量和发汗两种机制来增加或减少皮肤的散热量。

(1)皮肤血流量的调节:辐射、传导、对流散热量的多少都取决于皮肤与环境之间的温度差,而皮肤温度的高低又取决于皮肤的血流量。在寒冷环境中,交感神经紧张性增强,皮肤小血管收缩,动-静脉吻合支关闭,皮肤的血流量减少,皮肤温度降低,皮肤与外界环境之间的温度差减小,皮肤散热量减少,防止体热散失。

(2)影响蒸发散热的因素:汗腺受交感胆碱能纤维支配,当交感神经兴奋时,末梢释放 ACh 增多,与 M 受体相结合,促进汗腺分泌。此外,出汗量和出汗速度还受环境温度、湿度及机体活动程度等因素的影响。

知识拓展
7-2

三、体温调节

人体体温能保持相对恒定是在体温调节机制的影响下,使产热系统和散热系统维持动态平衡的结果。体温调节的方式包括自主性体温调节(autonomic thermoregulation)和行为性体温调节(behavioral thermoregulation)两种。自主性体温调节是在体温调节中枢的调控下,通过激活寒战、发汗、改变皮肤血流量等生理反应,从而维持体温恒定的一种调节方式。自主性体温调节是体温调节的基本方式。行为性体温调节是指机体有意识地进行有利于建立体热平衡的行为活动。例如:日常生活中,人们可以在气温变化时,有意识地通过增加衣物,使用风扇、空调、暖气等行为方式来维持体温。行为性体温调节以自主性体温调节为基础,可起到补充作用。

自主性体温调节主要是由自主性体温调节系统(图 7-6)来完成,其中枢位于下丘脑。通过体温调节中枢发出控制信息,调控全身产热器官和散热器官的活动,以维持产热和散热的平衡,从而保证体温的相对稳定。自主性体温调节系统是一种负反馈控制系统。

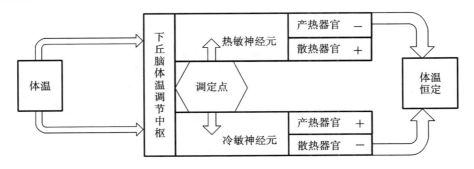

图 7-6　体温调节的调定点学说

(一)温度感受器

根据分布部位的不同,温度感受器可分为外周温度感受器和中枢温度感受器。

1. 外周温度感受器　主要分布于皮肤、黏膜和腹腔内脏等处,是可感受外环境冷热变化的游离神经末梢。

2. 中枢温度感受器　存在于中枢神经系统内的对温度敏感的神经元。中枢温度敏感神经元在下丘脑、脑干网状结构和脊髓均有分布，分为冷敏神经元和热敏神经元。在脑干网状结构和下丘脑的弓状核中以冷敏神经元为主，感受局部组织温度降低的刺激；在视前区-下丘脑前部（PO/AH）则存在较多的热敏神经元，感受局部组织温度升高的刺激。

（二）体温调节中枢

1.体温调节中枢的部位　从脊髓到大脑皮层的整个中枢神经系统中都存在参与调节体温的神经元。体温调节的基本中枢位于下丘脑。PO/AH 是机体最重要的体温调节中枢。

2.体温调节机制　自主性体温调节的机制可用调定点学说（set point theory）来解释（图 7-6）。若要维持机体产热与散热的平衡，首先需要在 PO/AH 设置一个调定点，如 37 ℃，然后体温调节中枢就按照这个调定点进行体温调控，当体温与调定点保持一致时，机体的产热与散热维持平衡；当体温高于调定点的水平时，体温调节中枢的调节使产热活动减少，散热活动增加，体温下降至调定点。关于体温调定点的具体调控机制，目前尚不十分清楚。

临床细菌感染时，由细菌毒素等致热源所导致的发热（fever），即可以用体温调定点学说来解释。

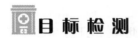

目标检测

在线答题

（尚曙玉）

第八章　肾的排泄功能

能力目标

1. 掌握：排泄的概念和途径；肾小球的滤过功能及影响肾小球滤过的因素；肾小管和集合管的重吸收功能；尿生成的自身调节、神经调节和体液调节。

2. 熟悉：肾小管和集合管的分泌功能；尿液的理化特性、尿量；尿的输送、储存与排放。

3. 了解：肾的结构与功能；尿液浓缩与稀释的原理。

新陈代谢是生命活动最基本的特征，机体在代谢过程中会产生对人体无用甚至有害的代谢产物。机体将这些代谢终产物和进入体内的各种异物及过剩的物质，经血液循环由相应的途径排出体外的过程就是排泄（excretion）。

机体的排泄器官有肾、肺、皮肤和消化道。其中肾排出代谢产物的种类最多、数量最大，并可随机体的不同状态而调节尿量和尿中各种物质的含量，故肾是人体最主要的排泄器官。本章主要介绍肾的排泄功能即尿生成的过程及其调节机制。

第一节　概　　述

肾为实质性器官，分为皮质和髓质两部分。皮质主要由肾小体和肾小管构成。髓质位于皮质深部。在肾单位和集合管生成的尿液，经集合管在肾乳头开口处进入肾小盏，再进入肾大盏和肾盂，最后经输尿管进入膀胱。肾盏、肾盂和输尿管壁含有平滑肌，其收缩运动可将尿液驱向膀胱储存。

一、肾的结构特征

（一）肾单位和集合管

人类每个肾约有100万个肾单位（nephron）。肾单位是尿生成的基本结构和功能单位，肾单位由肾小体和肾小管构成。肾小体由肾小球（glomerulus）和肾小囊组成，肾小球是位于入球微动脉和出球微动脉之间的一团毛细血管网。肾小囊有脏层和壁层，脏层和肾小球毛细血管共同构成滤过膜，壁层则延续至肾小管。肾小管包括近端小管、髓袢细段和远端小管（图8-1）。远端小管与集合管相连接。集合管在结构上不属于肾单位的组成成分，但功能上与肾小管密切相关，特别是在尿液的浓缩过程中起重要作用。

肾单位按其所在的部位可分为皮质肾单位和近髓肾单位两类。肾小体位于外皮质和中皮质层的肾单位称为皮质肾单位，占肾单位总数的80%～90%。这类肾单位的特点如下：①肾小体相对较小。②髓袢较短。③入球微动脉口径比出球微动脉大。④出球微动脉分支形成肾小管周围毛细血

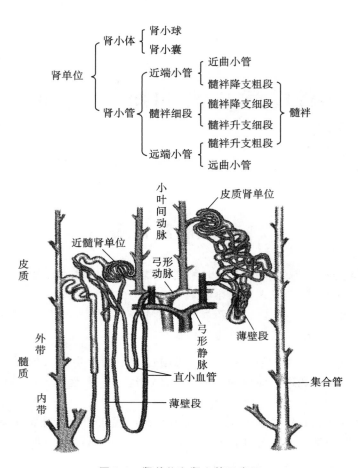

图 8-1　肾单位和肾血管示意图

管网,有利于肾小管的重吸收。近髓肾单位的肾小体位于靠近髓质的内皮质层,占全部肾单位的10%~15%,其特点如下:①肾小球较大。②髓袢长。③入球微动脉和出球微动脉口径无明显差异。④出球微动脉分支形成两种小血管,一种为网状小血管,缠绕于邻近的近曲和远曲小管周围;另一种是细而长的 U 形直小血管。网状小血管有利于肾小管的重吸收,直小血管在维持髓质高渗中起重要作用。

(二)肾小球旁器

肾小球旁器(又称近球小体)由球旁细胞、致密斑和球外系膜细胞组成(图 8-2),主要分布于皮质肾单位。球旁细胞又称颗粒细胞,是入球微动脉血管壁中膜的特殊分化的平滑肌细胞,细胞内含分泌颗粒,能合成、储存和释放肾素。致密斑在远端小管起始部靠近肾小球的一侧,其管壁的上皮细胞呈高柱状,局部呈现斑纹隆起,染色较浓。致密斑与球旁细胞及球外系膜细胞相接触,可感受小管液中 NaCl 含量的变化,并将信息传递给球旁细胞,调节球旁细胞肾素的分泌。球外系膜细胞是位于入球微动脉、出球微动脉和致密斑之间的一群细胞,具有吞噬功能。

二、肾的血液循环特点

肾动脉由腹主动脉垂直分出,入肾后依次分支形成叶间动脉、弓状动脉、小叶间动脉和入球微动脉。入球微动脉分支并相互吻合形成肾小球毛细血管网,然后汇集形成出球微动脉。出球微动脉再次分支形成肾小管周围毛细血管网或直小血管,最后汇入静脉。肾血液循环的特征有以下几个方面:①血流量大。两肾约重 300 g,仅占全身体重的 0.5%,而在安静状态下,健康成人两肾的血流量约 1200 mL/min,相当于心输出量的 20%~25%。这主要是与肾完成对血液的滤过,即与尿液的生

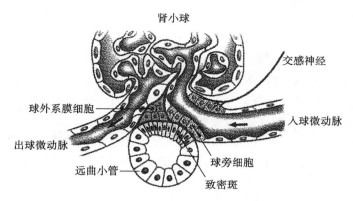

图 8-2　肾小球旁器组成示意图

成相适应。②压力高及分布不均匀。肾动脉由腹主动脉垂直分出,且较短,因此肾小球毛细血管血压较高,为 45~50 mmHg(其他部位毛细血管动脉端血压只有 30 mmHg)。这有利于肾小球对血浆的滤过。另外,肾血管分布和供血不均,约 94%的血流供应肾皮质,约 5%供应外髓部,剩余不到 1%供应内髓部。③肾内两套毛细血管。一套是肾小球毛细血管网,其中毛细血管血压较高,故有利于肾小球的滤过。另一套即由出球微动脉形成的肾小管周围毛细血管网,由于出球微动脉口径小,阻力大,故毛细血管血压较低,且肾小管周围毛细血管内的血浆胶体渗透压较高,因此有利于肾小管的重吸收。

第二节　尿的生成过程

案例引导

患者,女,无明显诱因出现颜面水肿、少尿 6 天入院。体格检查:血压 167/93 mmHg,眼睑及颜面水肿。辅助检查:尿液红细胞(＋＋＋),尿蛋白(＋＋＋＋),24 h 尿量 320 mL,血尿素氮 11.5 mmol/L,血肌酐 176 μmol/L,HCO_3^- 18 mmol/L,血 pH 7.20,血钾 5.70 mmol/L,肾穿刺活检提示急进性肾小球肾炎。

具体任务:

1.试用肾小球的滤过知识分析患者的尿量减少,尿液中出现红细胞、蛋白质的原因及生理机制。

2.运用肾小管和集合管重吸收与分泌功能知识分析患者酸中毒及血钾升高的原因和生理机制。

案例解析
8-1

尿的生成包括肾小球的滤过、肾小管和集合管的重吸收、肾小管和集合管的分泌三个基本环节。

一、肾小球的滤过功能

肾小球的滤过是尿生成的第一步。当血液流经肾小球毛细血管时,血液中的水分和小分子溶质滤入肾小囊的过程,称肾小球的滤过。用微穿刺的方法获取肾小囊腔内的滤液并进行分析,结果表明,滤液中除不含大分子蛋白质外,其他各种晶体物质的成分和浓度与血浆基本相同,由此证明肾小囊内滤液是血浆的超滤液,也称原尿。

(一)肾小球滤过膜及其通透性

肾小球滤过的结构基础是滤过膜,由毛细血管内皮细胞、基底膜和肾小囊脏层上皮细胞三层构成(图8-3)。①内层是毛细血管内皮细胞层,其上有许多直径为50~100 nm的小孔,称为窗孔,小分子溶质以及小分子量的蛋白质可自由通过但血细胞不能通过。②中间层为非细胞性结构的基底膜层,有直径为4~8 nm的多角形网孔,是肾小球滤过膜的重要屏障。③外层是肾小囊脏层上皮细胞层,上皮细胞有很长的突起,相互交错对插,在突起之间形成滤过裂孔膜,膜上有直径为4~11 nm的裂孔,是滤过膜的最后一道屏障。上述三层结构形成了滤过膜的机械屏障,正常情况下只允许相对分子质量在69000以内的物质通过。

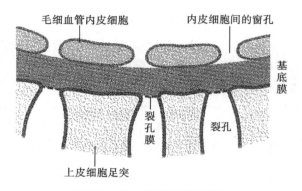

图8-3 肾小球滤过膜示意图

除三层膜之外,滤过膜的通透性还取决于被滤过物质所带的电荷。滤过膜各层都带有负电荷的糖蛋白,称为电学屏障。这些带负电荷的物质排斥同样带负电荷的血浆蛋白,可有效限制血浆蛋白的滤过。例如,血浆中白蛋白的相对分子质量虽然小于69000(相对分子质量为66458),但仍难以通过滤过膜,就是由于其携带负电荷。在病理情况下,滤过膜上带负电荷的糖蛋白减少或消失,可致带负电荷的血浆蛋白滤出,形成蛋白尿。

(二)肾小球有效滤过压

滤过膜两侧的压力差称有效滤过压(图8-4),是肾小球滤过的动力。促进滤出的力有肾小球毛细血管血压和肾小囊内胶体渗透压。对抗滤出的力有血浆胶体渗透压和肾小囊内压。正常情况下,肾小球毛细血管血压在入球端和出球端变化不大,约为45 mmHg,肾小囊滤液中几乎不含血浆蛋白,其胶体渗透压接近于0;肾小球毛细血管入球端血浆胶体渗透压约为25 mmHg,出球端血浆胶体渗透压约为35 mmHg,肾小囊内压约为10 mmHg。因此,肾小球有效滤过压计算如下:

肾小球有效滤过压=(肾小球毛细血管血压+肾小囊内胶体渗透压)

－(血浆胶体渗透压+肾小囊内压)

肾小球入球端有效滤过压=(45+0)－(25+10)=10(mmHg)

肾小球出球端有效滤过压=(45+0)－(35+10)=0(mmHg)

由此看来,肾小球毛细血管不同部位的有效滤过压是不相同的,越靠近入球端,有效滤过压越大。当毛细血管血液从入球微动脉端流向出球微动脉端时,由于不断生成超滤液,随着小分子物质和水的滤出,血浆中蛋白质浓度会逐渐升高,使血浆胶体渗透压逐渐升高,滤过的阻力逐渐增大,因而有效滤过压的值就逐渐减小。有效滤过压降低到零时,达到滤过平衡,滤过也就停止。

(三)肾小球滤过的评价指标

1. 肾小球滤过率 单位时间(每分钟)内两肾生成原尿的量称为肾小球滤过率(glomerular filtration rate,GFR)。据测定,正常成人的肾小球滤过率平均值为125 mL/min。故每天两肾的肾

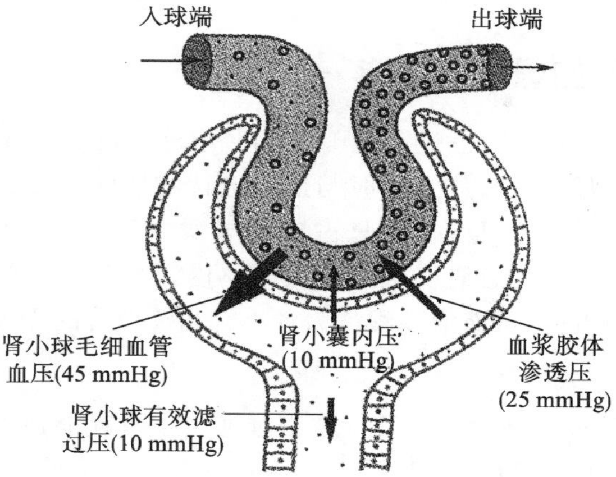

入球端　　　　出球端

肾小球毛细血管
血压(45 mmHg)

肾小囊内压
(10 mmHg)

血浆胶体
渗透压
(25 mmHg)

肾小球有效滤
过压(10 mmHg)

图 8-4　肾小球有效滤过压示意图

小球滤过液总量可达 180 L。肾小球滤过率是反映肾滤过功能的直接指标。

2. 滤过分数　肾小球滤过率与肾血浆流量的比值称为滤过分数(filtration fraction,FF)。若肾血浆流量为 660 mL/min,肾小球滤过率为 125 mL/min,则滤过分数=125/660×100%=19%。滤过分数表明,肾的血浆流量中约有 1/5 由肾小球滤过到肾小囊形成超滤液,其余 4/5 则通过出球微动脉流入肾小管周围毛细血管网。

(四)影响肾小球滤过的因素

1. 肾小球毛细血管血压　正常情况下,当血压在 80～180 mmHg 波动时,由于肾血流量的自身调节机制,肾小球毛细血管血压可保持相对稳定,故肾小球滤过率基本不变。若超出此自身调节范围,肾小球毛细血管血压、肾小球有效滤过压和肾小球滤过率就会发生相应的改变。如在血容量减少,剧烈运动,强烈的伤害性刺激或情绪激动等情况下,交感神经活动加强,入球微动脉强烈收缩,导致肾血流量、肾小球毛细血管血容量和毛细血管血压下降,从而影响肾小球滤过率。

2. 肾小囊内压　正常情况下肾小囊内压一般比较稳定。当肾盂或输尿管结石、肿瘤压迫或任何原因引起输尿管阻塞时,小管液或终尿不能排出,可引起逆行性压力升高,最终导致肾小囊内压升高,从而降低肾小球有效滤过压和肾小球滤过率。有些药物,如磺胺类浓度太高,可在肾小管液的酸性环境中析出结晶;某些疾病发生溶血时,血红蛋白可堵塞肾小管,这些情况也会导致肾小囊内压升高而影响肾小球滤过。

3. 血浆胶体渗透压　正常情况下,血浆胶体渗透压不会发生大幅度波动。当全身血浆蛋白浓度明显降低时,血浆胶体渗透压降低。如静脉输注大量生理盐水,或病理情况下肝功能严重受损,血浆蛋白合成减少,或因毛细血管通透性增大,血浆蛋白丧失等,都会导致血浆蛋白浓度降低,血浆胶体渗透压下降,使肾小球有效滤过压和肾小球滤过率增高。

4. 肾血浆流量　肾血浆流量对肾小球滤过率的影响并非改变肾小球有效滤过压,而是改变滤过平衡点。当肾血浆流量增大时,肾小球毛细血管中血浆胶体渗透压上升速度减缓,滤过平衡点向出球微动脉端移动,甚至到出球微动脉时仍未达到滤过平衡,故肾小球滤过率增高;反之,当肾血浆流量减少时,滤过平衡点则靠近入球微动脉端,故肾小球滤过率降低。当肾交感神经强烈兴奋引起入球微动脉阻力明显增加时,如剧烈运动、失血、缺氧和中毒性休克等情况下,肾血流量和肾血浆流量明显减少,肾小球滤过率也显著降低。

5. 滤过膜的通透性和面积　正常情况下,滤过膜的通透性和面积比较稳定。只有在病理情况下,滤过膜的机械电学屏障受到破坏,尿的质和量才会受到影响。例如,急性肾小球肾炎时,由于血管球内皮增生肿胀,部分毛细血管腔狭窄或闭塞,可使滤过膜面积减小,引起少尿甚至无尿。另外,当肾小球受到炎症或缺氧损害时,滤过膜的通透性增大,原先不能滤过的大分子蛋白质甚至红细胞

【重点提示】结合临床理解影响肾小球滤过的因素。

也被滤出，形成蛋白尿和血尿。

二、肾小管和集合管的重吸收功能

正常成人两肾每天生成的肾小球滤过液达 180 L，肾小球滤过液经肾小囊收集后流入肾小管，此时称为小管液。小管液流经肾小管和集合管时与血液进行物质交换，最后排出体外，称为终尿。成人正常情况下每天终尿量仅为 1.5 L 左右，只占肾小球滤过液的 1% 左右，可见肾小球滤过液中 99% 左右的液体在流经肾小管和集合管时被重吸收回体内。小管液中的物质经由肾小管和集合管上皮细胞，从肾小管管腔中转运至血液的过程称为肾小管和集合管的重吸收。

（一）重吸收方式

1. 主动重吸收 主动重吸收是指肾小管上皮细胞通过本身耗能逆电化学梯度将小管液中某些物质转运到血液中，如葡萄糖、氨基酸、维生素、K^+、Na^+ 等是主动重吸收。

2. 被动重吸收 被动重吸收是指小管液中某些物质顺电化学梯度被重吸收到血液中，不耗能。如水、尿素和大部分 Cl^- 等是被动重吸收。

（二）重吸收特点

1. 重吸收量大 因为肾小管和集合管可重吸收小管液中 99% 的水和无机盐及全部的氨基酸和葡萄糖，所以正常情况下尿中是不含葡萄糖的。

2. 选择性重吸收 肾小管和集合管的重吸收具有高度的选择性。正常情况下营养成分，如葡萄糖和氨基酸等完全被重吸收；水和电解质，如 Na^+、Cl^- 和 HCO_3^- 等，绝大部分被重吸收；而一些代谢产物如尿素、肌酐、尿酸等物质，重吸收量很少或完全不被重吸收（图 8-5）。

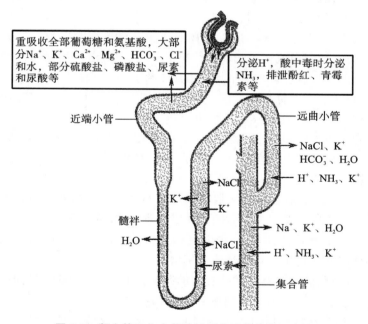

图 8-5　肾小管和集合管的重吸收及其分泌示意图

3. 重吸收的节段性 各段肾小管和集合管并不具有相同的吸收能力。事实上，肾小管和集合管的绝大部分重吸收过程集中在近端小管，60%～70% 的水和无机盐、100% 的葡萄糖和氨基酸均在此段被重吸收，其余各段只重吸收剩下 30%～40% 的水和无机盐。

（三）几种重要物质的重吸收

1. Na^+、Cl^- 和水的重吸收

（1）近端小管：近端小管重吸收原尿中约 70% 的 Na^+、Cl^- 和水。在近端小管的前半段，Na^+ 进入上皮细胞的过程与 H^+ 的分泌以及与葡萄糖、氨基酸的转运相偶联。由于上皮细胞基底侧膜上钠泵的作用，细胞内 Na^+ 浓度较低，小管液中的 Na^+ 和细胞内的 H^+ 由管腔膜的 Na^+-H^+ 交换体进行逆向转运，H^+ 被分泌到小管液中，而小管液中的 Na^+ 则顺浓度梯度进入上皮细胞内。小管液中的 Na^+ 还可由管腔膜上的 Na^+-葡萄糖同向转运体和 Na^+-氨基酸同向转运体与葡萄糖、氨基酸共同转运，Na^+ 顺电化学梯度通过管腔膜进入细胞内，同时将葡萄糖和氨基酸转运入细胞内。进入细胞内的 Na^+ 经基底侧膜上的钠泵被泵出细胞，进入组织间隙。进入细胞内的葡萄糖和氨基酸则以易化扩散的方式通过基底侧膜离开上皮细胞，进入血液循环。由于 Na^+、葡萄糖和氨基酸等进入细胞间隙，细胞间隙中的渗透压升高，通过渗透作用，水进入细胞间隙。由于上皮细胞间存在紧密连接，故细胞间隙内的静水压升高，可促使 Na^+ 和水进入毛细血管而被重吸收（图 8-6）。

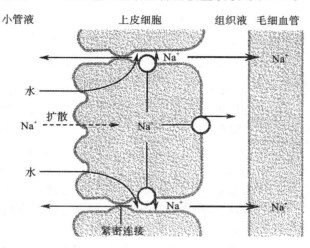

图 8-6　Na^+ 在近端小管被重吸收的示意图

在近端小管前半段，因 Na^+-H^+ 交换使细胞内的 H^+ 进入小管液，HCO_3^- 被重吸收，而 Cl^- 不被重吸收，其结果是小管液中 Cl^- 的浓度高于管周组织间液中的浓度。在近端小管后半段，由于小管液的 Cl^- 浓度比细胞间液中浓度高 $20\%\sim40\%$，Cl^- 顺浓度梯度经紧密连接进入细胞间隙被重吸收。小管液中正离子相对增多，造成管内外电位差，Na^+ 顺电位梯度通过细胞旁途径被动重吸收。因此这部分 Cl^- 为顺浓度差被动扩散，Na^+ 为顺电位差扩散，均经过上皮细胞间隙的紧密连接进入细胞间液。

近端小管对水的重吸收是通过渗透作用进行的。因为上皮细胞主动和被动重吸收 Na^+、HCO_3^-、Cl^-、葡萄糖和氨基酸，这些物质进入细胞间隙后，小管液的渗透压降低，细胞间液的渗透压升高。水在这一渗透压差的作用下通过跨上皮细胞和紧密连接两条途径进入细胞间隙，然后进入管周毛细血管而被吸收。因此，近端小管中物质的重吸收为等渗性重吸收，小管液为等渗液。

（2）髓袢：在髓袢，肾小球滤过的 NaCl 约 20% 被重吸收，水约 15% 被重吸收。髓袢降支细段钠泵活性很低，对 Na^+ 也不易通透，但对水通透性较高。在组织液高渗作用下水被重吸收，故小管液在流经髓袢降支细段时，渗透压逐渐升高。髓袢升支细段对水不通透，但对 Na^+ 和 Cl^- 易通透，NaCl 扩散进入组织间液。故小管液流经髓袢升支细段时，渗透压逐渐下降。在髓袢升支粗段 NaCl 由 Na^+-K^+-$2Cl^-$ 同向转运体而主动重吸收。该转运体可使小管液中 1 个 Na^+、1 个 K^+ 和 2 个 Cl^- 同向转运进入上皮细胞内（图 8-7）。Na^+ 进入细胞是顺电化学梯度的，进入细胞内的 Na^+ 通过细胞基底侧膜的钠泵泵至组织间液，Cl^- 顺浓度梯度经管周膜上的 Cl^- 通道进入组织间液，而 K^+ 则顺浓度梯度经管腔膜返回小管液中，并使小管液呈正电位。呋喃苯胺酸（呋塞米）可抑制 Na^+-K^+-$2Cl^-$ 同向转运，所以能抑制 Na^+ 和 Cl^- 的重吸收，水的重吸收也随之减少，产生利尿作用。髓袢升支粗段对水不通透，故小管液在流经髓袢升支粗段时，渗透压逐渐降低，但管外渗透压升高。

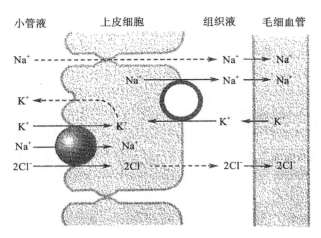

小管液 上皮细胞 组织液 毛细血管

图 8-7 髓袢升支粗段对 Na^+、Cl^-、K^+ 的转运

（3）远端小管和集合管：由肾小球滤出的 Na^+ 和 Cl^- 约 12% 在远曲小管和集合管被重吸收，同时有不同量的水被重吸收。远曲小管和集合管对 Na^+、Cl^- 和水的重吸收可根据机体的水、盐平衡状况进行调节。Na^+ 的重吸收主要受醛固酮调节，水的重吸收则主要受抗利尿激素调节。

总之，近端小管重吸收水约为 70%，髓袢重吸收水约为 15%，这部分水伴随溶质的吸收而重吸收，为等渗性重吸收，因此，这部分水的重吸收与体内是否缺水无关，不参与机体对水平衡的调节。而远曲小管和集合管对水的重吸收量则是根据机体水平衡的状态进行调节的，主要受抗利尿激素等影响，从而导致尿液浓缩或稀释。当机体缺水时，远曲小管和集合管在抗利尿激素的作用下，对水的重吸收增加，补充体内水分，减少排尿量，导致尿液浓缩。

2. HCO_3^- 的重吸收 HCO_3^- 在血浆中主要以 $NaHCO_3$ 的形式存在，滤液中的 $NaHCO_3$ 进入肾小管后可解离成 Na^+ 和 HCO_3^-。小管液中的 HCO_3^- 是以 CO_2 的形式被重吸收的。在近端小管被重吸收 $80\%\sim90\%$，其余的大多在远端小管和集合管被重吸收。HCO_3^- 的重吸收量占滤过量的 99% 以上。HCO_3^- 不易透过上皮细胞膜，其被重吸收是与上皮细胞的 Na^+-H^+ 交换（H^+ 的分泌）偶联进行的。分泌入小管液中的 H^+ 与 HCO_3^- 生成 H_2CO_3，H_2CO_3 再分解为 CO_2 和水。CO_2 为高脂溶性物质，可迅速扩散入上皮细胞内，在碳酸酐酶（carbonic anhydrase，CA）的催化下与细胞内的水生成 H_2CO_3，H_2CO_3 解离成 H^+ 和 HCO_3^-，前者经 Na^+-H^+ 交换再进入小管液，后者与 Na^+ 生成 $NaHCO_3$ 而转运入血（图 8-8）。CO_2 通过管腔膜的速度明显高于 Cl^- 的速度，故 HCO_3^- 的重吸收优先于 Cl^-。HCO_3^- 是体内主要的碱储备物质，其优先被重吸收对于体内酸碱平衡的维持具有重要意义，正常情况下几乎全部被重吸收，随尿排出的 HCO_3^- 量极少。

3. K^+ 的重吸收 小管液中大部分 K^+ 在近端小管被重吸收回血液，具体机制尚不清楚。每日滤过 K^+ 的总量为 36 g，排泄量约为 2.3 g，重吸收量占总滤过量的 94%。其中，在近端小管 K^+ 的重吸收量占滤过量的 $65\%\sim70\%$，髓袢升支粗段可重吸收少量 K^+。至远端小管始段，小管液中的 K^+ 仅为滤过量的 $5\%\sim10\%$，这部分 K^+ 在远端小管和集合管可被继续重吸收，特别是在 K^+ 的摄入过度减少时尤其明显。小管液中的 K^+ 含量同细胞外液的相同，约为 4 mmol/L，细胞内 K^+ 的含量约为 150 mmol/L。小管液中 K^+ 逆浓度差主动转运入细胞，然后扩散至管周组织液并被重吸收入血液。终尿中的 K^+ 绝大部分是由集合管和远端小管分泌的，其分泌量的多少取决于血钾浓度，并受醛固酮的调节。

4. 葡萄糖的重吸收 如前所述，葡萄糖可与 Na^+ 偶联，以继发性主动转运的形式被重吸收。当 Na^+ 顺电化学梯度进入管腔上皮细胞时，其释放的能量将葡萄糖同向转运进入细胞内。重吸收葡萄糖的部位仅限于近端小管，其他各段肾小管都没有重吸收葡萄糖的能力。如果在近端小管没能将葡萄糖全部重吸收，尿中将出现葡萄糖而形成糖尿（图 8-9）。

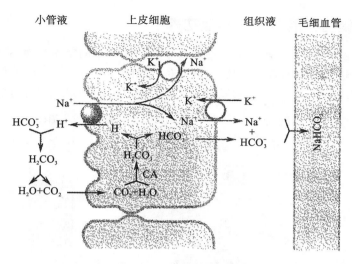

图 8-8　HCO_3^- 的重吸收示意图

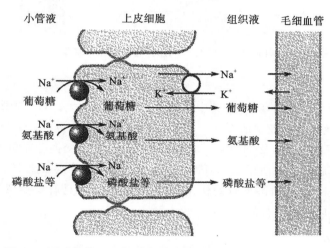

图 8-9　近端小管对葡萄糖、氨基酸和磷酸盐等重吸收的示意图

近端小管对葡萄糖的重吸收有一定的限度,临床上常用近端小管重吸收葡萄糖的能力来代表肾的重吸收能力,相应的指标为肾糖阈。肾糖阈是尿中出现葡萄糖时的最低血糖浓度。当正常人血液中葡萄糖浓度超过 10 mmol/L(1.8 g/L)时,近端小管对葡萄糖的重吸收达到极限,尿中开始出现葡萄糖,此时的血糖浓度即为肾糖阈。肾糖阈降低,提示患者重吸收功能下降。糖尿病患者出现尿糖,就是由于其血糖浓度超过了肾糖阈。超滤液中葡萄糖的浓度和血浆中的相等,正常人血糖浓度为 $4.48 \sim 6.72$ mmol/L(0.8 $\sim$ 1.2 g/L),终尿中几乎不含葡萄糖。人的两肾全部近端小管在单位时间内能重吸收葡萄糖的最大量,称为葡萄糖的吸收极限量。此时,近端小管全部上皮细胞对葡萄糖的吸收均已达极限(全部转运体均达到饱和)。在这种情况下,随着血糖浓度的升高,尿中排出的葡萄糖也呈平行性增多。人类的肾对葡萄糖的吸收极限量:在体表面积为 1.73 m^2 的个体中,男性为 20.95 mmoL/min(0.375 g/min),女性为 16.78 mmol/min(0.3 g/min)。

5. 其他物质的重吸收　氨基酸、HPO_4^{2-}、SO_4^{2-} 等物质的重吸收机制与葡萄糖基本相同,但转运体可能不同。部分尿酸在近端小管被重吸收。大部分的 Ca^{2+} 和 Mg^{2+} 在近端小管和髓袢升支粗段被重吸收。在近端小管,通过入胞作用将小管液中微量的蛋白质摄入细胞内,再经溶酶体酶将其水解成氨基酸,通过与葡萄糖重吸收相同的机制进入组织液。近端小管、髓袢升支细段及集合管,对尿素有不同程度的通透性。水的重吸收使近端小管中尿素浓度增高,尿素顺浓度差扩散而被吸收。

三、肾小管和集合管的分泌和排泄功能

肾小管和集合管的分泌,是指小管上皮细胞将本身代谢产生的物质或血液中某些物质排入小管液的过程。小管上皮细胞分泌的重要物质有 H^+、K^+、NH_3(图 8-10),以调节体内电解质平衡和酸碱平衡。此外,还可分泌体内代谢产物如肌酐,以及某些药物如青霉素、大部分的利尿药。

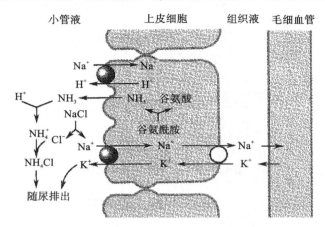

图 8-10　H^+、K^+、NH_3 的分泌关系示意图

(一)H^+ 的分泌

肾小管各段和集合管均能分泌 H^+,其中近端小管分泌量最大。H^+ 的形成基于小管上皮细胞代谢产生的 CO_2 或血液和小管液中的 CO_2。肾小管上皮细胞内 CO_2 与 H_2O 在碳酸酐酶作用下生成 H_2CO_3,H_2CO_3 又解离出 H^+ 及 HCO_3^-。H^+ 可通过 Na^+-H^+ 交换分泌到小管液中,随尿排出体外,HCO_3^- 则与 Na^+ 一起转运回血形成 $NaHCO_3$。由此可知,每分泌 1 个 H^+ 入小管液,同时可重吸收 1 个 Na^+ 和 HCO_3^- 入血,起排酸保碱的作用,对维持酸碱平衡具有重要意义。这说明,近端小管重吸收 HCO_3^- 是以 CO_2 形式进行的。

(二)NH_3 的分泌

远曲小管和集合管上皮细胞在代谢过程中不断生成 NH_3(主要由谷氨酰胺脱氨产生),NH_3 是脂溶性物质,容易透过细胞膜向 H^+ 浓度高的小管腔扩散。NH_3 与小管液中的 H^+ 结合生成 NH_4^+,后者与强酸盐($NaCl$ 等)的负离子结合生成酸性铵盐(NH_4Cl),以铵盐形式随尿排出,而被替换出的正离子(如 Na^+)可通过 Na^+-H^+ 交换与 HCO_3^- 一起重吸收回血。H^+ 与 NH_3 结合可降低小管液中 H^+ 浓度,促进 H^+ 的分泌,因此,NH_3 的分泌不仅能促进 H^+ 的分泌而排酸,也能增加 $NaHCO_3$ 的重吸收。因而 NH_3 的分泌对排酸保碱,维持酸碱平衡同样起着重要作用。

(三)K^+ 的分泌

超滤液中的 K^+ 绝大部分被近曲小管重吸收,尿中 K^+ 基本由远曲小管和集合管所分泌。K^+ 的分泌与 Na^+ 的主动重吸收密切相关。Na^+ 在钠泵的作用下主动重吸收,造成管腔内为负的电梯度,使 K^+ 被动扩散入管腔完成 K^+-Na^+ 交换。H^+-Na^+ 交换与 K^+-Na^+ 交换同时进行,两者之间存在着竞争性抑制。当酸中毒时,小管上皮细胞内碳酸酐酶活性增强,H^+ 生成增多,H^+-Na^+ 交换增多,K^+-Na^+ 交换减少,K^+ 分泌减少,可出现血钾浓度升高。相反,高钾血症时,可导致酸中毒。

体内的 K^+ 主要由肾排泄。正常情况下,机体摄入的 K^+ 和排出的 K^+ 保持动态平衡,即多进多排,少进少排。但当食物中缺 K^+ 或其他原因引起 K^+ 不足时,尿中仍排 K^+,即不进也排。这种情况下,势必造成血钾浓度降低,应注意适量补钾,因为血钾浓度过高或过低,都会对人体的功能,尤其是对神经和心脏的兴奋产生不利的影响。

四、尿液的浓缩和稀释

远曲小管和集合管通过对水的调节性重吸收,能大幅度改变尿的渗透压,对尿液进行浓缩或稀释。当体内缺水(如失水或禁水)时尿的渗透压将明显高于血浆渗透压,称为高渗尿,表示尿被浓缩。在饮水过多时,尿的渗透压将低于血浆渗透压,称为低渗尿,表示尿被稀释。尿的渗透压与血浆渗透压相等或相近,称为等渗尿。机体缺水或水过剩时都是等渗尿,表明肾脏的浓缩和稀释功能严重减退。肾通过排泄浓缩尿或稀释尿来维持体液的正常渗透压,对维持机体的水平衡起重要作用。

由肾小球滤出的超滤液经过近端小管的等渗性重吸收后,小管液的渗透压仍然是等渗的,可见尿液的浓缩和稀释在髓袢、远曲小管和集合管中进行。实验证明,肾髓质组织间液渗透压高于血浆,并且从外髓部至内髓部存在着很大的渗透压梯度(高渗梯度),即越朝向内髓深部,渗透压越高,肾乳头部渗透压可高达血浆渗透压的 4 倍(图 8-11)。正常情况下,进入远曲小管和集合管的小管液为低渗或等渗。在血管升压素的作用下,远曲小管和集合管对水的通透性增大,小管液在流经肾髓质的途中,因水分被髓质高渗不断吸出管外,管内溶质浓度不断增高而形成高渗的浓缩尿。当血管升压素减少时,该段小管对水不通透,水不易吸收,同时由于 Na^+ 仍不断被主动重吸收,则可使尿液渗透压下降,形成稀释尿。因此,肾髓质高渗梯度的存在,是促进远曲小管和集合管重吸收水分,使尿液得以浓缩的生理学基础。血管升压素的存在,是尿液浓缩的基本条件;血管升压素的释放是决定尿液浓缩程度的关键因素。如血管升压素完全缺乏,或肾小管和集合管缺乏血管升压素受体时,可出现尿崩症,每天可排出多达 20 L 的低渗尿。

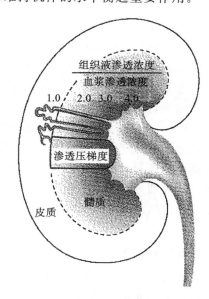

图 8-11 肾髓质渗透压梯度示意图

肾髓质高渗梯度的形成和保持与肾小管和肾直小血管解剖和功能特点有关。构成髓质间隙渗透压的溶质主要来源于重吸收的 Na^+、Cl^- 和尿素,故凡影响这几种物质重吸收的因素,或肾髓质有病变时,都能影响肾髓质高渗梯度的形成和保持,从而改变尿量。

第三节 尿生成的调节

案 例 引 导

患者,男,65 岁,患高血压 11 年,2 h 前生气后突然头痛、呕吐,右侧肢体不能动,10 min 后呼之不应。查体:血压 180/120 mmHg,中度昏迷,瞳孔左>右,右鼻唇沟浅,右侧巴宾斯基征(+)。脑 CT 示左侧基底节有一类圆形高密度影,直径约 5 cm,中线向右侧移位。考虑:脑出血。

具体任务:该患者最急需的治疗措施不是马上进行开颅手术,而是静脉快速滴注甘露醇,其治疗机制是什么?

案例解析
8-2

尿的生成包括肾小球的滤过、肾小管和集合管的重吸收、肾小管和集合管的分泌三个基本过程，机体对尿生成的这三个过程都有调节作用。尿生成的调节方式包括自身调节、神经调节和体液调节，这三种方式对尿生成的每个环节都有调节作用。关于肾小球滤过的影响因素前已述及，这里主要介绍机体对肾小管和集合管的重吸收及肾小管和集合管的分泌环节的调节作用。

一、肾内自身调节

(一)肾血流量和肾小球滤过率的自身调节

离体肾动脉灌注实验证明，当肾动脉灌注压在 80～180 mmHg(10.7～24.0 kPa)范围内变动时，肾血流量仍保持相对恒定，因此，肾小球滤过率也能保持相对恒定。这是典型的自身调节机制。

肾血流量的自身调节可用肌源性学说来解释。肌源性学说认为，当动脉血压增高时，肾入球微动脉平滑肌因压力增大而受到牵张刺激，这使得平滑肌的紧张性加强，血管口径反应性减小，血流阻力相应增大，因而肾血流量保持稳定；而当动脉血压降低时，则发生相反的变化。但当动脉血压低于 80 mmHg(10.7 kPa)时，肾入球微动脉平滑肌舒张已达到极限，故随着血压的降低则肾血流量减少。而当动脉血压高于 180 mmHg(24.0 kPa)时，肾入球微动脉平滑肌收缩则达到极限，故随着血压的升高则肾血流量增加。动脉血压只有在 80～180 mmHg(10.7～24.0 kPa)范围内变化时，肾入球微动脉的平滑肌才能发挥自身调节作用，从而保持肾血流量的相对恒定。正常情况下，人体动脉血压一般都在此范围内变化，因此，虽然人体动脉血压经常发生波动，但尿量并不因此而发生大幅度变化。

(二)小管液溶质的浓度

肾小管内、外的渗透压梯度是水重吸收的动力，如果小管液中溶质浓度升高，渗透压升高，就会妨碍肾小管对水的重吸收，结果使尿量增多。如糖尿病患者或正常人进食大量葡萄糖后，血糖浓度明显升高，肾小球滤过的葡萄糖量增多，超过肾糖阈，滤出的葡萄糖不能被全部重吸收，造成小管液渗透压升高，结果使肾小管对水的重吸收减少，尿量增多，且出现尿糖。这种由小管液中溶质浓度升高引起的尿量增多称为渗透性利尿(osmotic diuresis)。临床上给患者静脉滴注甘露醇，甘露醇可通过肾小球自由滤过但不被肾小管重吸收，即可增加肾小管腔内的溶质浓度，从而产生渗透性利尿效应，达到利尿消肿的目的。

(三)球-管平衡

近端小管的重吸收能力最强，重吸收量最大，而且随着肾小球滤过率的增大，近端小管对 NaCl 和水的重吸收也相应增加。近端小管对 NaCl 和水的重吸收量占肾小球滤过量的 60%～70%，不论肾小球滤过率是增大还是减小，近端小管总是以恒定的比例重吸收 NaCl 和水，这种现象称为球-管平衡(glomerulotubular balance)。

球-管平衡的生理意义在于缓冲尿量，使尿量和尿中溶质不致因肾小球滤过率的增减而发生大幅度的变化。如果没有球-管平衡现象，近端小管重吸收量为定值，人体尿量就会因为肾小球滤过率的变化而发生大幅度的波动。此时一旦肾小球滤过率降低，近端小管重吸收就会相对增多，导致机体尿量明显减少而发生水肿。而一旦肾小球滤过率增加，近端小管重吸收就会相对减少，由于远端小管和集合管的重吸收能力有限，机体很可能会发生尿崩症而引起脱水。

二、肾神经调节

一般来说，生理状态下肾可通过自身调节来维持尿量的稳定，失血、缺氧、中毒等病理状态下，可通过神经调节、体液调节降低肾小球滤过率，以维持机体血容量的相对稳定。

实验证明，肾交感神经不仅支配肾血管，还支配肾小管上皮细胞和肾小球旁器。肾交感神经兴奋可通过下列方式影响尿生成：①引起肾血管收缩而减少肾血流量，肾小球滤过率下降；②刺激肾小球旁器释放肾素,导致血液循环中血管紧张素和醛固酮浓度增高,从而增加肾小管对 NaCl 和水的重吸收;③直接刺激近端小管和髓袢对 NaCl 和水的重吸收。抑制肾交感神经活动则有相反的作用。

三、体液调节

与肾泌尿功能相关的体液因素主要包括抗利尿激素、醛固酮和心房钠尿肽等。

(一)抗利尿激素

抗利尿激素(antidiuretic hormone,ADH),也称血管升压素(vasopressin,VP),是一种九肽激素,在下丘脑视上核和室旁核神经元胞体内合成,沿下丘脑-垂体束的轴突被运输到神经垂体。在运输过程中,血管升压素可与运载蛋白分离并储存在颗粒中,直至释放入血。

1. 抗利尿激素的作用　抗利尿激素主要作用于远曲小管和集合管,尤其是集合管,增加水的通透性,增加对水的重吸收。如抗利尿激素缺乏,远曲小管和集合管细胞膜上的水通道可经吞饮作用进入细胞质,使细胞膜对水的通透性降低,从而使水的重吸收减少,尿量增加。

2. 抗利尿激素分泌的影响因素　血管升压素的分泌和释放受多种因素的调节和影响,其中重要的是血浆晶体渗透压和血容量。

(1)血浆晶体渗透压:这是调节血管升压素分泌和释放的最重要因素。有资料证明,在下丘脑第三脑室前腹侧部存在渗透压感受器。渗透压感受器对血浆晶体渗透压的变化很敏感。血浆晶体渗透压 1‰～2‰ 的变动,即可改变血管升压素的分泌和释放。如大量出汗、严重呕吐或腹泻等情况引起机体失水时,血浆晶体渗透压升高,可引起血管升压素的分泌和释放增多,肾小管和集合管增加对水的重吸收,使尿量减少,尿液浓缩;相反,大量饮用清水后,血浆晶体渗透压降低,引起血管升压素分泌和释放减少,肾小管和集合管对水的重吸收减少,尿量增加,尿液稀释。因饮用大量清水引起尿量增多的现象,称为水利尿(water diuresis)。而饮用等量生理盐水,则不会引起明显的尿量增多(图 8-12)。

【重点提示】
试比较渗透性利尿与水利尿。

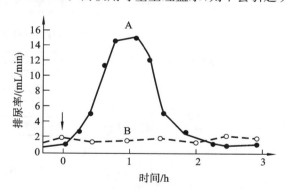

图 8-12　一次饮 1 L 清水和一次饮 1 L 等渗盐水后的尿量
A:一次饮 1 L 清水;B:一次饮 1 L 等渗盐水

(2)血容量:血容量通过心肺容量感受器发挥作用。当循环血容量增多、回心血量增加时,可刺激心肺容量感受器,信息经迷走神经传入下丘脑,抑制血管升压素分泌和释放,使肾小管和集合管对水的重吸收减少,尿量增加。如临床大量输液,可使尿量明显增多;反之,当血容量减少,如大失血时,对心肺容量感受器的刺激减弱,血管升压素分泌和释放增加,可增加肾小管和集合管对水的重吸收,使尿量减少。

(3)其他因素:动脉血压的改变也可通过压力感受器对血管升压素的释放进行调节。当动脉血压升高时,反射性抑制血管升压素的释放;疼痛、应激刺激、血管紧张素Ⅱ和低血糖可刺激血管升压素分泌;乙醇可抑制血管升压素分泌,故饮酒后尿量可增加。

知识拓展
8-2

(二)醛固酮

1. 醛固酮的作用　醛固酮是肾上腺皮质球状带分泌的。它主要作用于远曲小管和集合管的上皮细胞,促进 Na^+、水的重吸收和 K^+ 的排泄,即保 Na^+、保水、排 K^+,进而起保持和稳定细胞外液的作用。

2. 醛固酮分泌的影响因素　醛固酮的分泌主要受肾素-血管紧张素-醛固酮系统和血钾浓度、血钠浓度的调节。

(1)肾素-血管紧张素-醛固酮系统:肾素、血管紧张素(angiotensin)和醛固酮这三种物质在功能上是紧密联系的一个整体,它们形成肾素-血管紧张素-醛固酮系统(图 8-13)。血管紧张素的激活有赖于肾素,而醛固酮的分泌又受到血管紧张素的影响。肾素由球旁细胞分泌,是一种蛋白水解酶,能催化血浆中的血管紧张素原(angiotensinogen)生成血管紧张素 I (十肽)。血管紧张素 I 在血液和组织(尤其是肺组织)中经血管紧张素转换酶降解,生成血管紧张素 II (八肽),血管紧张素 II 可在氨基肽酶作用下进一步降解生成血管紧张素 III (七肽)。血管紧张素 II 和血管紧张素 III 都具有收缩血管和刺激醛固酮分泌的作用,但血管紧张素 II 的缩血管作用较强,血管紧张素 III 主要刺激醛固酮的分泌。由此可见,肾素分泌的量,决定了血浆中血管紧张素的浓度,而血浆中醛固酮的水平则取决于血管紧张素的浓度。

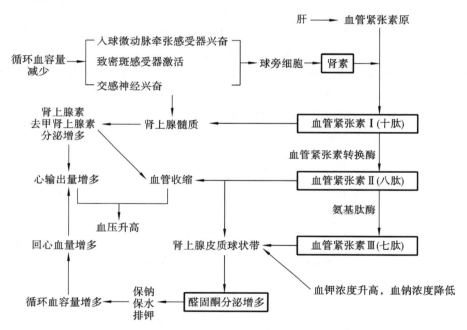

图 8-13　肾素-血管紧张素-醛固酮系统的生成和作用示意图

肾素的分泌受多方面因素的调节:①入球微动脉的牵张感受器。当肾动脉灌注压降低时,入球微动脉壁受牵拉的程度减小,可刺激肾素释放;反之,当肾动脉灌注压升高时,肾素释放减少。②致密斑能感受流经该处小管液中的 Na^+ 量。当肾小球滤过率降低或其他因素导致流经致密斑的小管液中 Na^+ 量减少时,肾素释放增加;反之,通过致密斑的 Na^+ 量增加时肾素释放减少。③肾交感神经兴奋时释放去甲肾上腺素,作用于球旁细胞,可直接刺激肾素释放。如急性失血,血量减少,血压下降,可反射性兴奋肾交感神经,从而使肾素释放增加。④血液循环中的儿茶酚胺(肾上腺素和去甲肾上腺素),肾内生成的 PGE_2 和 PGI_2,均可刺激球旁细胞释放肾素。血管紧张素 II、血管升压素、心房钠尿肽、内皮素和 NO 则可抑制肾素的释放。

(2)血钾与血钠浓度:血钾浓度升高或血钠浓度降低(血钠浓度与血钾浓度的比值降低),均可直接刺激肾上腺皮质球状带醛固酮的分泌,使其分泌增加,导致保 Na^+、排 K^+,从而维持了血浆高

Na^+、低 K^+ 的状态,维持组织良好的兴奋性,反之亦然。醛固酮的分泌对血钾浓度的变化更为敏感,而血钠浓度必须明显改变时才能引起同样的反应。

(三)心房钠尿肽

心房钠尿肽(atrial natriuretic peptide,ANP)是心房肌合成的多肽类激素,具有明显的促进 NaCl 和水排出的作用。血容量过高可刺激心房容量感受器,进而使心房分泌心房钠尿肽,通过强大的利尿作用使血容量恢复正常。

第四节　尿液及其排放

案例引导

　　患者因眼睑水肿、少尿 3 天入院。一周前曾发生上呼吸道感染。查体:眼睑水肿,咽部红肿,心肺(一),血压 126/90 mmHg。尿常规检查:红细胞(＋＋＋),尿蛋白(＋＋＋),红细胞管型 5/HP,24 h 尿量 270 mL,血尿素氮 11.3 mmol/L,血肌酐 172 μmol/L。临床诊断:急性肾小球肾炎。

　　具体任务:运用尿液的理化特性,正确评价分析患者尿液检查是否正常,并写出尿液检查的正常结果及临床意义。

案例解析
8-3

尿液是连续不断生成的,由集合管、肾盏、肾盂经输尿管进入膀胱。尿液在膀胱内储存达一定量时,即可引起反射性排尿,尿液遂经尿道排出体外。

一、尿液及其理化特性

(一)尿量

正常人尿量一般为每天 1000～2000 mL,平均每天 1500 mL。如长期保持在每天 2500 mL 以上称为多尿;每天在 100～500 mL,称为少尿;每天少于 100 mL 称为无尿。肾的排泄物都是溶解于尿液中并随尿排出体外,如每天尿量不足 500 mL,排泄物无法全部排出体外而在体内积聚,将使机体正常功能受到严重影响。

(二)尿的理化性质

新鲜尿液呈淡黄色,其深浅程度与尿量成反变关系,尿色常受药物影响。在某些病理情况下,如尿液中含有一定数量的红细胞时,尿液呈红色,称为血尿。尿液中有大量淋巴液或大量白细胞时,尿液呈乳白色。正常新鲜尿液外观透明,如外观混浊,常属病态。

正常尿比重亦与尿量成反变关系,一般在 1.015～1.025,随机体缺水的程度和尿量的多少,尿比重可有很大的变动。

正常尿液一般呈弱酸性,pH 在 5.7～7.0,最大变动在 4.5～8.0。尿液的酸碱度主要取决于食物的成分,荤素杂食者,由于蛋白质分解产生的硫酸盐、磷酸盐等酸性物质经肾排出,故尿液呈酸性。素食者由于植物所含有机酸均可在体内氧化,产生的酸性物质较少,而排出的碱基较多,故尿液呈弱碱性。

尿液的主要成分是水，占 95%～97%，其余是溶解于其中的固体物质，固体物以电解质和非蛋白含氮物质为主。

二、排尿反射

血液不断循环流动，肾尿液的生成是连续的过程。终尿经肾盂、输尿管被运送到膀胱储存，当膀胱内尿液充盈到一定程度，才会引起排尿。因此排尿是间歇性的。

（一）神经支配

膀胱逼尿肌和尿道内括约肌受副交感和交感神经的双重支配（图 8-14）。副交感神经节前神经元的胞体位于脊髓第 2～4 骶段，节前纤维行走于盆神经，节后纤维分布于膀胱逼尿肌和尿道内括约肌，盆神经兴奋可使膀胱逼尿肌收缩，尿道内括约肌松弛，促进排尿。支配膀胱的交感神经起自腰段脊髓，经腹下神经到达膀胱。刺激交感神经可使膀胱逼尿肌松弛，尿道内括约肌收缩，抑制排尿。阴部神经支配尿道外括约肌，属于躯体运动神经，故可随意控制。阴部神经兴奋时，尿道外括约肌收缩；反之，尿道外括约肌舒张。

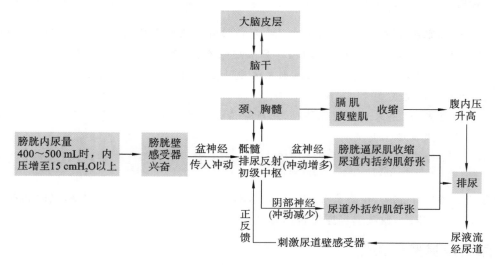

图 8-14　排尿反射示意图

（二）反射过程

排尿是一个反射过程，称为排尿反射。排尿反射是一种脊髓反射，但脑的高级中枢可抑制或加强其反射过程。当膀胱内无尿时，膀胱内压为零，当膀胱内尿液在 300～400 mL 时，膀胱内压明显升高，在此基础上，尿量稍有增加就会引起膀胱内压迅速升高。

当膀胱内尿量达到一定充盈度（400～500 mL）时，膀胱壁上，特别是后尿道的感受器受牵张刺激而兴奋，冲动沿盆神经传入纤维传至脊髓骶段的排尿反射初级中枢，同时，冲动也上传到达脑干和大脑皮层的排尿反射高位中枢，并产生尿意。高位中枢可发出强烈抑制或兴奋冲动控制脊髓骶段的排尿反射初级中枢。

在发生排尿反射时，脊髓骶段排尿反射初级中枢的传出信号经盆神经传出，引起膀胱逼尿肌收缩、尿道内括约肌舒张，于是尿液被压向后尿道。进入后尿道的尿液又刺激尿道的感受器，冲动沿传入神经再次传至脊髓骶段排尿反射初级中枢，进一步加强其活动，这是一个正反馈过程，可使膀胱逼尿肌收缩更强，尿道外括约肌开放，于是尿液被强大的膀胱内压（可高达 150 cmH$_2$O）驱出。这一正反馈过程可反复进行，直到膀胱内的尿液被排完为止。若膀胱充盈后引起尿意，而条件不许可排尿时，人可有意识地通过高级中枢的活动来抑制排尿。随着膀胱的进一步充盈，引起排尿的向上传入信号越来越强烈，尿意也越来越强烈。

三、排尿异常

临床上常见的排尿异常有尿失禁、尿潴留、尿频等。排尿活动失去意识控制称为尿失禁,其病因多是腰髓以上中枢受损,导致排尿反射初级中枢不能接受大脑皮层的功能性抑制。膀胱中尿液充盈过多而不能排出称为尿潴留,多由腰髓、骶髓损伤使骶髓排尿反射初级中枢的活动发生障碍所致。排尿次数过多(明显超过本人以往正常频率)称为尿频,尿频有多尿性尿频及少尿性尿频。多尿性尿频多由尿崩症引起,少尿性尿频常由膀胱炎症、肿瘤、结石、前列腺增生等刺激引起,这些刺激可以使患者持续出现尿意,由于患者排尿次数增加而每日总尿量并不增加,所以每次排尿时尿量少于正常。

目 标 检 测

在线答题

（景　红）

本章 PPT

1.掌握:眼的调节过程;中耳的功能及声波传入内耳的途径。

2.熟悉:感受器的一般生理学特性;眼的折光异常及矫正;视网膜的光化学反应;视敏度,视野,明适应、暗适应,色盲及色弱等视觉生理现象;前庭器官的功能。

3.了解:内耳的功能;嗅觉和味觉器官。

感觉是客观物质世界在人脑中的主观反映,是机体赖以生存的重要功能活动之一。感觉的产生是由感受器或感觉器官、感觉传导通路及感觉中枢三部分共同完成的结果。感觉传导通路及感觉中枢将在第十章神经系统的功能中介绍,本章仅讨论感受器及感觉器官的功能。

第一节　概　　述

一、感受器与感觉器官

感受器(receptor)是指分布于机体体表或组织内部的专门感受机体内、外环境变化的特殊结构或装置。感受器有多种分类方法:根据所在部位的不同,感受器可分为内感受器和外感受器。内感受器感受机体内部环境的变化,如颈动脉窦和主动脉弓压力感受器,颈动脉体和主动脉体化学感受器等。外感受器感受外界环境的变化,如视觉、听觉、嗅觉等。根据感受刺激性质的不同,感受器可分为机械感受器、化学感受器、光感受器和温度感受器等。

感受器的结构多种多样,最简单的感受器是游离神经末梢,如痛觉和温度感受器;有些感受器则是由被囊样的结构包绕在神经末梢周围而形成,如触觉小体、环层小体和肌梭等。

感觉器官(sensory organ)是指由一种或多种感受器连同周围的附属结构构成的特殊器官。人体主要的感觉器官有视觉器官、听觉器官、前庭器官、嗅觉器官和味觉器官。本章主要介绍视觉器官和听觉器官。

二、感受器的一般生理特性

(一)感受器的适宜刺激

一种感受器一般情况下只对某种特定形式的刺激最敏感,这种形式的刺激称为该感受器的适宜刺激(adequate stimulus)。如视网膜感光细胞的适宜刺激是一定波长的电磁波,耳蜗毛细胞的适宜刺激是一定频率(20～20000 Hz)的声波等。

　　适宜刺激作用于感受器,必须达到一定的刺激强度和持续一定的作用时间才可以引起某种相应的感觉。每种感受器都存在特定的感觉阈值。引起感受器兴奋所需的最小刺激强度称为强度阈值,而所需的最短作用时间称为时间阈值。

(二)感受器的换能作用

　　不同感受器感受的刺激不同,但各种感受器都能将刺激能量转换为感觉传入纤维的动作电位,然后以神经冲动的形式向中枢传递,这种能量的转换称为感受器的换能作用(transducer function)。当刺激作用于感受器时,感受器一般并不直接将刺激能量转变为神经冲动,而是先在感受器细胞或感觉末梢出现一种过渡性的膜电位变化,前者称为感受器电位(receptor potential),后者称为发生器电位(generator potential),如耳蜗的微音器电位等。这种感受器电位或发生器电位与终板电位一样,是一种过渡性局部电位,不具有"全或无"性,可以发生时间和空间的总和,也可以通过电紧张形式在细胞膜上进行短距离扩布。

(三)感受器的编码功能

　　感受器在感受外界刺激时,不仅发生了能量形式的转换,同时还将刺激包含的环境变化信息编码到动作电位的序列中,起到了信息的转移作用,这一功能被称为感受器的编码功能。关于感受器编码功能的详细机制,目前尚不清楚。

(四)感受器的适应现象

　　当某一恒定强度刺激持续作用于某种感受器时,随着刺激时间的延长,感觉传入神经纤维上的传入冲动频率会逐渐降低,这种现象称为感受器的适应现象(adaptation)。适应现象是所有感受器共有的特性,但不同感受器产生适应的快慢不同。"入芝兰之室,久而不闻其香"则是嗅觉感受器产生的快适应现象。

第二节　视　觉　器　官

　　视觉(vision)是人类从外部世界获得信息最重要的途径,人类所获得的信息70%以上来自视觉。

　　视觉的产生是由视觉器官、视觉传导通路和视觉中枢共同完成的。眼是视觉的感受器官,图9-1所示为人右眼水平切面模式图。人眼感受的适宜刺激为380~760 nm波长的电磁波,即可见光。来自外界物体的光线,经过眼的折光系统折射在视网膜上成像,刺激视网膜上的感光细胞,视锥细胞和视杆细胞将包含不同视觉信息的光刺激转换、编码为电信号,这种视觉冲动经视神经纤维传向大脑皮层的视觉中枢,经视觉中枢的分析处理,从而产生视觉。

一、眼的折光功能

(一)眼的折光成像与简化眼

　　眼的折光系统是一个复杂的光学系统,由折射率不同的光学介质和曲率半径不同的折射面组成,主要包括角膜、房水、晶状体、玻璃体。进入人眼的光线要经过这四种折射率不同的传光介质和屈光度不同的多个折射面的折射,才能在视网膜上成像。

　　光线在眼内的行进途径和成像数据的描述及计算十分复杂。为了研究的方便,根据眼的实际光学特性设计出一种与实际眼折光效果相同,但结构简化的等效光学模型,称为简化眼(reduced eye)。简化眼是一个假想的模型,它的光学参数与正常眼等值,故可用来分析眼的成像特性。

　　简化眼假定眼球为前后径20 mm的单球面折光体,折光率为1.333,外界入射光线进入眼球只

【重点提示】
简化眼。

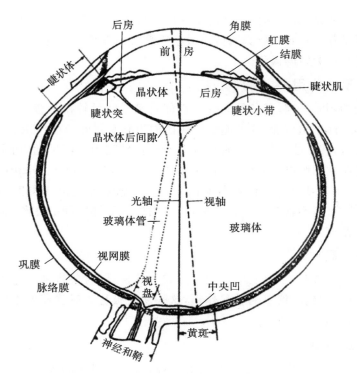

图 9-1 右眼水平切面模式图

在球面前面折射一次,球面的曲率半径为 5 mm,节点位于球形界面后方 5 mm,后主焦点位于节点后 15 mm 处,相当于视网膜的位置。简化眼和安静时正常人眼一样,正好使平行光线聚焦于视网膜上,可在视网膜上形成清晰的图像(图 9-2)。

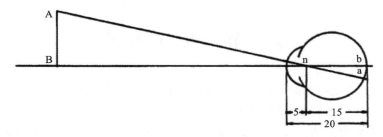

图 9-2 简化眼成像模式图

利用简化眼系统可以方便地计算出物体在视网膜上成像的大小。其公式如下:

$$\frac{物体的大小}{物体至节点的距离}=\frac{物像的大小}{节点至视网膜的距离}$$

(二)眼的调节

通过对人眼光学系统的研究发现,人眼在看 6 m 以外的物体时,因为从远处物体发出的光线到达眼球前已接近于平行,故眼无须任何调节即可在视网膜上形成倒立缩小的清晰物像。因此,通常将人眼不做任何调节所能看清楚物体的最远距离称为远点(far point)。而人眼在看近物(6 m 以内)时,近物发出的光线进入眼球时呈辐射状,如果折光系统未做调节,经折光系统折射后的物像在视网膜的后方,由于光线尚未聚焦,只能产生模糊的视觉。眼的调节包括晶状体的调节、瞳孔的调节和双眼会聚三个方面,其中人眼看近物主要依靠晶状体的调节。

1. 晶状体的调节 晶状体是一个无色透明、富有弹性的双凸透镜形的折光体,周边通过睫状小带与睫状体相连。当眼看远物时,睫状体内睫状肌处于松弛状态,睫状小带保持一定的紧张度,睫状小带的牵拉作用使晶状体较为扁平,此时晶状体折光能力较小;当眼看近物时,在视网膜上形成模糊的物像,这种模糊的视觉信息传至视觉中枢,反射性地引起睫状肌收缩,睫状小带松弛,晶状体因自身弹性回缩,向前向后凸出,折光能力增强,使物像前移,正好落在视网膜上,从而产生清晰视觉(图9-3)。长时间看近物时,由于睫状肌的持续收缩状态,眼睛会产生疲劳。

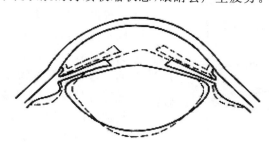

图 9-3　晶状体的调节模式图

晶状体的调节能力有限。晶状体调节能力的大小取决于晶状体的弹性,弹性越好,晶状体变凸能力越强,所能看清物体的最近距离就越近。晶状体的调节能力通常用近点(near point)来表示。近点是指人眼所能看清物体的最近距离。近点越近,表明晶状体的弹性越好,眼的调节能力越强。晶状体的弹性与年龄有关,随年龄增长,晶状体弹性会逐渐减退,近点逐渐变远。人到 45 岁后,晶状体弹性明显下降,眼的调节能力明显下降,看近物模糊不清,这种现象称为老视(presbyopia)。看近物时佩戴适宜的凸透镜,通过增强眼的折光能力进行矫正。

2. 瞳孔的调节　瞳孔由虹膜围成,是光线进入眼球的通道,虹膜中有环状的瞳孔括约肌和辐射状的瞳孔开大肌,这两种肌纤维收缩和舒张调节着瞳孔的大小,进而调节进入眼球的光线量。看近物时,可反射性地引起两侧瞳孔缩小,称为瞳孔近反射,也称为瞳孔调节反射。瞳孔近反射的意义是使瞳孔缩小以减少进入眼球的光线量,减小产生的球面相差和色相差,使视物更清晰。该反射是通过动眼神经中的副交感神经兴奋引起瞳孔括约肌收缩,使瞳孔缩小所致。

生理状态下瞳孔的大小除受视物远近的调节外,还受到进入眼球光线强弱的调节,当强光照射时,瞳孔会缩小;当弱光照射时,瞳孔会变大。这种瞳孔的大小随着进入眼球光量的强弱而变化的现象称为瞳孔对光反射(pupillary light reflex)。这一反射的生理意义是调节进入眼球的光线量,当视网膜受到强光照射时,通过减少进入眼球的有害光线量,可以保护视网膜。瞳孔对光反射的中枢在中脑的顶盖前区。临床上常将检查瞳孔对光反射作为判断麻醉深度、病情危重程度及确定中枢神经系统病变部位的指标。

3. 双眼会聚　当双眼同时观察某一近物时,双眼视轴向鼻侧会聚,这种现象称为双眼会聚或辐辏反射(convergence reflex)。双眼会聚依靠两眼内直肌的收缩来完成的。它的意义在于视近物时,可使物像落在两眼视网膜的对应位置上,从而使视觉清晰,避免复视。

（三）眼的折光异常

远物发出的光线无须调节就可使平行光线在视网膜上聚焦成像,因而可以看清楚远物;近物发出的光线经过眼的调节也能在视网膜上成像,也可看清近处的物体,这种眼称为正视眼(emmetropia)。因眼球形态变化或折光能力异常使平行光线不能聚焦成像于视网膜,这种眼称为非正视眼(ametropia),也称为屈光不正或折光异常,通常包括近视、远视和散光。

1. 近视　近视(myopia)的产生是由于眼球的前后径过长(轴性近视)或眼的折光能力过强(折光性近视),远物发出的平行光线在视网膜的前方聚焦,在视网膜上形成模糊不清的物像,因而人看不清远物;看近物时,近物发出的光线呈辐射状,正好落在近视者的视网膜上,故无须调节或仅做较小的调节就能看清近物。因此,近视眼的近点和远点均移近。近视的形成一部分是先天遗传引起的,更多是后天用眼不当所致。矫正近视眼的方法是佩戴适宜的凹透镜(图9-4)。

【重点提示】
眼的调节。

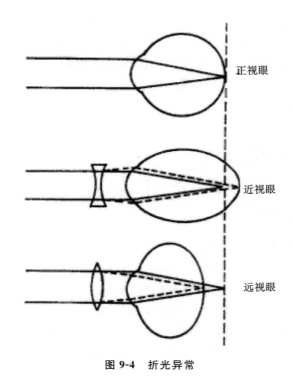

图 9-4　折光异常

2. 远视　远视（hyperopia）的产生是由于眼球前后径过短或折光能力过弱所致。远物发出的光线成像在视网膜之后，经过眼的调节使物像前移，从而可看清远物。近物发出的光线离远视者视网膜距离更远，即使晶状体进行最大调节，也不能使物像前移至视网膜，所以，远视的主要表现为看不清近物。远视眼的近点和远点均变远。远视眼看近物和远物都需要进行调节，故远视者容易发生用眼疲劳。远视矫正的办法是佩戴适宜的凸透镜（图 9-4）。

3. 散光　散光（astigmatism）是因眼球折光面主要是角膜，在不同方位上的折光能力不一致所致。散光的矫正方法是佩戴适宜的柱面镜。

（四）房水

房水（aqueous humor）是指充盈在眼球内前房和后房的透明液体。房水来源于血浆。房水是由睫状体脉络膜生成，由后房经瞳孔进入前房，最后回流入静脉而形成房水循环。房水主要具有营养角膜、晶状体及玻璃体的功能，并可维持正常的眼压。眼压的正常值为 10～21 mmHg，存在昼夜波动，但不超过 8 mmHg。眼压的相对稳定对于保持眼球尤其是角膜的正常形状与折光能力具有重要意义。如果眼球被刺破，将导致房水流失，眼压降低，眼球变形，从而引起角膜曲度改变。房水循环发生障碍（如房水排出受阻）时会造成眼压升高，眼压的病理性增高称为青光眼（glaucoma），这时除眼的折光系统发生异常外，患者还可出现头痛、恶心等全身症状，严重时可导致角膜混浊、视力丧失。

二、眼的感光功能

视觉感受器位于视网膜上，外界物体发出的光线，经折光系统折射在视网膜上成像，感光细胞感受这种光波的刺激，并通过换能作用转变为神经冲动，经视神经传入大脑皮层的视觉中枢，经分析处理后形成主观意识上的感觉。

（一）视网膜的结构特点

视网膜是位于眼球壁内层的透明神经组织膜，从外向内主要包括四层细胞，依次为色素细胞层、感光细胞层、双极细胞层和神经节细胞层。

视网膜中存在两种直接感受光刺激的感光细胞，包括视锥细胞（cone cell）和视杆细胞（rod cell）。这两种细胞内均含有大量的感光色素。每种细胞在形态上都可由外段、内段和终足三部分组成。外段是感光色素集中的部位，在感光换能过程中发挥重要作用。它们也均与双极细胞形成突触联系，双极细胞再与神经节细胞构成突触。神经节细胞轴突汇集构成视神经（图 9-5），视神经通过视神经盘（位于黄斑鼻侧约 3 mm 处）向后穿出眼球壁。视神经盘处不存在感光细胞，因此不能感受光线刺激，物像落于此处不能引起视觉，称为生理盲点。但因为正常人是双眼视物，一侧视野中的盲点可被另一侧所弥补，所以通常情况下人们不会感觉到视野中有盲点的存在。

（二）视网膜的感光换能作用

人类视网膜上存在视锥系统和视杆系统两种感光系统。

1. 视锥系统和视杆系统　视锥系统是由视锥细胞与其相应的双极细胞、神经节细胞共同组成的

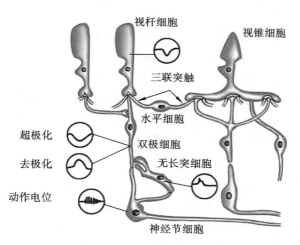

图 9-5 视锥细胞与视杆细胞

感光换能系统,又称为昼光觉系统或明视觉系统。视锥细胞分布于视网膜的中央,特别是中央凹区域是视锥细胞分布最密集的部位。视锥细胞对光线的敏感度较差,只在强光刺激下发生反应,主要功能是在白天或较明亮的环境下视物。视锥系统视物的精确度高,能分辨物体具体细节。视锥系统能分辨颜色,辨色也是视锥细胞特有的功能。

视杆系统是指由视杆细胞与其相对应的双极细胞和神经节细胞共同组成的感光换能系统。视杆细胞分布于视网膜的周边,视杆细胞对光线的敏感度较高,可在昏暗环境中感受弱光刺激,所以视杆细胞的主要功能为在夜晚或弱光环境中视物。视杆系统又称为晚光觉系统或暗视觉系统。视杆系统对物像的分辨率差,视物的精确度低,只能分辨物体的轮廓,而不能分辨具体细节。视杆系统不能分辨颜色,只能辨识明暗。

2.光化学反应 视锥细胞与视杆细胞之所以能感受光线的刺激,是因为感光细胞内部有感光物质,感光物质在光线作用下,发生了一系列光化学反应。

(1)视杆细胞的光化学反应:视杆细胞内的感光物质为视紫红质(rhodopsin)。它是一种由视蛋白与视黄醛的生色基团组成的结合蛋白质。视黄醛是由维生素 A 在体内氧化转变而来。人体如果长期维生素 A 摄入不足,就会影响人在暗光中的视力,从而引起夜盲症(nyctalopia)(图 9-6)。

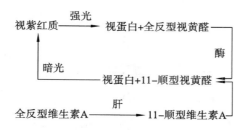

图 9-6 视紫红质的光化学反应

(2)视锥细胞的光化学反应与色觉:视网膜上有三种不同的视锥细胞,分别含有三种感光色素。三种视锥细胞分别对波长为 560 nm、530 nm 和 430 nm 的红、绿、蓝三种颜色的光线最敏感。

正常的视网膜视锥细胞,可以分辨波长在 380~760 nm 之间的大约 150 种不同的颜色。一种颜色不仅可以由某一固定波长的光线所引起,而且还可以由不同比例的红光、绿光和蓝光三种原色混合而成。这就是目前解释色觉产生的三原色学说。三原色学说认为,当不同波长的光线照射视网膜时,可以使三种视锥细胞产生不同程度的兴奋,兴奋传到中枢后,经过中枢的分析整合就会产生不同颜色的感觉。例如,当红、绿、蓝三种视锥细胞兴奋的比例为 4∶1∶0 时,视觉中枢就会产生红色的感觉;当三者兴奋的比例为 2∶8∶1 时,则产生绿色的感觉;当三者以同等比例兴奋时,会产生白色的感觉。

常见的色觉障碍可分为色盲和色弱,色盲是由于缺乏某种或某几种视锥细胞所造成的不能辨识某种或多种颜色的病症。色盲可分为全色盲和部分色盲。全色盲表现为不能分辨所有颜色,只能分辨明暗,呈单色视觉,这种类型的患者较少。部分色盲又分为红色盲、绿色盲和蓝色盲。其中,尤以红色盲和绿色盲多见。色盲多与遗传因素有关。有些色觉障碍并不是由于缺乏某种视锥细胞,而是由于某种视锥细胞的反应能力较弱,患者表现为对某种颜色的识别能力较正常人差,称为色弱,色弱大多由后天因素所引起,多与健康和营养因素有关。

（三）视网膜中的信息传递

视网膜内第一层是感光细胞,第二层为中间神经细胞,包括双极细胞、水平细胞和无长突细胞等,第三层是神经节细胞。它们之间的排列和联系非常复杂,细胞之间还存在多种化学物质传递。当受到光照刺激时,视杆细胞和视锥细胞将产生超极化电位,在视网膜内经过复杂而有序的细胞传递,最后由神经节细胞发出的神经纤维以动作电位的形式传向中枢。

三、与视觉有关的生理现象

视觉是由折光系统和感光系统共同完成的,视觉有多方面的表现形式,下面仅介绍几种临床工作中经常涉及的生理现象。

（一）视敏度

人眼对物体微细结构的分辨能力,称为视敏度（visual acuity）,也称视力,可用人眼所能分辨的物体两点之间的最小距离表示。视力通常以视角（visual angle）的大小作为衡量标准。视角是指物体上的两点发出的光线进入人眼后,通过节点所形成的夹角（图9-7）。视角的大小与视网膜上物像的大小成正比,即视角越小,说明视力越好。视力表就是按此原理设计的,正常人眼所能分辨的最小视角为1分角,1分角在视网膜上所形成的物像,其大小约为5 μm,稍大于一个视锥细胞,此时两点间刚好隔着一个未被兴奋的视锥细胞,当冲动传入中枢后,就会产生两点分开的感觉。因此,视角为1分角的视力为正常视力。将视力表安放在5 m远处,看其中1.0行字形或图形的缺口为1.5 mm时,所形成的视角即为1分角。按Snellen视力表对应的视力为1.0,国际对数视力表对应数值为5.0。中央凹处视锥细胞密集,直径较小,有些只有2 μm,所以该处视力可大于1.0。

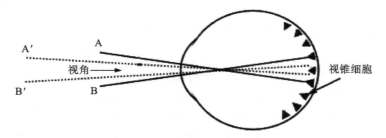

图9-7 视力与视角

（二）暗适应和明适应

1. 暗适应 人长时间处于强光的环境中,突然进入暗处时,起初看不清东西,一段时间后,视觉敏感度逐渐升高,逐渐恢复在暗处的视力,这种现象称为暗适应（dark adaptation）。暗适应的产生主要取决于视杆细胞中视紫红质的光化学反应过程,视紫红质在强光环境中的分解大于合成。视杆细胞内视紫红质的储量减少,突然进入暗光环境时,视杆细胞内视紫红质的储量过少不足以引起暗处的视觉,而随着暗光环境中视紫红质合成的增加,经过一段时间,视杆细胞在暗光环境下的视物功能逐渐恢复,另外,暗适应的产生也与视锥细胞有关。

2.明适应　人长时间处于暗光环境中,突然进入光亮处后,最初感到耀眼的光感,看不清楚物体,片刻之后视觉逐渐恢复,这种现象称为明适应(light adaptation)。其产生机制是视杆细胞在暗光环境中蓄积了大量的视紫红质,突然进入亮处后,视紫红质受强光照射而迅速分解,传入信息过强因而只产生耀眼的光感。当视紫红质迅速分解之后,视锥细胞才能恢复明亮环境中的视觉。明适应仅需几秒即可迅速完成。

(三)视野

视野(visual field)是指单眼固定注视前方某一点时,所能看到的空间范围。同一光照条件下,不同颜色的视野大小不同,白色视野最大,其次为黄色和蓝色,再次为红色,绿色视野最小。图9-8为人左眼视野图。视野的大小不仅与各类感光细胞在视网膜中的分布范围有关,也受面部结构的影响,不同方位视野的大小和形状不同。其中,颞侧视野大于鼻侧视野,下方视野大于上方视野。临床上进行视野检查有助于视网膜和中枢神经系统病变的诊断。

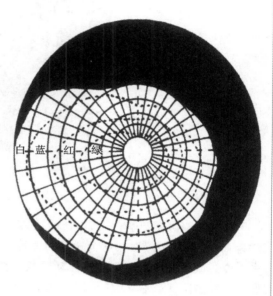
图9-8　左眼视野图

(四)双眼视觉和立体视觉

双眼同时观察某一物体时产生的视觉,称为双眼视觉(binocular vision)。人双眼视野大部分重叠。双眼视物时,物体成像在两眼视网膜的对称点上,只能产生单一物体的感觉,称为单眼视觉。因此,虽两眼视网膜上的成像略有差异,但主观上只感觉有一个物体。当出现某些疾病时,如眼外肌瘫痪或眼球内肿瘤压迫等都可使物像落在两眼视网膜的非对称点上,因而产生有一定程度相互重叠的两个物体的感觉,称为复视。双眼视觉可以扩大视野,弥补生理性盲点,所以双眼视觉优于单眼视觉。双眼视物有助于感知物体的大小,而且还能判断物体的距离远近和物体厚度、深度,从而形成立体视觉。

【重点提示】
视敏度、视角、明适应、暗适应、视野的概念。

知识拓展
9-1

第三节　听觉器官

听觉是由耳、听神经和听觉中枢共同活动所完成的一种特殊感觉。耳不仅是听觉的外周感受器,还是位置觉和运动觉器官,主要由外耳、中耳和内耳组成。外耳和中耳是声波传导的通道,内耳由耳蜗(cochlea)和前庭器官(vestibular apparatus)组成。听觉感受器位于耳蜗内。听觉的适宜刺激是声波。声波通过传音系统的传导传至内耳耳蜗,在听觉感受器的感音换能作用下将声波振动的机械能转换为神经冲动,经听神经传导通路传至大脑皮层听觉中枢,从而产生听觉。

一、外耳和中耳的功能

外耳和中耳组成了耳的传音系统。

(一)外耳的功能

外耳由耳廓和外耳道两部分组成。耳廓的形状有利于收集声波,在一定程度上还可以判断声音的来源方位。外耳道长约2.5 cm,它的终端为鼓膜所封闭。外耳道是声波传导的通道,并对声波产生共振作用,使其强度增大。

（二）中耳的功能

中耳主要包括鼓膜、听骨链、鼓室和咽鼓管等（图 9-9）。

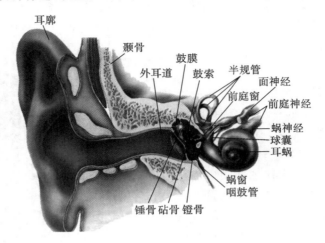

图 9-9　人耳结构模式图

1. 鼓膜　鼓膜呈椭圆形，半透明，其顶点朝向中耳的浅漏斗状的薄膜，面积为 50～90 mm²，厚度约为 0.1 mm。鼓膜脐内侧为锤骨的锤骨柄。鼓膜的形态和特点使它具有良好的频率响应和较小的失真度。鼓膜的振动可与声波振动同始同终，鼓膜的形态和位置有利于不失真地把声波传向内耳。如果鼓膜内陷或破裂，会导致传音效率降低。

【重点提示】
听骨链的组成及增压效应。

2. 听骨链　中耳内有三块听小骨，从外向内依次是锤骨、砧骨和镫骨，三块听小骨借助关节相连，形成一个传导声波的杠杆系统，称为听骨链。锤骨柄附着于鼓膜脐，砧骨居锤骨与镫骨之间，镫骨脚置于前庭窗膜上，听骨链杠杆系统两臂之间呈固定角度，支点位于听骨链的重心上，能量传递惰性小，效率高。锤骨柄形成的长臂和镫骨长突形成的短臂之比约为 1.3∶1，通过杠杆的作用可将短臂一侧的压力增大 1.3 倍。另外，鼓膜面积和前庭窗面积的差异也会产生增压效应，鼓膜实际振动面积约为 59.4 mm²，而前庭窗膜的面积仅有 3.2 mm²，两者面积之比为 18.6∶1，若声波传递时听骨链总压力保持不变，声波由鼓膜传至前庭窗膜压强将增大 18.6 倍。通过以上两方面作用，整个中耳传递过程中的增压效应为 24.2 倍，使传音效率大大提高。它们构成了声音由外耳传向耳蜗最有效的通路。

3. 咽鼓管　咽鼓管是连通中耳鼓室和鼻咽部的肌性管道，主要作用是维持鼓膜两侧气压的平衡，从而调节中耳内压力，使鼓膜处于正常状态，以保持听骨链正常的增压作用。通常情况下，咽鼓管咽口被咽肌所封闭，在吞咽、打哈欠或打喷嚏时，因为肌肉的收缩，咽鼓管咽口张开，使鼓室与外界连通，空气进入鼓室以维持鼓膜内外气压平衡，这对于维持鼓膜的正常形状、位置和振动性能具有重要意义。当咽部发生慢性炎症时，咽鼓管黏膜水肿，咽鼓管咽口堵塞，鼓室内空气逐渐被吸收，压力降低，致内外压力失衡，会引起鼓膜内陷，导致患者出现耳闷、耳聋、耳鸣和鼓膜疼痛等症状，从而影响患者的听力。

（三）声波传入内耳的途径

声波必须传入内耳的耳蜗，才可刺激听觉感受器，引起听觉。声波传入内耳的途径包括气传导和骨传导两条途径。通常情况下以气传导为主。

【重点提示】
声波传入内耳的途径。

1. 气传导　声波经外耳道引起鼓膜振动，再经听骨链和前庭窗膜传入内耳耳蜗，这一传导途径称为气传导（air conduction），是声波传导的主要途径。此外，在听骨链受损的情况下，气传导还表现为其他的方式，鼓膜的振动也可通过鼓室内空气的振动，经蜗窗传入内耳，但此时传音效率已大大降低，这一途径在正常情况下的声波传导中不起重要作用，仅在正常气传导途径发生障碍，如鼓膜穿孔、听骨链严重病变时才发挥一定的调节作用,但此时患者的听力已明显下降。

2. 骨传导 声波引起颅骨的振动后,再引起颞骨骨质中的耳蜗内淋巴液的振动,这条途径称为骨传导(bone conduction)。骨传导的敏感性低,在正常听觉的产生中所起的作用不大,人们几乎感觉不到它的存在。只有当气传导途径明显受损时,骨传导才会相应增强。

因此,临床上常通过检查患者气传导和骨传导的情况来判断听觉障碍的产生部位和原因。当传音系统如鼓膜或听骨链病变引起传音性耳聋时,气传导明显减弱,而骨传导相对增强。当耳蜗病变引起感音性耳聋时,气传导和骨传导同时减弱。

二、内耳耳蜗的感音功能

内耳包括耳蜗和前庭器官两部分。耳蜗具有感音换能作用,即将传至耳蜗的机械振动转变成听神经纤维的神经冲动。前庭器官与平衡觉有关。

（一）耳蜗的结构特点

耳蜗是一个形似蜗牛壳的骨管,是一条骨质的管道围绕一个锥形骨轴(蜗轴)螺旋约 2.5 周所构成的骨螺旋管。自蜗轴向外侧发出两道膜,斜行的前庭膜和横行的基底膜,它们将耳蜗分为三个腔:前庭阶、鼓阶和蜗管(图 9-10)。前庭阶在耳蜗底部与前庭窗膜相接,鼓阶在耳蜗底部与蜗窗膜相接,前庭阶和鼓阶内充满外淋巴液,前庭阶与鼓阶在蜗顶通过蜗孔相通。蜗管则是一个盲管,充满内淋巴液。

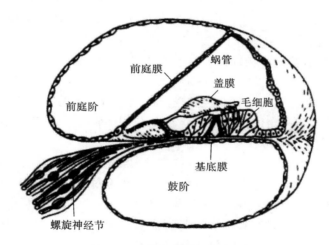

图 9-10 耳蜗内部结构模式图

声音感受器(螺旋器或科蒂器)位于基底膜上,由毛细胞和支持细胞构成。每个毛细胞的顶端都有上百条排列整齐的听毛,其上方有一胶状物,称为盖膜,较长的听毛伸入盖膜内,盖膜内侧连蜗轴,外侧悬浮于内淋巴液中。毛细胞的底部有听神经末梢。

（二）耳蜗的感音换能作用

在耳蜗的感音换能过程中,基底膜的振动起关键作用。当声波振动经听骨链传至前庭窗时,前庭窗膜内移,压力变化依次传给淋巴液和膜性结构,前庭膜和基底膜将下移,鼓阶的外淋巴液使蜗窗膜外移,前庭窗膜外移,淋巴液和膜性结构做反向移动,反复进行,便引起了基底膜的振动。盖膜与基底膜之间发生相对位移,致使听毛弯曲,刺激毛细胞产生微音器电位,进而诱发听神经纤维产生动作电位,冲动传入听觉中枢,从而引起听觉。

（三）基底膜的振动与行波学说

目前常用行波原理解释耳蜗对不同频率声波的分析。基底膜的振动从蜗底开始,以行波方式向蜗顶方向传播。不同频率的声波,传播的远近和最大振幅出现的部位也不同,声波频率越高,传播距离越近,最大振幅出现的部位越靠近蜗底部;声波频率越低,传播距离越远,最大振幅出现的部位越靠近蜗顶部。最大振幅出现的部位不同,引起不同部位的毛细胞兴奋,使基底膜不同部位的听神经冲动传至听觉中枢的不同部位,产生不同的音调。

耳蜗对声音强度的分析,主要取决于产生兴奋的听神经纤维的数量和冲动频率。声音强度越大,受刺激的毛细胞数目越多,参与传导的神经纤维数量越多,传入冲动的频率也越高,传至中枢后,主观感觉声音越强。

(四)耳蜗与听神经的生物电现象

基底膜的振动可引起盖膜与毛细胞的相对位置发生改变,这种机械变化可引起耳蜗及与之相连的听神经纤维产生一系列的电位变化。

1.耳蜗内电位　前庭阶和鼓阶内充满外淋巴液,蜗管内充满内淋巴液。在耳蜗未受刺激时,内耳不同部位的结构中,可以出现电位差,若将参考电极接地,且以鼓阶外淋巴液为参考零电位,可测得蜗管中内淋巴液的电位是 $+80$ mV,称为耳蜗内电位(endocochlear potential,EP)或内淋巴电位(endolymphatic potential)。耳蜗静息电位是指螺旋器中的毛细胞在未受刺激时,存在于膜内外的电位差,此时毛细胞的静息电位是 $-80\sim-70$ mV,由于毛细胞顶端的浸浴液是内淋巴液,而其他部位的细胞膜浸浴在外淋巴液中,因此毛细胞顶部的膜内外电位差可达到 $150\sim160$ mV,而浸浴在外淋巴液中(鼓阶)的毛细胞底部的膜内外电位差只有约 80 mV。

2.耳蜗微音器电位　当耳蜗受到声波刺激时,在耳蜗及其附近结构中,可记录到一种与声波的频率和幅度完全一致的特殊电位变化,这种电位变化称为耳蜗微音器电位(cochlear microphonic potential,CMP)。耳蜗微音器电位属于局部电位,呈非"全或无"的形式,即其电位变化随着刺激强度的增大而增大。耳蜗微音器电位无真正的阈值,潜伏期极短,小于 0.1 ms,没有不应期,不易疲劳和出现适应现象。

耳蜗微音器电位实际上是多个毛细胞在接受声波刺激时产生的综合感受器电位。耳蜗微音器电位与动作电位不同,它具有一定的位相性,当声音的位相倒转时,耳蜗微音器电位的位相也发生逆转,但动作电位则不能。

单一毛细胞电位变化的方向与纤毛受力方向有关,当静纤毛向动纤毛的方向弯曲时,引发去极化电位。反之,当静纤毛向背离动纤毛的一侧弯曲时,则引起超极化电位。

3.听神经动作电位　听神经动作电位是耳蜗对声波刺激所产生的最后电位变化,由耳蜗微音器电位触发而产生,是耳蜗对声音进行换能和编码的结果,它的作用是向听觉中枢传递声波信息。目前记录到的包括听神经复合动作电位和单纤维动作电位。

听神经动作电位的波幅和形状虽然不能反映声波的特性,但可通过神经纤维上动作电位的"编码"作用,即神经冲动的节律、间隔时间,发放冲动的神经纤维在基底膜上起源的部位,来传递不同形式的声波信息。作用于人耳的声波多种多样,由此所引起的听神经纤维的冲动及其序列的组合也较为复杂,当其传入听觉中枢后,听觉中枢便可根据其中特定的规律,区分不同的音量、音调和音色等信息。

总之,耳蜗与听神经的生物电现象可归纳如下:耳蜗在没有声音刺激时刺激耳蜗静息电位,该电位是产生其他电位变化的基础。当耳蜗受到声波刺激时,在耳蜗及其附件的结构中,可记录到耳蜗微音器电位。由耳蜗微音器电位诱发的听神经纤维产生动作电位,此冲动传入听觉中枢后,经听觉中枢分析处理后便可产生主观的听觉。

三、听阈和听域

人耳的适宜刺激是空气振动产生的声波,但不是所有的声波振动都能被人耳所听到,声波振动的频率必须在一定范围内,且达到一定强度才能引起听觉,人耳所能感受到的声波为 $20\sim20000$

Hz。在此范围内,每种频率的声波,都有一个引起听觉的最小声音强度,称为听阈(auditory threshold)。每种频率的声波,强度在听阈以上继续增加时,产生的听觉感受也会增强,但强度超过一定限度时,不仅不能产生清晰的听觉,还会产生鼓膜的疼痛感,该限度称为最大可听阈(maximal auditory threshold)。每一频率的声波都有特定的听阈和最大可听阈。以声波频率为横坐标,以声波强度为纵坐标,将每一频率声波的听阈和最大可听阈分别连接,可绘制出人耳对声波频率和强度的感受范围(图 9-11)。图中下方曲线为不同频率声波的听阈,上方曲线为不同频率声波的最大可听阈,二者所围成的范围为听域。观察听域图可知,人耳对频率在 1000～3000 Hz 之间的声波最敏感,人类语言的频率也主要分布在 300～3000 Hz 的范围内。

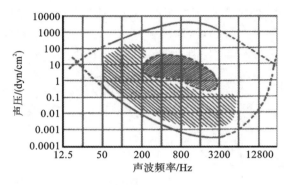

图 9-11　听域图

听力表示听觉的灵敏程度。通常以分贝(dB)作为声音强度的相对单位。一般讲话的声音,其强度在 30～70 dB,大声喊叫时可达 100 dB。噪声是指杂乱无章的非周期性振动所产生的声音,强度一般在 60 dB 以上,对人们的工作、学习和休息都会产生不良影响。长期噪声的刺激,对听觉是一种缓慢的损害,可使听力下降,引起噪声性耳聋,并可导致神经、内分泌等系统功能失调。因此,在工作和生活中应注意保护环境,尽量消除和减少噪声污染,防止噪声对听觉功能的损害。

知识拓展
9-3

第四节　前庭器官的功能

前庭器官(vestibular apparatus)在内耳迷路中,与听觉无关,是位置感受器,感受细胞称为毛细胞,传入神经是前庭神经。前庭器官包括内耳中的三个半规管、椭圆囊和球囊,它们能感受自身姿势和运动状态以及头部在空间的位置,对于维持身体的平衡具有重要作用。机体姿势的维持有赖于前庭器官、视觉器官和本体感受器,其中前庭器官的作用尤为重要。

一、前庭器官的感受器

前庭器官的感受细胞是毛细胞,每个毛细胞顶端有两种纤毛,一种是位于细胞顶端一侧的边缘处最长的一条,称为动纤毛;其余的纤毛较短,数量较多,60～100 条,呈阶梯状排列,称为静纤毛。毛细胞底部与感觉神经纤维末梢相连。各类毛细胞的适宜刺激是与纤毛的生长面呈平行方向的机械力。当纤毛处于自然状态时,其静息电位约为 −80 mV;同时,与毛细胞相连的神经纤维上有一定频率的持续放电。若此时外力使静纤毛偏转向动纤毛,毛细胞出现去极化,当膜电位达到阈电位 −60 mV 时,支配毛细胞的传入神经发放冲动频率增加,表现为兴奋效应;反之,当外力使动纤毛偏向静纤毛时,毛细胞出现超极化电位变化,可达 −120 mV,同时传入神经纤维发放冲动的频率减少,表现为抑制效应。

Note

一般情况下,前庭器官中各种毛细胞所在位置和附属结构不同,从而使机体在进行不同形式的运动和头部空间位置改变时,都会以特定的方式改变毛细胞纤毛的弯曲方向,从而引起相应神经纤维冲动发放频率的改变,将机体位置和运动变化信息传输到中枢,引起特殊的运动觉和位置觉,并产生相应的躯体和内脏功能的反射性变化。

二、椭圆囊和球囊的功能

椭圆囊和球囊中充满内淋巴液,囊内各有一个相似结构的感受装置,称为囊斑(图 9-12),毛细胞顶部有纤毛,纤毛的游离端伸入耳石膜中。耳石膜属于一种胶质板,内含耳石,耳石由蛋白质和碳酸钙构成,因其比重大于内淋巴液,故具有较大惯性。当人体处于直立且静止不动状态时,椭圆囊囊斑处于水平位,其毛细胞的纵轴与地面垂直,顶部朝上,耳石膜在纤毛之上;球囊囊斑的平面处于垂直位,毛细胞的纵轴与地面平行,顶部朝外,耳石膜位于纤毛的外侧。

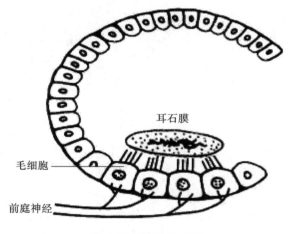

耳石膜

毛细胞

前庭神经

图 9-12　囊斑模式图

椭圆囊和球囊的功能是感受头部的空间位置及直线变速运动。在这两种囊斑中,各个毛细胞顶部的静纤毛和动纤毛的相对位置都不相同,因此,能够感受各个方向上的变化。当头部空间位置变化时,由于重力作用,耳石膜与毛细胞发生位移,导致纤毛向一侧弯曲;当机体进行直线变速运动时,由于惯性作用,耳石膜与毛细胞也会发生相对位移引起纤毛弯曲。由于不同毛细胞纤毛排列的方向不同,囊斑受到重力及变速运动刺激时,有的毛细胞兴奋,有的则发生抑制。这种信息传入中枢后,不仅可以引起头部空间位置改变的感觉或直线变速运动的感觉,同时可以引起反射性的肌张力改变,以维持身体平衡。因为椭圆囊毛细胞的纵轴与地面垂直,因而其主要对水平方向的直线运动反应敏感;球囊毛细胞的纵轴与地平面平行,因而其主要对垂直方向的直线运动反应敏感。

三、半规管的功能

人体两侧内耳迷路内各有前、后、外三个互相垂直的半规管(semicircular canal),分别代表空间的三个平面。每个半规管与椭圆囊相连接处都形成一个膨大部分,称为壶腹,壶腹内有一隆起的结构,称为壶腹嵴,它是半规管内的感受装置,壶腹嵴中有一排毛细胞面对管腔,上有一胶状物称为终帽,毛细胞顶部的纤毛都埋置于终帽中。毛细胞上动纤毛和静纤毛的相对位置固定。在水平半规管内,当内淋巴液由管腔向壶腹方向移动时,毛细胞顶部的纤毛由静纤毛向动纤毛一侧弯曲,从而引起壶腹嵴向中枢发放的神经冲动增加。而当壶腹内的内淋巴液流向管腔时,则发生相反的变化,壶腹向中枢发放的神经冲动减少。

半规管壶腹嵴的功能是感受机体旋转变速运动,即角加速度运动。当机体围绕不同方向的轴开始旋转时,相应半规管壶腹中的毛细胞由于惯性作用使管腔中的内淋巴液发生相对运动,顶部纤毛向某一方向弯曲;而当机体停止旋转时,又因为管腔中内淋巴液的惯性作用,使顶部纤毛向相反方向弯曲。这些来自不同侧半规管内毛细胞兴奋或抑制的信息经前庭神经传至中枢后,可引起眼震颤,躯体、四肢骨骼肌的紧张性发生改变,从而调整机体的姿势,保持身体平衡;同时,这些神经冲动上传到大脑皮层,导致机体产生旋转变速运动的感觉(图 9-13)。

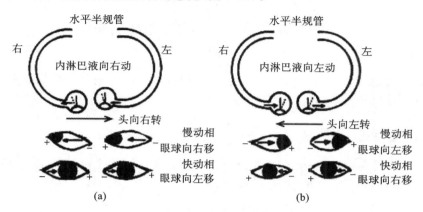

图 9-13 半规管功能和眼震颤模式图

四、前庭反应及眼震颤

当前庭器官受到刺激时,传入冲动到达相应神经中枢,除能引起运动觉和位置觉外,还可引起各种前庭反应,包括前庭器官的姿势反射、前庭自主神经反应和眼震颤。

(一)前庭器官的姿势反射

直线变速运动可刺激椭圆囊和球囊,反射性地改变颈部和四肢肌张力的强度,从而维持身体的平衡。例如,人坐在车上,当汽车突然向前开动或加速时,由于惯性作用,身体向后倾,但在身体向后倾倒之前,椭圆囊的耳石因惯性而使囊斑毛细胞的纤毛向后弯曲,这种传入信息即反射性地引起躯干部的屈肌和下肢伸肌的肌张力增加,从而使身体前倾以维持身体的平衡。由此可见,前庭器官的姿势反射均与引起反射的刺激相对抗,其意义在于使机体尽可能保持在原有的空间位置上,维持机体的姿势和身体平衡。

(二)前庭自主神经反应

当半规管壶腹嵴受到长时间或过强的刺激时,可通过前庭神经核与网状结构的联系而引起自主神经功能失调,导致机体出现心率加快、血压下降、呼吸加快、发汗以及面色苍白、恶心、呕吐、唾液分泌增多等现象,称为前庭自主神经反应(vestibular autonomic reaction)。正常人一般只在前庭器官受到过强刺激时才引起前庭自主神经反应,但某些人前庭功能过于敏感,前庭器官受到一般性的刺激也可引起前庭自主神经反应,如晕车、晕船现象的产生等。

(三)眼震颤

半规管受旋转变速运动刺激时引起眼球不自主的节律性运动,称为眼震颤(nystagmus)。这种现象属于最特殊的一种前庭反应。不同半规管受刺激可引起不同方位和类型的眼震颤。如当两侧水平半规管受刺激时,可引起水平方向的眼震颤;上半规管受刺激(见于侧身翻转)时,可引起垂直方向的眼震颤;而后半规管受刺激(见于前后翻转)时,将引起旋转性眼震颤。通常情况下,人类在水平面上的活动较多,如转身、回头等,所以在水平方向的眼震颤最为常见。临床脑干损伤的患者在未进行正、负加速度运动的静息状态时,也出现眼震颤,这属于病理性的眼震颤。

五、平衡感觉的中枢分析

人体的平衡感觉主要与头部的空间位置有关。头部的空间位置在很大程度上取决于前庭感受器的传入信息,但视觉的提示作用也非常重要,传入信息也可来自关节囊本体感受器的躯体传入冲动,它可提供躯体不同部分相对位置的信息。

第五节　其他感受器的功能

人类的感觉器官,除上述已提到的之外,还有鼻、舌、皮肤等,这些器官都属于多功能器官,感觉功能只是它们诸多功能中的一种。

一、嗅觉感受器的功能

人类的嗅觉器官是鼻,嗅觉感受器主要位于上鼻道及鼻中隔后上部的嗅上皮,两侧总面积约为 $5.0 cm^2$。嗅上皮由主细胞、支持细胞、基底细胞以及 Bowman 腺构成。主细胞又称嗅细胞,呈圆瓶状,细胞顶端有 $5\sim6$ 条短的纤毛,细胞底端的长突组成嗅丝,穿过筛孔直接进入嗅球。嗅细胞的适宜刺激是有气味的化学性刺激,空气中的气味物质分子刺激嗅细胞,与纤毛上的相应受体结合可产生感受器细胞电位变化,神经冲动传向嗅球,进而传向更高级的嗅觉中枢,引起嗅觉。

不同动物的嗅觉敏感度差异较大,即使是同一动物,对不同气味物质的敏感度也不相同。如人的嗅觉,当空气中含有人工麝香的浓度为 $5\times10^{-9}\sim5\times10^{-8}$ mg/L 时,即可嗅出;而若是空气中含有乙醚,则需要达到 6 mg/L 时才可以嗅出。某些动物的嗅觉非常灵敏,如犬,对醋酸的敏感度比人高 1000 万倍。嗅觉不仅有物种和个体的差异,还受疾病的影响,如发生急性上呼吸道感染时,嗅觉敏感度下降。此外,人类的嗅觉随着年龄的增长,也会逐渐下降。

嗅觉最明显的特征是其适应性较快。产生适应的原因不是因为嗅细胞的反应性减弱,而是与相应的中枢抑制有关。这即是"入芝兰之室,久而不闻其香;入鲍鱼之肆,久而不闻其臭"的道理。此外,一个嗅细胞可与多种化学物质发生反应,而一种化学物质也可激活多种嗅细胞。不同性质的气味刺激有专用的感受位点和传输线路,最终在中枢引起特有的主观嗅觉感受。

二、味觉感受器的功能

人类的味觉感受器官是舌,味觉的感受器是味蕾,主要分布在舌背部表面和边缘,口腔和咽部黏膜的表面也有散在的味蕾存在。每一味蕾由味觉细胞和支持细胞组成,味觉细胞顶端有纤毛,称为味毛,由味蕾表面的孔伸出,是味觉感受的关键部位。

舌表面不同部位对不同味觉刺激的敏感度不同。一般情况下,舌尖部对甜味比较敏感,舌两侧对酸味比较敏感,舌两侧前部对咸味比较敏感,而软腭和舌根部对苦味比较敏感。

三、皮肤的感觉功能

感觉功能是皮肤的重要功能之一。在皮肤表面点状分布着多种感受器,它们分别接受各自的适宜刺激,在相应中枢部位产生特定的感觉。这些感受器主要感受触压觉、冷觉、温觉和痛觉四种感觉刺激。

触觉是由微弱的机械刺激刺激皮肤浅层的触觉感受器所引发的感觉,压觉是由较强的机械刺激刺激深部组织使其产生变形时所引发的感觉,两者在性质上类似,因而统称为触压觉。与触压觉有关的传入纤维包括 Ⅱ、Ⅲ 类神经纤维,也有无髓鞘的 Ⅳ 类神经纤维。人体不同部位的皮肤,对触压觉的敏感度不同,如手指、口唇等处的触压觉非常敏感,而背部等部位的触压觉则较迟钝。

冷觉和温觉合称温度觉,分别由冷、温觉感受器的兴奋所引起。当皮肤温度低于 30 ℃时,刺激皮肤中的冷觉感受器,从而引发传入冲动;而温觉感受器则在超过 30 ℃时才开始发放冲动。冷觉感受器是游离神经末梢,由Ⅲ类神经纤维传导;温觉感受器可能也是游离神经末梢,冲动主要由Ⅳ类神经纤维传导。

目标检测

在线答题

（尚曙玉）

第十章 神经系统的功能

本章PPT

神经系统由中枢神经系统和周围神经系统两部分组成，是机体内最重要的功能调节系统。神经系统不仅直接或间接调控各器官、系统的功能，使各器官、系统密切联系、相互配合构成一个完整的整体，而且借助感受器，接受体内外环境的各种信息，使器官、系统的功能发生适应性变化，共同维持人体的正常生命活动。人类在长期进化过程中，大脑皮层得到了高度的发展和完善，产生了语言、思维等高级功能活动，使机体在适应环境变化的同时，还能主动地认识和改造环境。

第一节 神经元与神经胶质细胞的功能

神经系统内主要有两大类细胞：神经细胞（neurocyte）和神经胶质细胞（neuroglial cell）。神经细胞又称为神经元（neuron），是构成神经系统结构和功能的基本单位。神经胶质细胞具有支持、保护和营养神经元等功能。

一、神经元

（一）神经元的一般结构与功能

人类中枢神经系统内约有1000（1011）亿个神经元，尽管其形状及大小差异很大，但结构基本相同，可分为胞体和突起两部分（图10-1）。胞体主要位于脑、脊髓、神经节以及某些器官的神经组织中，它是神经元代谢和营养的中心，包括细胞膜、细胞质和细胞核。突起由胞体发出，分为树突和轴突两种。树突较多，粗而短，反复分支，逐渐变细，其功能为接受刺激并将兴奋传入胞体；轴突一般只有一条，形态细长而均匀，中途分支较少，末梢则形成许多分支，主要功能是传导神经冲动。神经元的主要功能是接受、整合、传导和输出信息。

（二）神经纤维

神经纤维（nerve fiber）是由轴索（轴突和感觉神经元的长树突）外包裹神经胶质细胞（髓鞘和神经膜）而成。根据髓鞘的有无，神经纤维又被习惯性分为有髓神经纤维和无髓神经纤维。实际上无

Note

髓神经纤维也不是裸露的,只是被神经膜包裹而已。

1. 神经纤维传导兴奋的特征 神经纤维的主要功能是传导兴奋。在神经纤维上传导的兴奋或动作电位称为神经冲动(nerve impulse)。兴奋在神经纤维上的传导是依靠局部电流完成的。神经纤维传导兴奋的主要特征包括以下几个方面。

(1)完整性:包括结构和功能两方面的完整性。如果神经纤维被切断、损伤,使结构上的完整性遭到破坏,或者在麻醉药或低温作用下,离子跨膜运动发生障碍,使功能完整性被破坏,局部电流均不能通过,神经冲动的传导便会发生阻滞。

(2)绝缘性:一条神经干中包含有大量粗细不同、传导速度不一的神经纤维,诸多神经纤维各自传导其冲动,互不干扰,这称为传导的绝缘性。

(3)双向性:在实验条件下,神经纤维上某一点被兴奋时,其兴奋可沿神经纤维同时向两端传导。

(4)相对不疲劳性:与突触传递相比较,神经纤维的兴奋传导表现为不易发生疲劳。在实验中发现,用频率为 50~100 次/秒的电刺激,连续刺激神经 9~12 h,观察到神经纤维始终保持其传导性而不发生动作电位的衰减,此即相对不疲劳性。

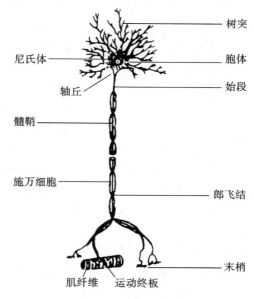

图 10-1 神经元模式图

2. 神经纤维的传导速度 不同种类的神经纤维,其传导兴奋的速度有很大的差别。这与神经纤维的直径、有无髓鞘、髓鞘的厚度以及温度高低等有关。一般来说,直径粗的比直径细的神经纤维传导速度快;有髓鞘的比无髓鞘的神经纤维传导速度快。温度对神经纤维传导速度的影响也很大,随着温度降低,传导速度也减慢。当温度降至 0 ℃时,即终止传导,这就是冷冻麻醉的原理。

3. 神经纤维的分类 生理学上常用的分类方法有两种:一是依据动作电位传导速度和后电位成分,将哺乳类动物周围神经的神经纤维分为 A、B、C 三类,其中 A 类神经纤维又分为 α、β、γ、δ 四个亚类;二是根据神经纤维直径和来源,可将神经纤维分为 Ⅰ、Ⅱ、Ⅲ、Ⅳ 四类(表 10-1)。

表 10-1 神经纤维的分类

神经纤维分类	来源	神经纤维直径/μm	传导速度/(m/s)	按直径及来源分类
A(有髓)	A$_\alpha$初级肌梭传入纤维和支配梭外肌的传出纤维	13~22	70~120	Ⅰ
	A$_\beta$皮肤的触压觉传入纤维	8~13	30~70	Ⅱ
	A$_\gamma$支配梭内肌的传出纤维	4~8	15~30	
	A$_\delta$皮肤痛觉、温度觉传入纤维	1~4	12~30	Ⅲ
B(有髓)	自主神经节前纤维	1~3	3~15	
C(无髓)	sC 自主神经节后纤维	0.3~1.3	0.7~2.3	
	drC 后根中传导痛觉的传入纤维	0.4~1.2	0.6~2.0	Ⅳ

4. 神经纤维的轴浆运输 神经纤维轴突内的胞质称为轴浆。轴浆处于流动状态,其作用在于运输物质,此现象称为轴浆运输(axoplasmic transport)。轴浆运输与神经纤维的信息传递以及轴突的生长、再生有密切关系。轴浆流动呈现顺向和逆向双向流动。有人认为,破伤风毒素、狂犬病毒和脊髓灰质炎病毒是通过逆向运输从神经末梢到达中枢神经系统而导致疾病的。

5. 神经的营养性作用 神经纤维能够通过神经末梢释放一些物质,调节被支配组织的代谢活动,持续影响其组织结构和生理功能,这种作用称为神经的营养性作用(trophic action)。神经损伤性疾病患者出现肌肉萎缩,就是失去神经营养性作用的结果。

(三)神经递质

神经递质(neurotransmitter)是指由突触前神经元合成,在神经末梢处释放的传递信息的一些特殊化学物质。

按存在的部位不同,神经递质可分为外周神经递质和中枢神经递质两大类。

1. 外周神经递质 外周神经递质是指周围神经系统的传出神经纤维所释放的递质。外周神经递质主要有乙酰胆碱、去甲肾上腺素、肽类或嘌呤类递质。

2. 中枢神经递质 中枢神经递质是指在中枢神经系统的递质。中枢神经系统内递质分布广泛、种类繁多,在神经系统的调节中发挥极其重要的作用。

(1)乙酰胆碱:乙酰胆碱在中枢神经系统的分布极为广泛,如脊髓、丘脑、脑干网状结构、纹状体、边缘系统等处。乙酰胆碱在中枢神经系统内是很重要的神经递质,几乎参与了神经系统的所有功能活动,包括学习与记忆、觉醒与睡眠、感觉与运动、内脏活动等多方面的调节过程。

(2)单胺类递质:单胺类递质包括去甲肾上腺素、肾上腺素、多巴胺(DA)和 5-羟色胺等,它们分别组成不同的递质系统。以肾上腺素为递质的肾上腺素能神经元主要分布在延髓,参与血压调节。去甲肾上腺素能神经元主要位于低位脑干。去甲肾上腺素有维持脑电和行为觉醒,维持血压,调节体温、情绪以及某些神经内分泌功能的重要作用。多巴胺能神经元主要存在于脑内的三个部位,分别发出神经纤维形成投射通路。DA 主要与调节躯体运动、精神活动和内分泌功能等有关。5-羟色胺能神经元主要位于低位脑干近中线区的中缝核内,其主要功能是调节痛觉、精神情绪、睡眠、体温、性行为、垂体内分泌等活动。

(3)氨基酸类递质:氨基酸类递质主要包括谷氨酸、天冬氨酸、γ-氨基丁酸和甘氨酸。前两种为兴奋性递质,在中枢神经系统分布广泛,尤以大脑皮层和脊髓背侧部等部位含量较高;后两种为抑制性递质,主要分布于脊髓与脑干中。

(4)肽类递质:脑内的肽类递质种类多、分布广泛,作用复杂多样。如下丘脑肽能神经元分泌的调节腺垂体活动的多肽类神经激素。阿片肽是脑内具有吗啡样活性的一类多肽,生理作用广泛,在痛觉调控、摄食行为、内分泌等方面都有重要作用。脑肠肽是指在胃肠道和脑内双重分布的肽类物质,主要有胃泌素、缩胆囊素、血管活性肽、P 物质、生长抑素和神经降压素等,其中脑内缩胆囊素与摄食行为有关,而 P 物质与痛觉传入活动有关。

3. 递质的代谢 递质的代谢包括递质的合成、储存、释放、降解、再摄取和再合成等过程。乙酰胆碱和单胺类递质的合成是在有关酶的催化下进行的,多在胞质中进行,然后被摄入囊泡内储存。肽类递质的合成由基因调控,并在核糖体上通过翻译而合成。突触前膜释放递质的过程称为出胞或胞裂外排,小泡破裂释放出递质,递质作用于受体产生效应后很快被消除,其消除过程是多途径的,如乙酰胆碱的消除依靠突触间隙中的胆碱酯酶,胆碱酯酶能迅速水解乙酰胆碱为胆碱和乙酸,胆碱则被重摄取回末梢,用于乙酰胆碱的再合成;去甲肾上腺素的消除则通过末梢的重摄取和酶解失活,重摄取是其消除的主要方式;肽类递质的消除主要依靠酶促降解。

二、神经胶质细胞

神经胶质细胞广泛分布于神经系统,在人类的中枢神经系统主要有星形胶质细胞、少突胶质细胞、小胶质细胞,数量为神经元的 $10 \sim 50$ 倍。在周围神经系统中,主要有形成髓鞘的施万细胞和位于神经节内的卫星细胞等。神经胶质细胞主要有以下功能。

(一)支持、修复和再生作用

星形胶质细胞以其长突起在脑和脊髓内交织成网而构成支持神经元的支架,发挥连接和支撑作用。神经胶质细胞具有终生分裂的能力,尤其在脑或脊髓受伤时能大量增生。

(二)免疫应答作用

星形胶质细胞可作为中枢的抗原呈递细胞,其细胞膜上特异性的主要组织相容性复合物Ⅱ类蛋白分子,能与处理过的外来抗原结合,将其呈递给 T 淋巴细胞。

(三)物质代谢和营养性作用

星形胶质细胞的少数较长突起的末端膨大,终止于大脑毛细血管壁,称为血管周足,其余的突起穿行于神经元之间,贴附于神经元的胞体和树突上,便于神经元和毛细血管之间进行物质交换。

(四)绝缘和屏障作用

在周围神经系统中,髓鞘是由施万细胞形成的;在中枢神经系统内,髓鞘是由少突胶质细胞形成的。髓鞘可防止神经冲动传导时的电流扩散,具有一定的绝缘作用。神经胶质细胞还参与血脑屏障的形成。

(五)稳定细胞外的 K^+ 浓度

星形胶质细胞膜上的钠泵活动可将细胞外过多的 K^+ 泵入细胞内,并通过缝隙连接将其分散到其他神经胶质细胞,以维持细胞外合适的 K^+ 浓度,有助于神经元电活动的正常进行。

(六)参与某些递质及生物活性物质的代谢

星形胶质细胞能摄取神经元释放的谷氨酸和 γ-氨基丁酸,将其转变为谷氨酰胺而转运到神经元内,从而消除氨基酸递质对神经元的持续作用,同时也为神经元合成氨基酸类递质提供前体物质。星形胶质细胞还能合成和分泌多种生物活性物质,如血管紧张素原、前列腺素、白细胞介素,以及多种神经营养因子等。

知识拓展
10-1

第二节　突触的结构与分类

一、突触的结构与分类

中枢神经系统内神经元之间在结构上没有原生质沟通,但在功能上可通过突触、电突触和非突触性化学传递等方式建立密切联系,传递信息。

(一)经典突触的结构

神经元之间的兴奋传递是依靠突触传递完成的。突触(synapse)是指神经元之间相互接触并传递信息的部位。一个经典的突触包括突触前膜、突触间隙和突触后膜三个组成部分(图 10-2)。突触前膜和突触后膜的厚度一般只有 7 nm 左右,突触间隙为 20 nm 左右。在靠近突触前膜的轴浆内含有线粒体和囊泡,囊泡的直径为 30~60 nm,其中含有化学递质。在形成突触时,前一神经元的轴突末梢首先分成许多小支,每个小支的末梢部分膨大成球状而形成突触小体,贴附在下一神经元的胞体或树突表面。突触前膜就是前一神经元轴突末梢的一部分膜,而与突触前膜相对的后一神经元的树突、胞体或轴突膜则称为突触后膜,两膜之间存在的间隙称为突触间隙。

(二)突触的分类

一般按神经元接触部位的不同,主要将突触分为三类:①轴突-胞体式突触;②轴突-轴突式突触;③轴突-树突式突触(图 10-3)。

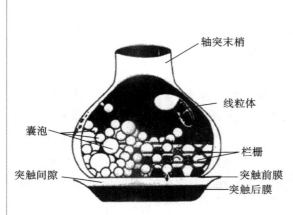

图 10-2　突触结构示意图

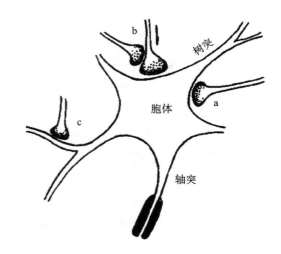

图 10-3　突触的类型
a:轴突-胞体式突触;b:轴突-轴突式突触;c:轴突-树突式突触

二、突触传递的过程

(一)经典突触传递

突触传递(synaptic transmission)是指突触前神经元的信息,通过突触传递引起突触后神经元活动的过程。当突触前神经元的兴奋传到神经末梢时,可以使突触前膜上的 Ca^{2+} 通道开放,细胞外液中的 Ca^{2+} 进入突触小体,Ca^{2+} 能够使一定数量的突触小泡向突触前膜靠近,通过出胞作用将所含递质释放到突触间隙中。递质在突触间隙中经过扩散到达突触后膜,作用于突触后膜上的特异性受体或化学门控式通道,引起突触后膜上某些离子通道通透性的改变,导致某些带电离子进出突触后膜,从而引起突触后膜的膜电位发生一定程度的去极化或超极化,引起突触后神经元的电位变化。

从以上过程看,突触传递是一个电-化学-电的传递过程,即突触前神经元的电位变化,引起突触前膜释放化学递质,最终导致突触后神经元的生物电的变化。这种发生在突触后膜上的电位变化称为突触后电位(postsynaptic potential)。不同突触内的突触小泡中含有的神经递质不同,所产生的突触后电位也不同。由突触传递引起的突触后电位有以下两种形式。

1. 兴奋性突触后电位　兴奋性突触后电位的特征是突触后膜出现局部去极化。其产生机制如下:突触小泡释放的兴奋性递质,与突触后膜受体结合,提高突触后膜对 Na^+、K^+、Cl^-,特别是 Na^+ 的通透性。由于 Na^+ 内流,突触后膜电位绝对值减小,局部出现去极化(图 10-4),即兴奋性突触后电位(excitatory postsynaptic potential,EPSP)。兴奋性突触后电位是局部兴奋,当突触前神经元活动增强或参与活动的数目增多时,兴奋性突触后电位可以发生总和,使电位幅度加大,若达到阈电位水平,则在轴突始段产生动作电位,进而扩布到整个神经元。如果兴奋性突触后电位未达到阈电位水平,虽然不能引起动作电位,但这种局部电位可使突触后神经元兴奋性提高,更容易产生动作电位。

2. 抑制性突触后电位　抑制性突触后电位的特征是突触后膜出现超极化。其产生机制如下:突触前神经元末梢兴奋,突触小泡释放的抑制性递质与突触后膜受体结合,可提高突触后膜对 K^+、Cl^-,尤其是 Cl^- 的通透性,由于 Cl^- 由膜外进入膜内,突触后膜电位的绝对值增大,出现突触后膜的超极化(图 10-5),即抑制性突触后电位(inhibitory postsynaptic potential,IPSP)。它可降低突触后膜的兴奋性,使突触后神经元不能产生兴奋,而出现抑制效应。

(二)电突触传递

神经元之间除了经典的突触联系外,还存在另一种联系形式,即电突触。电突触的结构基础是缝隙连接。连接处相邻细胞之间仅隔 2～3 nm,膜上有沟通两细胞胞质的水相通道蛋白,可直接进

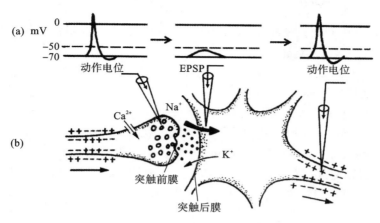

图 10-4　兴奋性突触后电位产生示意图

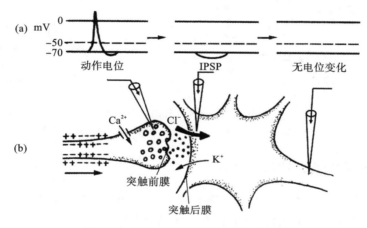

图 10-5　抑制性突触后电位产生示意图

行物质交换。该部位的膜阻抗较低,易发生电紧张性作用,信息传递是一种电传递,故称为电突触传递(electrical synaptic transmission)。电突触传递的速度快,几乎无潜伏期,信号传递一般为双向性。这种结构存在于哺乳动物中枢神经系统内,可发生在树突与树突、胞体与胞体、轴突与胞体和轴突与树突之间。其功能可能是促进不同神经元产生同步性放电。电突触传递也能允许局部电流流过,实现细胞之间的直接电信号传递。

（三）非突触性化学传递

实验观察到,神经元间的化学传递除可在经典突触处进行外,还可在轴突末梢的分支上进行。例如,在交感神经肾上腺素能神经元轴突末梢的分支上,有大量的念珠状曲张体,内含大量递质囊泡。当神经冲动到达曲张体时,可引起递质释放。递质经弥散到达附近的效应细胞,与膜受体结合发挥作用。由于这种化学传递是不通过经典突触进行的,因此,称为非突触性化学传递(non-synaptic chemical transmission)。

三、中枢神经元的联系方式

反射是神经系统活动的基本方式,其结构基础是反射弧。神经元依其在反射弧中的不同位置可分为传入神经元、中间神经元和传出神经元,其中以中间神经元为最多。神经元的联系方式多种多样,但主要有辐散式联系、聚合式联系、链锁式联系、环路式联系等几种(图 10-6)。

1. 辐散式联系　一个神经元通过轴突分支与多个神经元建立突触联系,称为辐散式联系。它能使一个神经元的活动引起许多神经元同时发生兴奋或抑制。这种联系方式在感觉传入通路上多见。

2. 聚合式联系　　许多神经元通过轴突末梢与一个神经元发生突触联系,称为聚合式联系。它能使许多神经元的作用集中到同一神经元,从而发生总和或整合作用。聚合式联系在运动传出通路上多见。

3. 链锁式联系　　神经元之间通过侧支依次连接,形成传递信息的链锁,称为链锁式联系。神经冲动通过这种联系,可以在空间上扩大作用的范围。

4. 环路式联系　　一个神经元通过侧支与中间神经元相连,中间神经元的轴突分支反过来直接或间接地再作用到该神经元上,这种联系方式称为环路式联系。若环路内中间神经元是兴奋性神经元,则通过环路式联系使兴奋效应得到增强和时间上的延长,即产生正反馈效应;若环路内的中间神经元是抑制性神经元,则通过环路式联系使兴奋效应及时终止,即产生负反馈效应。

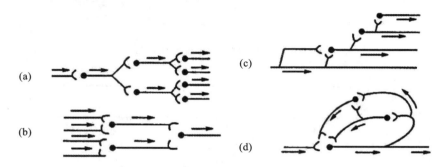

图 10-6　中枢神经元的联系方式
(a)辐散式联系;(b)聚合式联系;(c)链锁式联系;(d)环路式联系

四、兴奋在突触传递的特征

　　兴奋在中枢的传递不同于在周围神经纤维上的传导,其基本原因在于反射弧中枢部分兴奋传递必须经过一次以上的突触传递,因此兴奋在突触的传递具有以下特征。

　　1. 单向传递　　在反射活动中,突触传递只能朝一个方向进行,即从突触前神经元末梢传向突触后神经元,而不能逆传。单向传递是由突触的结构和传递过程决定的。因为,通常情况下,递质是由突触前膜释放的。

　　2. 中枢延搁　　兴奋通过中枢部分比较缓慢。因为兴奋通过突触传递需要经历递质的释放、扩散、与突触后膜受体结合、产生突触后电位等一系列过程,消耗时间较长,这种现象称为突触延搁或中枢延搁。据测定,兴奋通过一个突触需用时 0.3~0.5 ms。所以在反射活动中,通过的突触数目越多反射时就越长。

　　3. 总和　　在反射活动中,由单根神经纤维传入的单一活动,一般不能引起反射性传出效应。但同一轴突末梢连续多次兴奋或许多轴突末梢同时传来一排冲动,就可使兴奋性突触后电位在时间上或空间上进行总和,产生较大的兴奋性突触后电位,使轴突始段去极化并达到阈电位水平,从而激发突触后神经元产生动作电位,这种现象称为兴奋的总和。

【重点提示】
中枢兴奋传
递的特征。

　　4. 兴奋节律的改变　　在某一反射活动中,如同时分别记录传入神经与传出神经的冲动频率,可以发现两者的频率不同。这一现象说明兴奋通过中枢后,其兴奋节律发生了改变。传出神经的兴奋节律虽来自传入神经,但又与其本身的功能状态有关。

　　5. 后放　　在反射活动中,刺激停止后,传出神经仍可在一定时间内继续发放冲动,使反射活动仍持续一段时间,这种现象称为后放(after discharge)。后放的原因是多方面的,中间神经元的环路式联系是产生后放的原因之一。

　　6. 对内环境变化的敏感性和易疲劳性　　在反射活动中,突触部位是反射弧中最易疲劳的,疲劳的产生可能与突触前神经元内递质的耗竭有关。同时,由于突触间隙对内环境的开放性,突触部位也易受内环境变化的影响,缺氧、CO_2 潴留和酸性代谢产物等因素均可改变其传递能力。现在许多作用于中枢神经系统的药物(如咖啡因)等,都是作用于突触部位而发挥作用的。

知识拓展
10-2

五、中枢抑制

中枢抑制是中枢神经系统的重要生理过程,它与兴奋过程保持着对立统一的关系,使反射活动能协调进行。一般将中枢抑制分为突触后抑制(postsynaptic inhibition)和突触前抑制(presynaptic inhibition)。

1. 突触后抑制　突触后抑制是由抑制性中间神经元的活动引起的。抑制性中间神经元释放抑制性递质,使与其发生突触联系的突触后膜出现抑制性突触后电位,引起突触后神经元产生抑制。突触后抑制可分为传入侧支性抑制(afferent collateral inhibition)和回返性抑制(recurrent inhibition)两种形式。

(1)传入侧支性抑制:感觉传入纤维进入中枢后,在兴奋某一中枢的神经元的同时,其侧支兴奋一个抑制性中间神经元,进而使另一个神经元抑制,这种现象称为传入侧支性抑制,又称为交互抑制。例如,伸肌的肌梭传入纤维进入脊髓后,直接兴奋支配伸肌的 α 运动神经元,同时发出侧支兴奋一个抑制性中间神经元,转而抑制支配屈肌的 α 运动神经元,导致伸肌收缩而屈肌舒张(图 10-7(a)),这种抑制使不同中枢之间的活动得到协调。

(2)回返性抑制:这是一种典型的反馈抑制。某一中枢的神经元兴奋时,其传出冲动沿轴突外传,同时又经其轴突侧支兴奋一个抑制性中间神经元,该抑制性中间神经元兴奋后,其轴突释放抑制性递质,返回作用于原先发动兴奋的神经元及同一中枢的其他神经元,抑制它们的活动(图 10-7(b))。脊髓前角运动神经元与闰绍细胞之间的联系,就是这种典型的反馈抑制。其意义在于使神经元的活动及时终止,使中枢内许多同类神经元的活动一致。

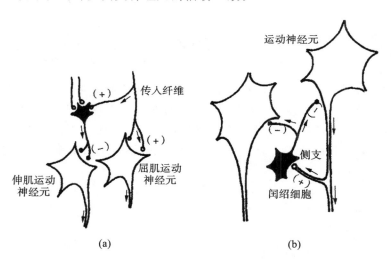

图 10-7　两类突触后抑制示意图
(a)传入侧支性抑制;(b)回返性抑制

2. 突触前抑制　突触前抑制是通过轴突-轴突式突触的活动而产生的(图 10-8)。轴突 A 和神经元 C 构成轴突-胞体式突触,当神经冲动到达轴突 A 末梢,能够引起神经元 C 产生兴奋性突触后电位。轴突 B 和轴突 A 构成轴突-轴突式突触,而不与神经元 C 直接构成突触联系。轴突 B 末梢兴奋冲动到达时,神经元 C 并不产生反应。

当轴突 A 兴奋时可以引起神经元 C 产生一个约 10 mV 的兴奋性突触后电位。但如在轴突 A 兴奋之前,先使轴突 B 兴奋,则神经元 C 的兴奋性突触后电位的幅度大大减小,约达 5 mV。其发生机制是轴突 B 兴奋时,其末梢释放递质 γ-氨基丁酸,激活轴突 A 上的 γ-氨基丁酸受体,引起轴突 A

末梢的 Cl^- 电导增加,使传到轴突 A 末梢的动作电位幅度变小,而使轴突 A 末梢 Ca^{2+} 的内流数量减少、释放的兴奋性递质量随之减少,最终导致神经元 C 的兴奋性突触后电位变小,神经元 C 不容易甚至不能发生兴奋,因而呈现抑制效应。由于这种抑制是改变了突触前膜的活动而发生的,因此称为突触前抑制。

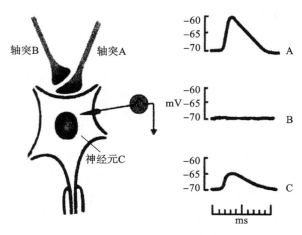

图 10-8　突触前抑制产生机制示意图

第三节　神经系统的感觉功能

案 例 引 导

案例解析
10-1

　　患者,男,19 岁。车祸中被过度伸长颈部,出现短暂的意识丧失。醒来后四肢不能动,躯干和四肢的感觉完全丧失。1 个月以后,他的肩部可以适当活动,但四肢仍然是处于麻痹状态。此时肌张力增强,双侧上肢和下肢的牵张反射亢进,双侧巴宾斯基征阳性,刺激一侧足部可以导致该侧的缩足反射和另一侧腿的屈曲,患者必须插导尿管排尿。

　　诊断:脊髓损伤。

　　具体任务:

　　1.患者脊髓功能性横断在什么水平?

　　2.为什么该患者不能移动肢体?

　　3.为什么躯干和四肢的感觉全部消失?

　　4.四肢的牵张反射是否会继续受到影响? 什么原因导致阵挛?

　　5.为什么屈曲反射出现亢进?

　　6.脊髓损失如何影响膀胱功能?

　　人和动物的感受器受到特异性刺激时,可将刺激能量变为传入神经冲动而传入中枢神经系统,引起各种反射活动,同时产生特异性感觉,即应对刺激的性质、部位、强度、空间和时间等予以认定、衡量和区分。因此,感受器感受到刺激并形成传入冲动,是产生感觉的第一步,这些传入冲动由第一级感觉纤维传入中枢神经系统,通过相应的感觉投射通路上传,最后到达大脑皮层而产生各种感觉。

一、脊髓的感觉传导功能

来自躯体与内脏各种感受器的神经冲动(视觉、听觉、嗅觉、味觉除外)经脊髓后根传入脊髓后,沿着特定的上行传导通路到达大脑皮层。其中外侧部的神经纤维较细,多无髓鞘,主要传导痛觉、温度觉和触压觉,称为浅感觉传导通路。内侧部的神经纤维较粗,有髓鞘,主要传导精细触觉(辨别两点间距离和感受物体表面性状及纹理等)和肌肉的本体感觉,称为深感觉传导通路。深感觉传导通路的传入纤维由后根内侧部进入脊髓后,先在同侧上行组成薄束或楔束,终止于同侧延髓下部的薄束核或楔束核,更换神经元后再发出二级神经纤维交叉到对侧并向上形成内侧丘系至丘脑。浅感觉传导通路的传入纤维进入脊髓后在后角换元,第二级神经元发出神经纤维经白质前联合交叉到对侧,在脊髓前外侧部上行,形成前外侧索传入系统至丘脑。深感觉传导通路是先上行再交叉,而浅感觉传导通路则是先交叉再上行。因此,当脊髓半离断后,浅感觉障碍发生在离断的对侧,深感觉障碍则发生在离断的同侧。

头面部的痛觉、温觉由三叉神经脊束核中继,触觉和本体感觉由三叉神经脑桥核和中脑核中继,二级神经纤维越至对侧组成三叉丘系,上行至丘脑。

二、丘脑感觉投射系统

大脑皮层不发达的动物,其丘脑是感觉的最高中枢。大脑皮层发达的动物,其丘脑成为感觉的换元接替站,只对感觉进行粗糙分析与综合。丘脑与下丘脑和纹状体之间有复杂的纤维联系,三者一起成为许多复杂的非条件反射的皮层下中枢。

丘脑的核团大致可分为三类(图 10-9)。

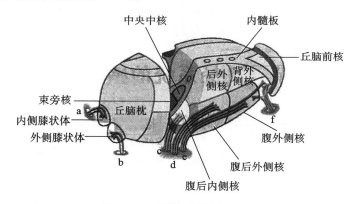

图 10-9　丘脑主要核团示意图

a:听觉传来的神经纤维;b:视觉传来的神经纤维;c:来自头面部的感觉神经纤维;
d:来自躯干四肢的感觉神经纤维;e:来自小脑的神经纤维;f:来自苍白球的神经纤维

(一)丘脑的感觉功能

1. 感觉接替核　感觉接替核接受除嗅觉以外的各种感觉投射神经纤维,换元后投射到大脑皮层感觉运动区。主要有腹后核的内侧部分与外侧部分、内侧膝状体、外侧膝状体等。腹后内侧核接受由三叉神经核传来的神经纤维,腹后外侧核接受脊髓丘脑束的神经纤维,换元后发出神经纤维投射到大脑皮层感觉区,与头面部和躯体感觉的传导有关。外侧膝状体是视觉传导通路的换元站,内侧膝状体是听觉传导通路的换元站,分别发出神经纤维投射到大脑皮层的视区和听区。

2. 联络核　联络核不直接接受感觉传入的投射神经纤维,而接受感觉接替核和其他皮层下中枢传来的神经纤维,换元后发出神经纤维投射到大脑皮层某一特定区域,参与大脑皮层对内脏和躯体运动的调节以及各种感觉间的联系和协调。主要有丘脑前核、腹外侧核、丘脑枕等。

3. 非特异性投射核　非特异性投射核包括中线核、板内核和网状核。它们主要接受脑干网状结构、嗅脑、脊髓及小脑的传入神经纤维,然后弥散地投射到大脑皮层的广泛区域及皮层下边缘结构。

(二)丘脑的感觉投射系统

丘脑向大脑皮层的感觉投射系统有两类,即特异性投射系统(specific projection system)与非特异性投射系统(non-specific projection system)。

1. 特异性投射系统及其功能　经典的感觉传导通路,如皮肤浅感觉、深感觉、听觉、视觉、味觉(嗅觉除外)的传导和神经元序列是固定的,它们经脊髓或脑干,上升到丘脑感觉接替核,再投射到大脑皮层的特定感觉区,主要终止于大脑皮层的第四层细胞。每一种感觉的传导投射途径都是专一的,具有点对点的投射关系,故称为特异性投射系统。其主要功能是引起特定的感觉,并激发大脑皮层发出神经冲动。丘脑的联络核在结构上也与大脑皮层有特定的投射关系,所以也属于特异性投射系统,但它不引起特定感觉,主要起联络和协调的作用(图 10-10)。

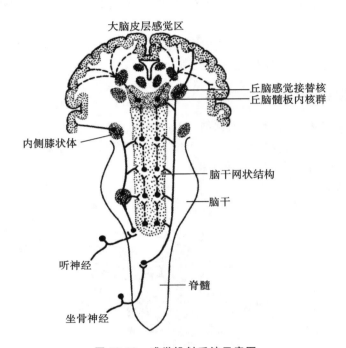

图 10-10　感觉投射系统示意图

实线代表特异性投射系统,虚线代表非特异性投射系统

2. 非特异性投射系统及其功能　这类投射系统起源于脑干。上述经典感觉传导通路的神经纤维经过脑干时,发出许多侧支,与脑干网状结构的神经元发生突触联系,经多次换元,抵达丘脑髓板内核群,由此发出纤维,弥散地投射到大脑皮层的广泛区域,这一投射途径称为非特异性投射系统。其神经纤维进入大脑皮层后反复分支,广泛终止于各层细胞。它不具有点对点的投射关系,失去了原先具有的专一特异传导功能,所以是不同感觉的共同上传途径。非特异性投射系统的主要功能是维持与改变大脑皮层的兴奋状态。只有在非特异性投射系统保持大脑皮层清醒状态的基础上,特异性投射系统才能发挥作用,形成清晰的特定感觉。

实验中研究发现,脑干网状结构内还存在上行起唤醒作用的功能系统。如用电流刺激此处,可唤醒动物,并出现觉醒状态的脑电波。因此也将这一系统称为脑干网状上行激活系统(brain stem ascending activating reticular system)。现在认为这种上行激活作用主要是通过丘脑非特异性投射系统来完成的。当这一系统的上行冲动减少时,大脑皮层就由兴奋状态转入抑制状态,这时动物表现为安静或睡眠;如果这一系统受损伤,动物则可昏睡。脑干网状上行激活系统是一种多突触结构,易受药物影响而发生传导阻滞。巴比妥类催眠药物的作用,可能就是阻断了脑干网状上行激活系统的传导而产生的。

正常情况下，由于有特异性投射系统和非特异性投射系统两个感觉投射系统的存在，以及它们之间的相互作用和配合，大脑既能处于觉醒状态，又能产生各种特定的感觉。但当某一系统损伤时，另一系统也不能很好地执行它的功能。

【重点提示】特异性投射系统和非特异性投射系统的特点及其生理功能。

三、大脑皮层的感觉分析功能

各种感觉传入冲动到达大脑皮层后，通过分析和综合，产生感觉。因此，大脑皮层是产生感觉的最高级中枢。大脑皮层的不同区域在功能上具有不同的作用，这就是大脑皮层的功能定位。不同性质的感觉在大脑皮层有不同的代表区。

（一）体表感觉

全身体表感觉在大脑皮层的投射区，主要位于中央后回，称为第一体表感觉区。其投射规律如下：①投射纤维左右交叉，但头面部感觉投向双侧皮层；②投射区域的空间安排是倒置的，即下肢的感觉区在皮层的顶部，上肢的感觉区在中间，头面部的感觉区在底部，但头面部的内部安排仍是正立的；③投射区在大脑皮层占位的大小，与不同部位体表的感觉灵敏度有关，感觉灵敏度高的拇指、示指、唇的代表区大，而感觉迟钝的背部代表区小。第一体表感觉区定位明确而且清晰（图 10-11）。

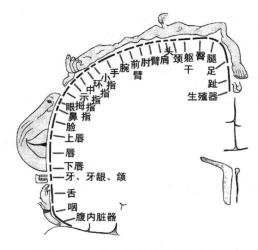

图 10-11　大脑皮层体表感觉代表区图

人和高等动物在中央前回和岛叶之间还存在第二体表感觉区，体表感觉在第二体表感觉区的投射是双侧性的，空间安排是正立的，感觉功能定位较差。该区只能对感觉进行粗糙的分析，但与痛觉尤其是慢痛有密切的关系。第二体表感觉区的切除或损伤，在人体并不产生显著的感觉功能障碍。

【重点提示】第一体表感觉区的投射特征。

（二）本体感觉

本体感觉是指肌肉、关节等的运动觉。目前认为，中央前回既是运动区，也接受肌肉本体感觉的投射，刺激人脑的中央前回，可引起受试者企图发动肢体运动的主观感觉。

（三）内脏感觉

内脏感觉的投射区位于第二体表感觉区、运动辅助区和边缘系统等皮层部位。

（四）视觉

视觉的投射区位于大脑皮层枕叶距状裂的上、下缘。左侧枕叶皮层接受左眼颞侧视网膜和右眼鼻侧视网膜的传入神经纤维投射，右侧枕叶接受右眼颞侧视网膜和左眼鼻侧视网膜的传入神经纤维投射。故一侧枕叶受损时，可引起双眼对侧偏盲，双侧枕叶受损时，则可造成全盲。

（五）听觉区

听觉的投射区位于颞横回和颞上回，听觉的投射是双侧性的，即一侧耳蜗的传入冲动投射到两侧大脑皮层。电刺激听觉区能引起受试者产生铃声样或吹风样的主观感觉。

（六）嗅觉和味觉

嗅觉的皮层投射区位于边缘叶的前底部（包括梨状区皮层的前部、杏仁核的一部分）。味觉的皮层投射区在中央后回头面部感觉区的下侧。

四、痛觉

痛觉是人体受到伤害性刺激时产生的一种不愉快感觉,通常伴有情绪变化和防卫反应。作为机体受损害时的一种报警系统,痛觉具有保护性作用。许多疾病都表现有疼痛,因此,认识痛觉的产生及其规律具有重要的临床意义。

(一)痛觉感受器

痛觉感受器是游离的神经末梢,也称为伤害性感受器。它们广泛分布于皮肤、肌肉、关节和内脏器官。痛觉感受器不易产生适应,敏感性较高,这一特点对机体有明显的保护性意义。伤害性刺激可使损伤的组织释放致痛化学物质,包括:①损伤细胞溢出的 K^+、H^+、组织胺、5-羟色胺、ACh 和 ATP 等;②损伤细胞合成的缓激肽和前列腺素 E_2 等;③痛觉感受器释放的 P 物质等。这些致痛物质可以激活不同的受体,使痛觉感受器去极化,产生传入冲动。

临床上,可因各种原因引起疼痛,常见的有组织缺血和肌肉痉挛,这些病变使局部生成的致痛物质增多而引起疼痛。心绞痛就是一个典型的例子。此外,各种组织的损伤和炎性反应,如胃和十二指肠溃疡等都有疼痛产生,疼痛的部位、性质和持续时间在疾病的诊断上均有重要的参考价值。

(二)皮肤痛

当伤害性刺激作用于皮肤时,可先后出现两种性质不同的痛觉,即快痛和慢痛。首先出现的是快痛,它是受到刺激后立即出现的尖锐性刺痛,特点是产生和消失迅速,感觉清楚,定位明确,还可引起逃避性反射动作。慢痛一般在刺激后约 1 s 出现,特点是定位不太准确,持续时间较长,为强烈的烧灼痛。慢痛常常难以忍受,伴有心率加快、血压升高、呼吸改变以及情绪变化,也可引起同一脊髓节段支配的骨骼肌发生紧张性反射。例如,骨折时可以引起周围肌肉的痉挛,这种局部制动具有一定的保护性。在外伤时,这两种痛觉相继出现,不易明确区分,但皮肤炎症时,常以慢痛为主。

以上两种痛觉的传导途径是不同的。快痛由较粗的、传导速度较快的 A 类神经纤维传导,其兴奋阈较低;慢痛由无髓鞘、传导速度较慢的 C 类神经纤维传导,其兴奋阈较高。

(三)内脏痛与牵涉痛

内脏痛(visceral pain)是内脏器官受到伤害性刺激时产生的疼痛感觉。与皮肤痛相比,其具有如下特征:①定位不准确、定性不清楚;②发生缓慢、持续时间长;③对机械性牵拉、缺血、痉挛、炎症等刺激十分敏感,而对切割、烧灼等刺激不敏感;④常伴有不愉快情绪或出汗、恶心、血压降低等自主神经系统反应。内脏痛是临床常见的症状之一,如心肌缺血产生的心绞痛、胃肠痉挛引起的腹痛等,了解疼痛的部位、性质等规律对某些疾病的诊断有重要的参考价值。

内脏疾病往往引起体表一定部位发生疼痛或痛觉过敏,这种现象称为牵涉痛(referred pain)。例如,心肌梗死或心绞痛时,可发生心前区、左上臂尺侧的疼痛;胆囊病变时,右肩胛区会出现疼痛;阑尾炎时,常感到上腹部或脐周疼痛等。了解牵涉痛的部位(表 10-2),对诊断某些内脏疾病具有一定的意义。

【重点提示】
内脏痛的特征、牵涉痛的概念。

知识拓展
10-3

表 10-2　常见内脏疾病牵涉痛的部位

内脏疾病	牵涉痛的部位
心绞痛	心前区、左上臂
胃溃疡与胰腺炎	左上腹、肩胛间
肝病与胆囊炎	右肩胛区
肾结石	腹股沟区
阑尾炎	上腹部、脐周

关于牵涉痛的发生原因目前尚不十分清楚,但鉴于患病内脏的传入神经纤维和发生牵涉痛的皮肤的传入神经纤维由同一水平进入脊髓这一事实,人们提出两种学说来解释牵涉痛的形成机制(图 10-12)。

1. 会聚学说 发生牵涉痛的躯体组织与患病内脏的传入神经纤维在进入脊髓时位于同一水平。因而设想来自内脏痛和躯体痛的传入神经纤维会聚到同一个后角神经元,由于平时躯体痛经常发生,而内脏痛很少发生,所以来自内脏的痛觉传入冲动被误认为来自体表,这可能是产生牵涉痛的原因。

2. 易化学说 该学说认为来自患病内脏和体表(发生牵涉痛的部位)的传入神经纤维,到达脊髓后角同一区域内非常接近的不同神经元,由患病内脏传来的冲动经侧支可提高邻近的躯体感觉神经元的兴奋性,即产生易化效应,引起痛觉。

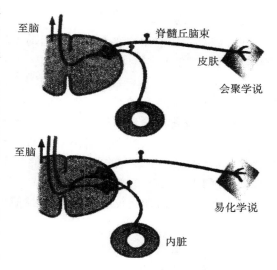

图 10-12 牵涉痛产生机制示意图

第四节 神经系统对躯体运动的调节

案 例 引 导

患者,男,60 岁,有高血压病史。患者清晨出现右半身不能动和不能说话,血压是 240/122 mmHg,心律不规则,眼底出现动脉狭窄,出血和渗出。患者不能自主活动右侧手臂和腿。当让他活动右侧手臂时,他将左侧手臂抬了起来。当患者微笑时,左侧面部的肌肉收缩,而右侧面部的肌肉不收缩。但他可以皱双侧眉和内聚双眼,右侧肢体的牵张反射增强。右侧巴宾斯基征阳性。因为该患者语言功能丧失,所以感觉的测试无法进行。

诊断:轻偏瘫。

具体任务:

1.是什么原因导致了这些神经功能的缺陷?

2.该患者中枢神经系统的哪部分受到了损伤? 损伤在哪一侧?

3.该患者哪个运动传导通路被破坏了? 为什么该患者仍然可以皱双侧眉和内聚双眼?

4.该患者属于哪种类型的失语?

5.如果可以测试,该患者存在哪些感觉障碍?

案例解析
10-2

人体的各种躯体运动,都是以骨骼肌的收缩和舒张活动为基础。中枢神经系统对运动的调节主要是通过调节大脑皮层运动区、皮质下核团和脑干的下行系统及脊髓三个水平的神经活动实现的。

一、脊髓对躯体运动的调节

脊髓是调节躯体运动最基本的初级反射中枢。脊髓本身可以完成一些简单的反射活动。

（一）脊髓前角运动神经元和运动单位

在脊髓灰质的前角中存在大量的运动神经元，分为 α 和 γ 两类，它们末梢释放的递质都是乙酰胆碱，它们的轴突构成躯体运动神经纤维，这些神经纤维直达所支配的骨骼肌。

α 运动神经元的胞体较大，轴突较粗，其末梢分为许多小支，每一小支可支配骨骼肌的一根梭外肌纤维。当一个 α 运动神经元产生兴奋时，会引起它所支配的所有肌纤维同时收缩。由一个 α 运动神经元及其所支配的全部肌纤维组成的功能单位，称为运动单位（motor unit）。运动单位的大小不一：有的较大，如一个支配四肢肌肉的运动神经元，可支配 2000 根肌纤维，当它兴奋时，支配的肌纤维都收缩，有利于产生较大的肌张力；有的较小，如一个支配眼外肌的运动神经元只支配 6～12 根肌纤维，它有利于完成精细的肌肉运动。

γ 运动神经元的轴突较细，它支配骨骼肌内的梭内肌纤维，可调节肌梭感受装置的敏感性，与肌紧张的产生有关。

（二）脊休克

当突然横断动物或人的脊髓后，断面以下的脊髓暂时丧失反射活动能力而进入无反应状态，这种现象称为脊休克（spinal shock）。其主要表现是横断面以下脊髓所支配的骨骼肌反射消失、肌肉紧张性减弱或消失、外周血管扩张、血压下降、发汗反射消失、直肠和膀胱中粪和尿潴留。脊休克是暂时现象，以后各种脊髓反射活动可逐渐恢复，但不同动物的恢复时间长短不一。低等动物如蛙在脊髓离断后数分钟内恢复，而犬需几天时间，人类恢复最慢，往往需数周至数月。脊休克发生原因是断离以下的脊髓突然失去了高位中枢（主要指大脑皮层、脑干网状结构和前庭核）的调节，下行神经纤维对脊髓的易化作用。脊休克的产生与恢复说明脊髓可以完成某些简单的反射活动，但在正常情况下，脊髓的活动受到高位中枢的调节和控制。

（三）脊髓的躯体反射

脊髓调节躯体运动是以反射的方式进行的，重要的反射如下。

1. 屈肌反射与交叉伸肌反射 皮肤受到伤害性刺激时，引起受刺激一侧肢体的屈肌收缩，肢体屈曲，这种反射称为屈肌反射（flexor reflex）。屈肌反射使肢体离开伤害性刺激，具有保护性意义。

如果受到的伤害性刺激较强，则在本侧肢体屈曲时，对侧肢体出现伸直的反射活动，此称为交叉伸肌反射（crossed extensor reflex）。其意义在于伸直对侧肢体，可以支持体重，防止歪倒，故具有维持姿势的生理意义。

2. 牵张反射 骨骼肌受到外力牵拉时，通过支配的神经，可反射性引起受牵拉的肌肉收缩，称为牵张反射（stretch reflex）。

（1）牵张反射的类型：牵张反射有两种类型，即腱反射和肌紧张。腱反射是指快速牵拉肌腱时发生的牵张反射，它表现为被牵拉肌肉迅速而明显地缩短。例如膝跳反射，当膝关节屈曲时，叩击股四头肌肌腱，可使股四头肌因受牵拉而发生快速的反射性收缩。再如跟腱反射，当叩击跟腱以牵拉腓肠肌时，可引起腓肠肌快速的反射性收缩。这些反射都是由叩击肌腱而引起的，所以统称为腱反射（tendon reflex）。腱反射是单突触反射，所以它们的反射时（从叩击到出现肌肉收缩反应所经历的时间）很短，约为 0.7 ms。它的中枢只涉及 1～2 个脊髓节段，所以反应的范围仅限于受牵拉的肌肉。临床常采用检查腱反射的方法，来了解神经系统的某些功能状态。如果腱反射减弱或消失，常提示该反射弧的某个部分有损伤；而腱反射亢进，说明控制脊髓的高级中枢的作用减弱，这可能是高级中枢有病变的指征。临床上脊髓灰质炎病毒侵犯腰部脊髓，可使反射弧中断，膝反射消失；内囊出血患者，高位中枢受损，对侧肢体的腱反射亢进。

肌紧张是因缓慢而持续地牵拉肌腱所引起的牵张反射。它表现为骨骼肌轻度而持续地收缩，即维持肌肉的紧张性收缩状态。肌紧张是因肌肉中的肌纤维轮流收缩而产生，所以不易发生疲劳，产生的收缩力量也不大，不会引起躯体明显的移位。肌紧张的反射弧与腱反射相似，但它的中枢为多突触接替,属于多突触反射。肌紧张是维持躯体姿势的最基本的反射活动,是姿势反射的基础。如果破坏肌紧张反射弧的任何部分,即可出现肌张力的减弱或消失,表现为肌肉松弛,因而身体的正常姿势也就无法维持。

　　(2)牵张反射的反射弧:牵张反射的基本反射弧比较简单。感受器是肌肉中的肌梭,中枢主要在脊髓内,传入和传出神经纤维都包含在支配该肌肉的神经中,效应器就是该肌肉的肌纤维(图10-13)。因此,牵张反射反射弧的显著特点是感受器和效应器都在同一块肌肉中。

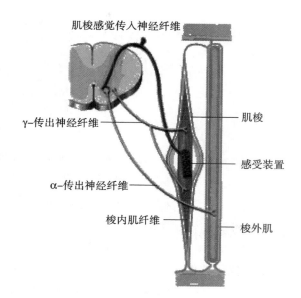

图 10-13　骨骼肌神经支配及牵张反射

　　肌梭呈梭形,两端细小,中间膨大,其外面有一层结缔组织膜,膜内含2～12根特殊的肌纤维,称为梭内肌纤维,肌梭外的一般肌纤维称为梭外肌纤维。梭内肌纤维的收缩成分在两端,中间部分是感受装置,并无收缩功能。它们呈串联关系。当梭内肌从两端收缩时,可使中间部分受牵拉而敏感性增高。肌梭有两种传入神经纤维分布:一种是直径较粗的Ⅰ类神经纤维,其末梢环绕于梭内肌纤维的中间部分;另一种为直径较细的Ⅱ类神经纤维,末梢分布于梭内肌纤维的两端部分。

　　肌梭附着在梭外肌纤维之间,并与其平行排列呈并联关系,可以感受肌长度的变化。当梭外肌纤维被牵拉变长时,肌梭也变长,中间部分的感受装置受到的刺激加强,产生的传入冲动增加,反射性地引起同一肌肉收缩,这就是牵张反射;当梭外肌纤维收缩变短时,肌梭也变短而放松,中间部分的感受装置受到的刺激减弱,传入冲动减少甚至停止,肌纤维的长度恢复。γ运动神经元支配梭内肌,当它兴奋时,可使梭内肌从两端收缩,中间部分的感受装置被牵拉而兴奋性增高,从而提高肌梭的敏感性。因此,γ运动神经元对调节牵张反射有重要的意义(图10-13)。

【重点提示】牵张反射的定义、分类及临床意义。

　　腱器官是肌肉内另一种感受装置,它分布于肌腱胶原纤维之间,与梭外肌纤维呈串联关系。它感受肌张力的变化,是一种张力感受器。当梭外肌收缩而张力增大时,腱器官发放的传入冲动增加,可通过抑制性中间神经元,使牵张反射受到抑制,以避免被牵拉的肌肉受到损伤。

　　可见,肌梭和腱器官兴奋时在脊髓中枢内引起的反应不同,所以二者引出的结果也不一样。当肌肉受牵拉变长引起肌梭兴奋,结果出现肌肉收缩以对抗牵拉。腱器官则在牵拉力增大、肌张力增大时才出现兴奋,其效果是抑制肌肉收缩。

二、脑干对肌紧张的调节

　　脑干对肌紧张的调节,主要通过脑干网状结构易化区(facilitatory area)和抑制区(inhibitory area)的活动来实现。

(一)脑干网状结构易化区及其作用

　　脑干网状结构易化区范围较广,分布于脑干中央区域,包括延髓网状结构的背外侧部分、脑桥的被盖、中脑的中央灰质及被盖。此外,下丘脑和丘脑中线核群也有对肌紧张的易化作用,因此也包含在易化区的范围内(图10-14)。脑干网状结构易化区的主要作用是加强伸肌的肌紧张和肌运动,其活动较强,它们与延髓的前庭核、小脑前叶两侧部共同作用,发放下行冲动,通过网状脊髓束和前庭脊髓束,使γ运动神经元传出冲动增加,肌梭敏感性提高,从而增强肌紧张;同时,脑干网状结构易化区对α运动神经元也有一定的易化作用。

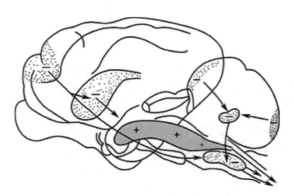

图 10-14　脑干网状结构及其他脑区下行作用示意图

＋表示脑干网状结构易化区；－表示脑干网状结构抑制区

（二）脑干网状结构抑制区及其作用

脑干网状结构抑制区范围较小，位于延髓网状结构的腹内侧。通过网状脊髓束经常抑制 γ 运动神经元，使肌梭敏感性降低，从而减弱肌紧张；此外，大脑皮层运动区、纹状体和小脑前叶蚓部等处，也有抑制肌紧张的作用，这种作用可能是通过加强脑干网状结构抑制区的活动来实现的。

正常情况下，脑干网状结构易化区的活动较强，脑干网状结构抑制区的活动较弱，两者在一定水平上保持相对平衡，以维持正常的肌紧张和姿势平衡。当其平衡失调时，将出现肌紧张亢进或减弱。

（三）去大脑僵直

在动物实验中发现，如在中脑上、下丘之间切断脑干，动物会出现四肢伸直、头尾昂起、脊柱挺硬等伸肌过度紧张的现象，称为去大脑僵直（decerebrate rigidity）。去大脑僵直是由于切断了大脑皮层和纹状体等部位与脑干网状结构的功能联系，造成脑干网状结构抑制区和脑干网状结构易化区之间活动失衡，脑干网状结构易化区活动明显占优势的结果。人类的去大脑僵直，有时可在中脑疾病时出现，表现为头后仰、上下肢均僵硬伸直、上臂内旋和手指屈曲。临床上如见到患者出现去大脑僵直现象，往往表明病变已严重侵犯脑干，是预后不良的信号。

三、小脑对躯体运动的调节

小脑的主要功能是维持身体平衡、调节肌紧张和协调随意运动。小脑与大脑皮层有双向纤维联系，根据小脑的传入、传出神经纤维联系，可将小脑划分为三个主要的功能部分，即前庭小脑、脊髓小脑和皮层小脑（图 10-15）。

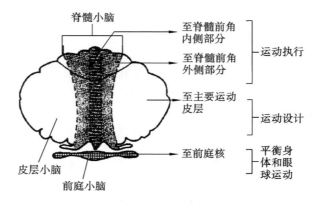

图 10-15　小脑的功能分区示意图

（一）维持身体平衡

前庭小脑即绒球小结叶，又称古小脑，它与前庭器官和前庭神经核有密切的纤维联系。主要功能是参与维持身体平衡。其反射途径如下：前庭器官→前庭神经核→前庭小脑→前庭神经核→脊髓运动神经元→肌肉。实验证明，猴切除绒球小结叶后，平衡功能严重失调，身体倾斜、站立困难，但其他随意运动仍能协调。临床上也观察到，第四脑室肿瘤的患者，由于肿瘤压迫损伤绒球小结叶，患者可出现类似上述平衡失调的症状。

（二）调节肌紧张

脊髓小脑包括小脑的前叶和后叶的中间带，又称旧小脑，接受来自脊髓的本体感觉和皮肤感觉的信息。脊髓小脑对肌紧张的调节包括易化和抑制双重作用，分别是通过脑干网状结构易化区和抑制区而实现的。

小脑前叶对肌紧张的调节作用，不同动物表现不一样。在进化过程中，抑制肌紧张的作用逐渐减弱，而易化肌紧张的作用逐渐加强。因此，人类小脑损伤后，主要表现为肌紧张降低，即易化作用减弱，出现肌无力等症状。

（三）协调随意运动

脊髓小脑和皮层小脑共同参与协调随意运动。皮层小脑与大脑皮层感觉区、运动区、联络区构成双向回路反馈联系。这一反馈联系对大脑皮层发动的随意运动起调节作用，且在人类中最为发达。小脑半球损伤后，患者随意动作的力量、方向、速度和范围均不能很好控制，同时肌张力减退、四肢乏力。患者不能完成精巧动作，在完成动作时肌肉抖动而把握不住动作的方向，称为意向性震颤（intention tremor），行走摇晃呈酩酊蹒跚状，若动作越迅速则协调障碍越明显。患者不能进行拮抗肌轮替快复动作（例如上臂不断交替进行内旋与外旋），但静止时看不出肌肉有异常的运动。因此说明，皮层小脑在肌肉运动过程中起协调作用。小脑半球损伤后的动作性协调障碍，称为小脑性共济失调（cerebellar ataxia）。

四、基底神经节对躯体运动的调节

（一）基底神经节的组成

基底神经节是指大脑基底部的一些神经核团，主要包括尾状核、豆状核、丘脑底核、中脑的黑质及红核。其中豆状核的苍白球被称为旧纹状体，而尾状核和豆状核的壳核被称为新纹状体。上述神经核团之间有错综复杂的神经纤维联系，而苍白球是神经纤维联系的中心。

（二）基底神经节的功能

基底神经节具有重要的躯体运动调节功能，它与随意运动的产生和稳定、肌紧张的调节、本体感受器传入冲动信息的处理都有关系。此外，基底神经节中某些核团还参与自主神经活动的调节、感觉传入、心理行为和学习记忆等功能活动。

（三）与基底神经节损伤有关的疾病

基底神经节损伤后的主要表现为肌紧张的异常，可分为两大类：一类是运动过少而肌紧张增强，如帕金森病（Parkinson disease）；另一类是运动过多而肌紧张降低，如舞蹈病（chorea）。

1. 帕金森病　帕金森病又称震颤麻痹，表现为全身肌紧张增高、肌肉强直、随意运动减少、动作十分缓慢、面部表情呆板如假面具状。同时，患者常伴有静止性震颤（static tremor），以手部多见，其次是下肢与头部。震颤节律为每秒 4～6 次，静止时出现，情绪激动时增加，进行自主运动时减少，入睡后停止。震颤麻痹患者中脑黑质有病变，黑质多巴胺神经元受损，脑内多巴胺含量明显下降，对纹

【重点提示】小脑对躯体运动的调节功能。

Note

状体乙酰胆碱递质系统的抑制功能减退，导致后者的功能亢进。应用多巴胺的前体左旋多巴（易通过血脑屏障）治疗，则症状好转。应用 M 受体阻断剂如阿托品、东莨菪碱或盐酸苯海索削弱乙酰胆碱的作用，也可以治疗震颤麻痹。

2. 舞蹈病 舞蹈病又称亨廷顿病（Huntington disease）或手足徐动症（athetosis），是肌紧张减退、运动过多的低张力综合征。患者的主要表现为头面部和上肢出现不自主的、无目的的舞蹈样动作。舞蹈病患者的主要病变部位在纹状体，其中的胆碱能神经元和 γ-氨基丁酸能神经元功能减退。若用利血平消耗多巴胺类递质，使两大递质系统维持新的平衡，可以缓解本病的症状。

五、大脑皮层对躯体运动的调节

大脑皮层是调节躯体运动的最高级中枢。若大脑皮层受损，随意运动将出现严重障碍，甚至丧失运动的能力。

（一）大脑皮层的运动区

大脑皮层运动区主要位于中央前回，它对躯体运动的调节具有以下特点（图 10-16）。

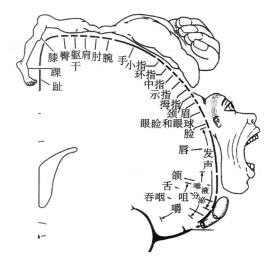

图 10-16　人大脑皮层运动区示意图

1. 交叉性控制 大脑皮层运动区对躯体运动的支配是交叉的，即一侧大脑皮层运动区支配对侧躯体的骨骼肌，但咀嚼运动、喉运动及上面部（肌肉的运动）受双侧大脑皮层控制。由面神经支配的下面部肌肉及舌下神经支配的舌肌主要受对侧大脑皮层控制。所以，一侧内囊损伤时，将引起对侧躯体肌肉、下面部肌肉及舌肌瘫痪，而受双侧大脑皮层控制的上面部肌肉并不完全麻痹。

2. 功能定位精细，呈倒置安排 大脑皮层运动区所支配的肌肉定位精细，即一定大脑皮层部位管理一定肌肉的收缩。其总的安排与体表感觉区相似，为倒置的人体投影，但头面部代表区的安排仍是正立分布的。

3. 运动区的大小与运动精细复杂程度有关 运动区的大小与运动精细复杂程度有关，运动越精细复杂的肌肉，其运动区的面积越大。例如，手与五指所占大脑皮层区域的面积几乎与整个下肢所占区域的面积相等。

（二）运动传导系统及其功能

由大脑皮层发出，经内囊、脑干下行到达脊髓前角运动神经元的传导束，称为皮层脊髓束；而由大脑皮层发出，经内囊到达脑干内各脑神经运动神经元的传导束，称为皮层脑干束。它们的主要功能是执行大脑皮层运动区的指令，分别管理头面部、躯干和四肢的随意运动，特别是四肢远端肌肉的精细运动。由其下传的冲动到达脊髓前角，既可兴奋 α 运动神经元也可使 γ 运动神经元兴奋，前者在于发动肌肉活动，后者可调节肌梭的敏感性以配合运动，两者协调活动可控制肌肉的精细运动。运动传导通路损伤后，在临床上常出现柔软性麻痹（简称软瘫）和痉挛性麻痹（简称硬瘫）两种表现。两者都有随意运动的丧失，但前者伴有牵张反射减退或消失的表现，而后者伴有牵张反射亢进的表现。目前认为，单纯损伤皮层脊髓束和皮层脑干束时可能仅表现为软瘫；当合并损伤姿势调节通路后才出现硬瘫。柔软性麻痹（软瘫）和痉挛性麻痹（硬瘫）的比较见表 10-3。

表 10-3　柔软性麻痹和痉挛性麻痹的比较

表　　现	柔软性麻痹（软瘫）	痉挛性麻痹（硬瘫）
麻痹范围	常较局限	常较广泛
随意运动	丧失	丧失
肌紧张（张力）	减退、松弛	过强、痉挛
腱反射	减弱或消失	增强
浅反射	减弱或消失	减弱或消失
巴宾斯基征	阴性	阳性
肌萎缩	明显	不明显
产生原因	脊髓或脑运动神经元损伤	姿势调节通路损伤

第五节　神经系统对内脏活动的调节

　　神经系统中支配内脏活动的部分称为自主神经系统（autonomic nervous system）或内脏运动神经系统。自主神经系统也受中枢神经系统的控制，它包括交感神经（sympathetic nerve）系统和副交感神经（parasympathetic nerve）系统两部分，其神经纤维广泛分布于全身各内脏器官（图 10-17），所支配的效应器为平滑肌、心肌和腺体。自主神经的活动在很大程度上不受个体意识支配。

一、自主神经系统的结构特征和功能特征

（一）自主神经系统的结构特征

　　1. 起源和分布　交感神经系统起源于脊髓胸腰段（$T_1 \sim L_3$）灰质侧角，在体内分布非常广泛，几乎遍布全身的内脏器官；副交感神经系统起源于脑干的副交感神经核和脊髓骶段（$S_{2 \sim 4}$）灰质相当于侧角的部位，其分布比较局限，部分内脏不受该类神经支配。

　　2. 节前纤维和节后纤维　与躯体运动神经不同，自主神经从中枢发出到达效应器之前，需要进入周围神经节内换元（支配肾上腺髓质的交感神经例外）。故自主神经有节前纤维和节后纤维之分，由中枢发出的神经纤维称为节前纤维，由神经节发出的神经纤维称为节后纤维。交感神经节远离效应器，故节前纤维短，节后纤维长；副交感神经节一般位于效应器壁内，故节前纤维长，节后纤维短。一根交感神经节前纤维与许多个节后神经元联系，故刺激交感神经节前纤维引起的反应比较弥散；而副交感神经节前纤维只与较少的节后神经元联系，因此引起的反应比较局限。

　　3. 双重神经支配　人体内多数器官受交感和副交感神经双重支配，但交感神经的分布要比副交感神经广泛得多，有些器官如皮肤和骨骼肌的血管、汗腺、竖毛肌、肾上腺髓质只受交感神经的支配。

（二）自主神经系统的功能特征

　　自主神经系统的交感神经和副交感神经，对人体的内脏器官有重要的调节作用，具体内容在前面各章节中已有介绍。人体自主神经系统分布示意图见图 10-17。现将自主神经的主要功能按人体系统、器官的分类列表如下（表 10-4）。

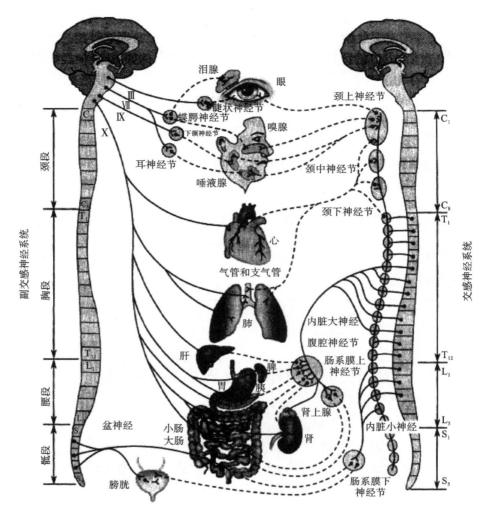

图 10-17　人体自主神经系统分布示意图

图中未显示支配血管、汗腺和竖毛肌的交感神经纤维

———节前纤维；┄┄┄节后纤维

表 10-4　自主神经系统的主要功能

器　官	交 感 神 经	副交感神经
循环器官	心率加快、心肌收缩力加强。腹腔内脏、皮肤、外生殖器、唾液腺的血管收缩，对骨骼肌血管则有的收缩（肾上腺素能受体），有的舒张（胆碱能受体）	心率减慢、心房收缩力减弱。对少数血管舒张，如外生殖器血管
呼吸器官	支气管平滑肌舒张	支气管平滑肌收缩　呼吸道黏膜腺体分泌
消化器官	抑制胃肠运动，促进括约肌收缩　促进唾液腺分泌黏稠的唾液	促进胃肠道平滑肌运动、胆囊收缩，促使括约肌舒张，唾液腺分泌稀薄唾液，促使胃液、胰液、胆汁的分泌
泌尿器官	尿道内括约肌收缩，膀胱逼尿肌舒张	膀胱逼尿肌收缩，尿道内括约肌舒张
生殖器官	未孕子宫平滑肌舒张，已孕子宫平滑肌收缩	—
眼	虹膜辐射状肌收缩，瞳孔开大	虹膜环状肌收缩，瞳孔缩小，泪腺分泌
皮肤	汗腺分泌，竖毛肌收缩	—
内分泌和代谢	促进肾上腺髓质分泌激素，促进肝糖原分解	促进胰岛素分泌

自主神经系统的功能活动有以下特征。

1. 双重支配且互相拮抗 大部分器官受交感神经和副交感神经的双重支配,但它们对同一器官的作用往往是互相拮抗的,如交感神经使心脏兴奋、支气管平滑肌舒张;而副交感神经使心脏抑制、支气管平滑肌收缩。少数情况下,交感神经和副交感神经对某一器官的作用也可以是一致的,如交感神经和副交感神经均可促进唾液分泌,但前者引起的唾液分泌量少而黏稠,后者则量多而稀薄。

2. 紧张性活动 在安静时,自主神经经常发放低频神经冲动传至效应器官,使效应器官处于一种微弱的持续的活动状态,称为紧张性作用,包括交感紧张和副交感紧张。各种功能调节都是在紧张性活动的基础上进行的。若切断支配心脏的交感神经,交感紧张性作用消失,兴奋心脏的传出冲动减少,心率减慢;切断支配心脏的迷走神经,心率加快。

3. 效应器功能状态的影响 自主神经对内脏功能的调节作用与效应器当时所处的功能状态有关。刺激交感神经可引起无孕动物的子宫运动受抑制,而对有孕子宫却可加强其运动。刺激迷走神经可使处于收缩状态的胃幽门舒张,使处于舒张状态的胃幽门收缩。

4. 对整体生理功能调节的意义 在环境急骤变化的条件下,交感神经系统可以动员机体许多器官的潜在功能以适应环境的急剧变化。例如,在剧烈运动、窒息、失血或寒冷环境等情况下,机体出现心率加快、皮肤与腹腔内脏血管收缩、血液储存库排出血液以增加循环血容量和红细胞数量、扩张支气管、加速分解肝糖原进而出现血糖浓度上升、肾上腺素分泌增加等现象。这些活动均有利于机体动员各器官的储存力量,以应对环境的急剧变化。副交感神经系统的活动相对比较局限,其活动主要在于保护机体、休整恢复、促进消化、积蓄能量以及加强排泄和生殖功能等,从而保证机体平静时生命活动的进行(即休养生息)。例如,机体在安静时副交感神经活动往往加强,此时心脏活动受到抑制、瞳孔缩小、消化功能增强以促进营养物质吸收和能量补充等。

二、自主神经的递质与受体

自主神经对内脏功能的调节是通过神经递质及其受体系统而实现的。自主神经系统中神经末梢释放的递质属于外周神经递质,主要有乙酰胆碱和去甲肾上腺素。

(一)乙酰胆碱及其受体

乙酰胆碱(acetylcholine,ACh)是外周神经末梢释放的一类重要递质。释放乙酰胆碱作为递质的神经纤维,称为胆碱能纤维(cholinergic fiber)。目前已知所有自主神经节前纤维、大多数副交感神经节后纤维(少数释放肽类或嘌呤类递质的纤维除外)、支配骨骼肌的运动神经纤维、少数交感神经节后纤维(支配多数小汗腺和支配骨骼肌的交感舒血管神经纤维)都属于胆碱能纤维。

能与乙酰胆碱特异性结合的受体称为胆碱能受体(cholinergic receptor)。根据其药理学特征,胆碱能受体可分为毒蕈碱样受体和烟碱样受体两种。

1. 毒蕈碱样受体 在周围神经系统,这类受体主要分布在大多数副交感神经节后纤维、少数交感神经节后纤维所支配的效应器细胞膜上。这种受体能被毒蕈碱所激动,产生其与乙酰胆碱结合时类似的效应,故称为毒蕈碱样受体(muscarinic receptor,M受体)。ACh与M受体结合后,产生一系列副交感神经末梢兴奋的效应,如心脏活动被抑制,支气管、胃肠道平滑肌和膀胱逼尿肌收缩,消化腺分泌增加,瞳孔缩小。另外,由于汗腺和骨骼肌血管上也是M受体,故可引起汗腺分泌增多、骨骼肌血管舒张等反应。阿托品是M受体的阻断剂。临床上使用阿托品,既可解除胃肠道平滑肌痉挛的症状,也可引起心跳加快、唾液和汗腺分泌减少等反应。

2. 烟碱样受体 这类受体存在于所有自主神经节神经元的突触后膜和神经-肌肉接头的终板膜上。这类受体能被烟碱所激动,产生其与乙酰胆碱结合时类似的效应,故称为烟碱样受体(nicotinic receptor,N受体)。N受体又分为两个亚型:位于神经节突触后膜上的受体为N_1受体,存在于骨骼肌运动终板膜上的受体为N_2受体。乙酰胆碱、烟碱等化学物质与N_1受体结合后,可引起自主神经节的节后神经元兴奋；如与 N_2 受体结合，引起运动终板电位，最终导致骨骼肌兴奋。六烃季铵主要阻断 N_1 受体的功能。筒箭毒碱阻断 N_2 受体，使肌肉松弛，在临床手术中可用于松弛肌肉。

（二）去甲肾上腺素及其受体

去甲肾上腺素（norepinephrine，NE）是周围神经末梢释放的另一类重要递质。释放去甲肾上腺素作为递质的神经纤维，称为肾上腺素能纤维（adrenergic fiber）。在周围神经系统，大部分交感神经节后纤维（除支配汗腺和骨骼肌血管的交感胆碱能纤维外）释放的递质为去甲肾上腺素。肾上腺素（epinephrine，E）作为神经递质仅分布于中枢神经系统，它在周围神经系统属于肾上腺髓质释放的一种内分泌激素。

能与肾上腺素或去甲肾上腺素结合的受体称为肾上腺素能受体（adrenergic receptor）。肾上腺素能受体主要分为两种：α 型肾上腺素能受体和 β 型肾上腺素能受体。

1. α 型肾上腺素能受体 简称 α 受体。α 受体又分为 $α_1$ 和 $α_2$ 两个亚型。$α_1$ 受体主要分布在内脏血管平滑肌、子宫平滑肌、胃肠道括约肌和扩瞳肌上。儿茶酚胺与 $α_1$ 受体结合后，产生的效应是兴奋，如血管收缩、子宫收缩、瞳孔扩大等。$α_2$ 受体主要分布在小肠平滑肌上，主要作用是抑制小肠平滑肌的活动。α 受体的阻断剂是酚妥拉明，可以阻断 $α_1$ 和 $α_2$ 受体。

2. β 型肾上腺素能受体 简称 β 受体。它又可分为 $β_1$、$β_2$、$β_3$ 三个亚型。$β_1$ 受体主要分布于心脏组织中，如窦房结、房室传导系统、心肌细胞等处，其作用是兴奋性的，可促使心率加快、心肌收缩力加强。$β_2$ 受体分布于支气管、胃、肠、子宫及许多血管平滑肌细胞上，作用是抑制性的，可促使这些平滑肌舒张。$β_3$ 受体主要分布于脂肪组织，与脂肪的分解有关。普萘洛尔是重要的 β 受体阻断剂，它对 $β_1$ 和 $β_2$ 两种受体都有阻断作用。它能阻断 $β_1$ 受体，使心率减慢，而对支气管平滑肌作用很小，故对于心绞痛心率快且兼有支气管痉挛者比较适用。丁氧胺则主要阻断 $β_2$ 受体。目前，β 受体阻断剂的研究发展很快，有利于临床上根据病情需要选择合适的药物（β 受体阻断剂）。

胆碱能受体和肾上腺素能受体的分类、作用部位及主要作用和阻断剂见表 10-5。

表 10-5 胆碱能受体和肾上腺素能受体的分布、作用部位及主要作用和阻断剂

受 体	作用部位及主要作用	阻 断 剂
胆碱能受体		
M 受体	副交感神经节后纤维支配的效应器，产生副交感神经兴奋的效应，汗腺分泌增多，骨骼肌血管舒张	阿托品
N 受体		筒箭毒碱
N_1 受体	自主神经节神经元兴奋	六烃季铵
N_2 受体	神经-肌肉接头的终板膜兴奋	十烃季铵
肾上腺素能受体		
α 受体	大多数内脏平滑肌，腺体兴奋	酚妥拉明
$α_1$ 受体	血管收缩	哌唑嗪
$α_2$ 受体	小肠平滑肌舒张	育亨宾
β 受体		普萘洛尔
$β_1$ 受体	心肌兴奋	阿替洛尔
$β_2$ 受体	平滑肌抑制	丁氧胺
$β_3$ 受体	脂肪分解	

在神经系统中，还存在其他多种递质和受体系统，共同参与神经系统功能的调节和对外周效应器的作用，包括嘌呤类受体、多巴胺受体、5-羟色胺受体、γ-氨基丁酸受体、甘氨酸受体、阿片受体等。

三、各级中枢对内脏活动的调节

（一）脊髓对内脏活动的调节

脊髓是某些内脏反射活动的初级中枢，如排尿、排便、发汗和勃起反射等。交感神经及部分副交感神经的节前神经元胞体位于脊髓胸腰段侧角或骶段相当于侧角的部位，它们可以进行初步的调节活动。当脊髓受到损伤，在脊休克期以后，上述内脏反射可以逐渐恢复，说明脊髓对内脏活动的确具有一定的调节能力。但由于失去了高位中枢的控制，这些反射远不能适应正常生理需要。例如，基本的排尿反射虽可进行，但排尿常常不完全，而且不能受意识控制。

（二）低位脑干对内脏活动的调节

脑干中有许多重要的内脏活动中枢，其中延髓具有特别重要的地位，因为呼吸运动、心血管运动、胃肠运动、消化腺分泌以及某些物质代谢的调节，其基本反射中枢都位于延髓。因此，延髓历来被认为是生命的基本中枢。动物实验或临床实践中也观察到，如延髓被压迫或受伤，可迅速引起呼吸、心搏等生命活动停止，造成死亡。此外，中脑是瞳孔对光反射的中枢部位，也有着比较重要的临床意义。

（三）下丘脑对内脏活动的调节

下丘脑是调节内脏活动的较高级中枢。它能将内脏活动和其他生理活动联系起来，共同调节体温、食物摄取、水平衡、内分泌、情绪反应、生物节律等生理过程。

1.调节体温 体温调节的基本中枢位于下丘脑。视前区-下丘脑前部（PO/AH）存在温度敏感神经元，它们既能感受所在脑部的温度，也能对传入的温度信息进行整合。同时 PO/AH 亦起着调定点的作用。当脑部的温度超过或低于调定点时，即可通过调节散热和产热过程，使体温保持相对稳定。

2.调节摄食行为 动物实验证明，电刺激下丘脑外侧区可引起动物多食，而破坏此区后动物拒食；电刺激下丘脑腹内侧核可引起动物拒食，而破坏此区后动物食欲大增而逐渐肥胖。因此认为，下丘脑外侧区存在摄食中枢，而下丘脑腹内侧核存在饱中枢。

3.调节水平衡 水平衡包括水的摄入和水的排出。摄水是一种行为，由渴觉引起。血浆晶体渗透压升高可刺激下丘脑前部渗透压感受器引起渴觉。下丘脑可根据血浆晶体渗透压的变化，调节抗利尿激素的释放，调节水平衡。

4.调节腺垂体功能 下丘脑促垂体区神经分泌小细胞能合成九种调节腺垂体分泌功能的肽类物质，称为下丘脑调节肽，经垂体门脉输送至腺垂体，调节腺垂体激素的分泌。此外，下丘脑内还存在一些神经元，能感受血液中某些激素浓度的变化，从而反馈调节下丘脑调节肽的分泌。

5.调节情绪反应 动物实验证明，下丘脑有与情绪反应密切相关的神经结构，在间脑水平以上切除大脑的猫，可出现一系列交感神经活动亢进的现象，如张牙舞爪、毛发竖起、心跳加速、呼吸加快、瞳孔扩大、血压升高等，好似发怒一样，称为"假怒"。在平时，下丘脑的这种活动，由于受到大脑皮层的抑制，不易表现出来。切除大脑后，抑制被解除，轻微的刺激也可引发"假怒"。近年来的研究证明，下丘脑近中线两旁的腹内侧区存在"防御反应区"。刺激该区后，动物可表现出防御性行为，表明该区与杏仁核之间有着密切的功能联系，均与情绪反应有关。临床上，人类的下丘脑疾病，也常常引发不正常的情绪反应。

6.调节生物节律 机体内的各种生理活动常按一定时间顺序呈现周期性的变化，称为生物节律（biorhythm）。人和动物的生物节律，按其频率高低，可分为高频（如周期小于一天的心动周期、呼吸周期等）、中频（如以日为周期的体温波动、促肾上腺皮质激素分泌的波动等）和低频（如以月为周期的月经周期及以年为周期的候鸟迁徙等）三种节律。这种生物节律可能是生物在长期的进化及适应的过程中形成的。其中日周期节律是最重要的生物节律。

（四）大脑皮层对内脏活动的调节

关于大脑皮层对内脏活动的调节，目前了解得不多。通常认为与内脏活动关系密切的大脑皮层结构包含边缘系统和新皮层的某些区域。

1. 边缘叶和边缘系统 边缘叶是环绕在脑干周围的一个弯曲的脑回，包括海马、穹隆、扣带回、海马回和齿状回等。边缘叶连同与其结构及功能存在密切联系的大脑皮层的岛叶、颞极、眶回以及皮层下的隔区、杏仁核、下丘脑和丘脑前核等结构合称为边缘系统。边缘系统是调节内脏活动的重要中枢，又称内脏脑。刺激边缘系统的不同部位，可以找到各种内脏活动的代表区，引起不同的功能反应，如呼吸、消化、泌尿、生殖及心血管和瞳孔等活动的改变。杏仁核的活动与情绪反应密切相关。海马与学习和记忆功能有关。双侧颞叶切除而损伤了海马的患者，丧失近期记忆功能。

2. 新皮层 新皮层中的某些区域也与内脏活动密切相关。例如，用电流刺激皮层运动区及其周围区域，除产生不同部位的躯体运动外，还可引起血管舒缩、汗腺分泌、呼吸运动、直肠膀胱活动等的改变。这些结果表明，新皮层与内脏活动有关系，而且区域分布和躯体运动代表区的分布也有一致的地方。

第六节　脑的高级功能

一、人类大脑皮层活动的特征

人类的大脑高度发达，它除了能产生感觉、调节躯体运动和内脏功能外，还能完成更为复杂的高级功能，如完成复杂的条件反射、学习和记忆、思维和判断、语言、觉醒与睡眠等功能活动。

（一）条件反射

条件反射学说是俄国著名生理学家巴甫洛夫创立的。反射活动是中枢神经系统的基本活动方式，可分为非条件反射和条件反射两种。它们的一般情况已在绪论中叙述。

1. 条件反射的形成 条件反射必须建立在非条件反射的基础上，是个体在生活中获得的，它的建立有一个过程。例如，在动物实验中，给狗进食会引起唾液分泌，这是非条件反射；食物是非条件刺激。给狗听铃声不会引起唾液分泌，铃声与唾液分泌无关，称为无关刺激。但是，如果在每次给狗进食之前，先给狗听铃声，这样经多次结合后，当铃声一出现，狗就有唾液分泌。这时，铃声已成为进食（非条件刺激）的信号，称为信号刺激或条件刺激。由条件刺激（铃声）的单独出现所引起的唾液分泌，称为食物唾液分泌条件反射。可见，条件反射是后天获得的。形成条件反射的基本条件是非条件刺激与无关刺激在时间上的多次结合，这个过程称为强化。任何无关刺激与非条件刺激多次结合后，当无关刺激转化为条件刺激时，条件反射也就形成。

在生活过程中，条件反射可以不断建立，也可以消退，这样机体能更好地适应环境的变化。

2. 条件反射的生物学意义 在机体生命活动中，单纯的非条件反射是不存在的；机体在复杂多变的环境中，不断在非条件反射的基础上建立新的条件反射，条件反射与非条件反射密切相关。条件反射与非条件反射相比，前者的数目是无限的，后者的数目是有限的。条件反射扩展了机体对外界复杂环境的适应范围，使机体能够识别还在远方刺激物的性质，预先做出不同的反应。因此，条件反射使机体具有更大的预见性、灵活性和适应性。

3. 条件反射形成的机制 条件反射形成的机制还不完全清楚。曾经学者推想过，条件反射的建立是大脑皮层的条件刺激兴奋灶与非条件刺激兴奋灶在多次结合后，两个兴奋灶之间形成了暂时联系。但这一推想得不到实验证明。目前人们认为，条件反射的建立与中枢神经系统许多部位都有关,其中脑干网状结构和大脑皮层起着重要的作用。

4.人类条件反射的特点　人与动物一样,都可以建立条件反射,但人类由于从事社会性的活动,促进了大脑皮层的高度发展,从而也促进了语言的发生和发展。因此,人类还能以语言建立条件反射。

条件反射都是由刺激引起的。能引起条件反射的刺激称为信号,信号分为两类:一类是现实的具体信号,如灯光、铃声、食物的形状和气味等,它们都是以信号本身的理化性质来发挥刺激作用的,这类信号称为第一信号;另一类是抽象信号,即语言和文字,它们是以信号所代表的含义来发挥刺激作用的,即是具体信号的信号,故称为第二信号。巴甫洛夫认为,能对第一信号发生反应的大脑皮层功能系统,称为第一信号系统,是人类和动物所共有的;而能对第二信号发生反应的大脑皮层功能系统,称为第二信号系统,这是人类所特有的,也是人类区别于动物的主要特征。

第二信号系统是在第一信号系统活动的基础上建立的,是在个体后天发育过程中逐渐形成的。人类由于有了第二信号系统活动,就能借助语言和文字来表达思维,并通过抽象思维,形成概念以进行推理,从而大大扩展了认识的能力和范围、发现和掌握事物的规律,以便认识世界和改造世界。从医疗角度来看,由于第二信号系统对人体心理和生理活动能产生重要影响,所以作为医务工作者,不仅要注意自然环境因素对患者的影响,还应注意语言、文字对患者的作用。临床实践表明,语言运用恰当,可以起到治疗疾病的效果,而语言运用不当,则可能成为致病因素使病情恶化,给患者带来不良后果。

(二)大脑皮层的语言功能和一侧优势

1.大脑皮层的语言中枢　临床发现,人类大脑皮层一定区域(图 10-18)的损伤,可导致各种特殊的语言活动功能障碍:①运动性失语症,若中央前回底部前方的 Broca 三角区受损,患者可以看懂文字与听懂别人的谈话,但自己却不会说话,不能用语词口头表达自己的思想;与发音有关的肌肉并不麻痹。②失写症,因损伤额中回后部接近中央前回的手部代表区所致,患者可以听懂别人说话,看懂文字,自己也会说话,但不会书写;手部的其他运动并不受到影响。③感觉性失语症,由颞上回后部的损伤所致,患者可以讲话及书写,也能看懂文字,但听不懂别人的谈话;患者并非听不到别人的发音,而是听不懂谈话的含义,好像听不懂的外语一样。④失读症,如果角回受损,患者则看不懂文字的含义;但他的视觉和其他语言功能(包括书写、说话和听懂别

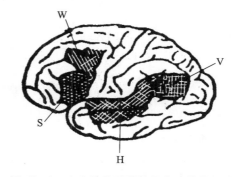

图 10-18　人大脑皮层关于语言功能的区域
W:书写中枢;S:说话中枢;H:听话中枢;V:阅读中枢

人谈话等)均健全。由此看来,语言活动的完整功能与大脑皮层区域的活动有关,各区域的功能是密切相关的,严重的失语症可同时出现上述四种语言活动功能的障碍。

2.大脑皮层语言中枢的一侧优势　语言中枢往往集中在一侧大脑半球,此称为语言中枢的优势半球(dominant hemisphere)。临床实践证明,习惯用右手的人(右利者),其优势半球在左侧,因此左侧颞叶受损可出现感觉性失语症,而右侧颞叶受损不会出现此病。这种一侧优势的现象仅人类具有,它的出现虽与一定的遗传因素有关,但主要是在后天生活实践中逐渐形成的,与人类习惯用右手进行劳动有密切关系。小儿在 12 岁以前,左侧半球优势还未完全建立牢固,如此时左侧大脑半球损伤,尚有可能在右侧大脑皮层再建立语言中枢。当发育为成人后,左侧优势已经完全形成,如果发生左侧大脑半球损伤,就很难在右侧大脑皮层再建立语言中枢。在以用左手劳动为主的人中,左右双侧大脑皮层有关区域都可能成为语言中枢。

一侧优势的现象充分说明人类两侧大脑半球的功能是不对称的。左侧大脑半球在语言活动功

能上占优势,而右侧大脑半球则在非语言性认识功能上占优势,例如,对空间的辨认、深度知觉、触觉的认识、音乐欣赏分辨等。但是这种优势也是相对的,左侧大脑半球有一定的非语言性认识功能,而右侧大脑半球也有一定的简单的语言活动功能。

二、学习与记忆

学习与记忆是两个有着密切联系的神经活动过程。学习是指人和动物依赖经验来改变自身行为,以适应环境的神经活动过程,而记忆则是将学得的信息储存和"读出"的神经活动过程。学习是记忆的基础,记忆是学习发展的结果。

(一)人类的学习与记忆过程

外界环境中经常有大量的信息通过感觉器官进入大脑。据估计只有1%的信息能较长期地被储存起来,而大部分却被遗忘了。能被长期储存的信息是反复作用于大脑,并且对个体具有重要意义的信息。大脑对信息的储存可分为短时记忆与长时记忆两个阶段。在短时记忆中,信息的储存是不牢固的。例如,刚刚看过一个电话号码,很快就会忘记,只有通过反复运用,才能转入牢固的长时记忆。

短时记忆与长时记忆可进一步分成四个连续的阶段:感觉性记忆、第一级记忆、第二级记忆和第三级记忆(图 10-19)。

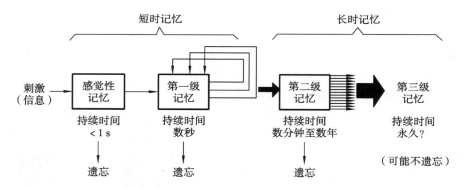

图 10-19 人类记忆过程四个阶段示意图

前两个阶段相当于短时记忆,后两个阶段相当于长时记忆。感觉性记忆指人体获得信息后,在脑内感觉区储存的阶段,时间不超过 1 s,如果没有经过注意和处理就会很快消失。将感觉性记忆得来的信息,经过加工处理,把那些不持续的、先后进来的信息整合成新的连续印象,从而转入第一级记忆。这种转移主要通过把感觉性资料变成口头表达性语言符号而转移到第一级记忆。这个阶段信息停留的时间也很短暂,平均约几秒。第二级记忆是一个大而持久的储存系统,持续时间为数分钟至数年。由第一级记忆转入第二级记忆的重要条件是反复运用学习,使信息在第一级记忆中多次循环,延长了信息在第一级记忆中停留的时间,这样容易使信息转入第二级记忆中。有些记忆的痕迹,如自己的名字或每天都在进行的操作手艺等,通过长年累月的运用,几乎是不会遗忘的,这一类记忆储存在第三级记忆中。

(二)学习和记忆的机制

在神经生理方面,神经元活动的后作用是感觉性记忆的基础。在神经系统中,神经元之间形成许多环路联系,可能是第一级记忆的基础。

在神经生化方面,较长的记忆可能与脑内蛋白质的合成有关。在金鱼建立条件反射的过程中,如果用嘌呤霉素抑制脑内蛋白质的合成,金鱼则不能建立条件反射,学习和记忆能力减退。

在神经解剖方面,永久性的记忆可能与新突触的建立有关。实验中观察到,生活在复杂环境中的大鼠,其大脑皮层较厚,而生活在简单环境中的大鼠,其大脑皮层较薄。这说明学习和记忆活动多的大鼠,其大脑皮层发达,突触联系也多。

(三)影响学习和记忆的神经递质

中枢的胆碱能递质系统与学习和记忆有关。脑干网状结构上行激动系统以及大脑皮层内部均有乙酰胆碱,它对大脑皮层起兴奋作用,为学习和记忆提供基础性活动背景。海马环路中也有丰富的乙酰胆碱,它的活动可促进第一级记忆的保持,并促使第一级记忆转入第二级记忆。实验观察发现,正常青年受试者长期服用阿托品后,可引起记忆减退;动物实验观察发现,注射抗胆碱药东莨菪碱也可使学习和记忆的能力减退。其作用机制可能是阻断了海马环路的功能,从而影响了由第一级记忆向第二级记忆转移的过程。老年人的健忘症可能是由于中枢的胆碱能递质系统功能减退;给予胆碱药可使老年人的记忆功能得到改善;但是,应用胆碱药过量,反而使记忆功能减退,因此用药必须慎重。

三、大脑皮层的生物电活动

大脑皮层的生物电活动可分为两种:一种是在无外来刺激的情况下,大脑皮层产生的持续性、节律性的电位变化,称为自发脑电活动;另一种是感觉传入系统或脑的某一部位受到刺激时,在皮层某一区域产生的较为局限的电位变化,称为皮层诱发电位。皮层诱发电位是在自发脑电活动的基础上产生的。在头皮表面记录到的自发脑电活动称为脑电图(electroencephalogram,EEG)。在动物实验中将颅骨打开或在患者进行脑外科手术时(为了诊断需要),也可将电极直接安置在大脑皮层表面,能记录到同样的皮层自发脑电活动,称为皮层脑电图(electrocorticogram,ECOG)。在不同的条件下(如激动、困倦、睡眠等),脑电图的波形和频率有明显的差别(图 10-20)。脑电图的波形很不规则,一般根据其频率、振幅的不同分为 α、β、θ 和 δ 波四种(表 10-6)。

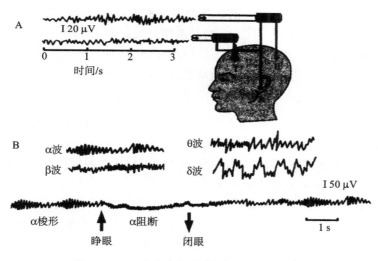

图 10-20 正常脑电图的描记和几种基本波形

表 10-6 正常人脑电图的几种基本波形

脑 电 波	频率/Hz	波幅/μV	常 见 部 位	出 现 条 件
α 波	8～13	20～100	枕叶	成人安静、闭眼、清醒时
β 波	14～30	5～20	额叶、顶叶	成人活动时
θ 波	4～7	100～150	颞叶、顶叶	少年正常脑电,或成人困倦时
δ 波	0.5～3	20～200	颞叶、枕叶	婴幼儿正常脑电,或成人熟睡时

1.α 波 频率为 8～13 Hz,波幅为 20～100 μV。α 波在人类清醒、安静、闭眼时出现。波幅常由小变大,再由大变小,接着又由小变大,如此反复,形成所谓 α 波的梭形。每一梭形持续 1～2 s。睁开眼睛或受其他刺激时,α 波立即消失转而出现 β 波,这一现象称为 α 阻断。如果受试者又安静闭眼,则 α 波重现。

2.β 波 频率为 14～30 Hz,波幅为 5～20 μV。当受试者睁眼视物或接受其他刺激时即出现 β 波。一般认为,β 波是新皮层处在紧张活动状态下的主要脑电活动表现。

3.θ 波 频率为 4～7 Hz,波幅为 100～150 μV。在成人困倦时,一般可见到。

4.δ 波 频率为 0.5～3 Hz,波幅为 20～200 μV。成人在清醒时,几乎见不到 δ 波,但在睡眠时可以出现,婴幼儿常可以见到 δ 波。

【重点提示】
脑电图的波形及产生条件。

四、觉醒与睡眠

昼夜交替进行的觉醒与睡眠是人体正常生活中必不可少的两个生理过程,是一种日周期的生物节律。只有在觉醒状态下,人才能进行各种有意识的活动,如学习、工作以及感知和适应各种环境变化。睡眠可使机体的体力和精力得以恢复,并对大脑皮层起保护作用。如果睡眠障碍,常导致中枢神经系统特别是大脑皮层活动的失常,出现幻觉,记忆力和工作能力下降等。人体每天所需要的睡眠时间依年龄、个体而有所不同。一般成人每天所需的睡眠时间为 7～9 h,儿童为 10～12 h,新生儿为 18～20 h,老年人为 5～7 h。

知识拓展
10-5

(一)觉醒状态的维持

各种传入冲动,经脑干网状结构上行激动系统的传导,并以乙酰胆碱为递质,使大脑皮层处于觉醒状态。觉醒状态可分为脑电觉醒(脑电波呈现快波表现)和行为觉醒(通常清醒状态下的各种行为表现)两种状态。它们的维持有不同的机制。动物实验观察到,单纯破坏中脑黑质多巴胺递质系统后,动物在行为上不表现为觉醒状态,对光、声等刺激无探究行为,但脑电波仍可呈现快波的觉醒状态。因此认为,黑质多巴胺递质系统与行为觉醒的维持有关。破坏蓝斑上部的去甲肾上腺素递质系统后,动物脑电的快波明显减少,即脑电觉醒不能维持,因此认为蓝斑上部的去甲肾上腺素递质系统与脑电觉醒的维持有关。脑干网状结构上行激动系统的乙酰胆碱递质系统对上述作用起调制作用。

(二)睡眠的时相

用脑电图描记跟踪睡眠过程,发现睡眠可分为两种不同的时相,分别称为慢波睡眠(slow wave sleep,SWS)和快波睡眠(fast wave sleep FWS)。

1.慢波睡眠 慢波睡眠的脑电图特征是呈现同步化的慢波。慢波睡眠时的一般表现如下:各种感觉功能减退、骨骼肌反射活动和肌紧张减退、自主神经功能普遍下降,但胃液分泌和发汗功能增强,生长激素分泌明显增多。故慢波睡眠有利于促进生长和恢复体力。

【重点提示】
睡眠的时相。

2.快波睡眠 又称异相睡眠(paradoxical sleep,PS)或快动眼睡眠(rapid eye movements sleep,REMS)。此睡眠时相的脑电图特征是呈现去同步化的快波。各种感觉和躯体运动功能进一步减退。此外,还可有间断性的阵发性表现,如出现部分肢体抽动、心率变快、血压升高、呼吸加快等表现,特别是出现眼球快速运动,此时易导致心绞痛、哮喘、阻塞性肺气肿缺氧的发作。快波睡眠期间,脑内蛋白质合成增加、新的突触联系建立,这有利于幼儿神经系统的成熟、促进学习记忆活动和精力的恢复。在快波睡眠时若将受试者唤醒,80％的人会诉说正在做梦,所以做梦也是快波睡眠的一个特征。

3.睡眠时相的转换 在整个睡眠过程中,慢波睡眠与快波睡眠交替出现。成人睡眠开始后首先进入慢波睡眠,持续 80～120 min 后转入快波睡眠,持续 20～30 min。然后又转入慢波睡眠,如此交替,反复 4～5 次即完成睡眠过程。成人觉醒状态只能进入慢波睡眠而不能直接进入快波睡眠(睡眠被剥夺者例外),但两种时相的睡眠都可以直接转为觉醒状态。

（三）睡眠的产生机制

睡眠的产生机制有待进一步的研究和认识。目前普遍认为,睡眠是一个主动的过程。在动物实验中观察到,用电流刺激脑干网状结构尾端,可引起动物睡眠,并出现同步化慢波的脑电图。因此认为,脑干网状结构尾端存在一个睡眠中枢。由这一中枢发出的冲动向上传导可作用于大脑皮层与上行激活系统引起的觉醒作用相对抗。在它们的共同作用下,调节着睡眠与觉醒的相互转化。

进一步的研究证明,睡眠的发生还与不同的中枢递质系统功能活动有关。慢波睡眠可能与脑内 γ-氨基丁酸、5-羟色胺递质系统的活动有关,快波睡眠可能与脑干内 5-羟色胺和去甲肾上腺素递质系统的活动有关。

（王伯平）

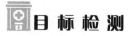

在线答题

第十一章 内 分 泌

能 力 目 标

1. 掌握：激素的概念；生长激素、甲状腺激素、糖皮质激素、胰岛素的主要生理作用；侏儒症、巨人症、肢端肥大症及呆小症的概念。

2. 熟悉：激素作用的一般特征；甲状腺激素、糖皮质激素及胰岛素的分泌调节。

3. 了解：神经垂体激素、甲状旁腺激素、降钙素、肾上腺髓质激素、胰高血糖素的生理作用；生长激素、催产素、甲状旁腺激素、降钙素、肾上腺髓质激素、胰高血糖素的分泌调节。

内分泌系统是神经系统以外的另一大功能调节系统，以分泌各种激素来发挥体液调节作用，全面调控与个体生存密切相关的基础功能，如维持组织细胞的新陈代谢，调节生长、发育、生殖等过程。内分泌系统与神经系统相互配合，共同调节和维持机体的内环境稳态。

第一节 概 述

内分泌系统由内分泌腺和散在机体各处的内分泌细胞组成。人体内主要的内分泌腺包括垂体、甲状腺、甲状旁腺、肾上腺、胰岛和性腺等；散在的内分泌细胞分布广泛，消化道黏膜、心、肺、肾、下丘脑和胎盘等器官组织的某些细胞均具有内分泌功能，此外，还有一些神经细胞兼有内分泌功能，称为神经内分泌细胞。由内分泌腺或内分泌细胞分泌的通过体液传递调节信息的生物活性物质称为激素（hormone），接受激素调节作用的细胞、组织和器官，分别称为靶细胞、靶组织和靶器官。

大多数激素由内分泌细胞分泌后经血液循环运输到远隔部位传输信息，完成细胞之间的长距通信，这种方式称为远距分泌（telecrine）；某些激素可不经血液运输，而由组织液扩散作用于邻近细胞发挥作用，这种方式称为旁分泌（paracrine）；除此之外，还存在自分泌（autocrine）、内在分泌等短距通信方式。下丘脑有许多具有内分泌功能的神经细胞，这类神经细胞既能产生和传导神经冲动，又能合成和释放激素，故称为神经内分泌细胞，它们所产生的激素称为神经激素，可沿神经轴突借轴浆流动运送至末梢从而释放入血实现调节作用，这种方式称为神经分泌（neurocrine）（图11-1）。

一、激素的分类

激素有多种分子形式，其化学性质直接决定激素对靶细胞的作用机制。根据激素的化学性质主要可将其分为两类，一类是含氮激素，另一类是类固醇激素。

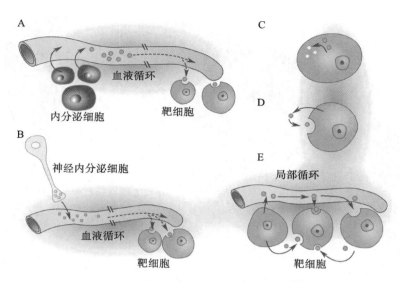

图 11-1　激素在细胞间递送调节信息的途径

（一）含氮激素

主要包括蛋白质类、肽类和胺类激素。体内多数内分泌腺分泌的激素属于此类，如胰岛素、肾上腺素、神经垂体激素、腺垂体激素、甲状腺激素、胃肠激素等。这类激素易被消化酶破坏（甲状腺激素除外），作为药物使用时不宜口服。

（二）类固醇激素（甾体激素）

主要包括肾上腺皮质激素（如皮质醇、醛固酮）和性激素（如雌激素、孕激素、雄激素）。这类激素不易被消化酶破坏，可口服应用。

二、激素作用的机制

（一）含氮激素的作用机制——第二信使学说

第二信使学说是 Sutherland 等于 1965 年提出的，体内大多数蛋白质类和肽类激素通过第二信使系统实现跨膜信号转导。第二信使学说认为：①携带调节信息的激素作为"第一信使"先与靶细胞膜上的特异性受体结合；②激素与受体结合后，激活细胞内腺苷酸环化酶（adenylate cyclase，AC）；③在 Mg^{2+} 存在下，AC 催化 ATP 转变成 cAMP；④cAMP 作为"第二信使"，继续使胞质中无活性的蛋白激酶 A 等功能蛋白逐级活化，最终引起细胞的生物效应（图 11-2）。作为含氮激素发挥作用的第二信使除了 cAMP 之外，还有 IP3、DAG、Ca^{2+}、cGMP 和前列腺素等。

（二）类固醇激素的作用机制

Jesen 和 Gorski 于 1968 年提出的基因表达学说（gene expression hypothesis）认为，类固醇激素进入细胞后，第一步是与胞质相应受体结合形成激素-胞质受体复合物，受体蛋白发生构型变化，从而使激素-胞质受体复合物获得进入胞核的能力，由胞质转移至胞核。第二步是激素-胞质受体复合物与核内受体相互结合，形成激素-胞核受体复合物，从而启动 DNA 的转录过程，促进 mRNA 的形成，诱导新蛋白质合成，完成相应的生理效应（图 11-3）。类固醇激素的作用机制经过这两个步骤调节基因转录和表达，从而改变细胞活动，故此机制又称为"二步作用原理"。

三、激素作用的一般特征

（一）特异作用

激素只选择性地作用于能识别它的靶细胞，这称为激素作用的特异性，这主要取决于靶细胞特

【重点提示】
激素作用的
一般特征。

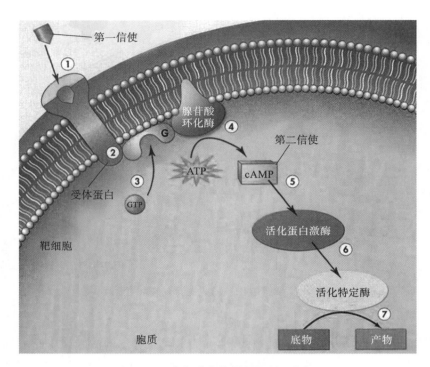

图 11-2　含氮激素的作用机制示意图

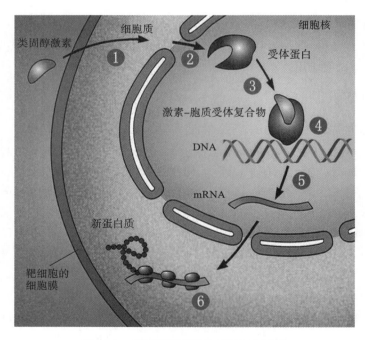

图 11-3　类固醇激素的作用机制示意图

异性受体与激素的结合能力,即亲和力。尽管多数激素通过血液循环广泛接触各部位的组织、细胞,但某些激素只选择性地作用于特定目标。各种激素的作用范围存在很大差异,有些激素仅局限作用于较少的特定目标,如腺垂体促激素主要作用于相应的靶腺;也有些激素作用范围遍及全身,如生长激素、甲状腺激素等,它们几乎对全身的组织细胞的代谢过程都发挥调节作用,但是这些激素也是与细胞的相应受体结合而起作用的。激素作用的特异性并非绝对,有些激素与受体的结合表现出交叉现象,如胰岛素与胰岛素样生长因子的受体等。

（二）信使作用

激素所起的作用是传递信息,犹如"信使"的角色。由内分泌细胞发布的调节信息以分泌激素这种化学方式传输给靶细胞,其作用旨在启动靶细胞固有的、内在的一系列生物效应,而不是作为某种反应物直接参与细胞物质与能量代谢的具体环节。在发挥作用的过程中,激素对其所作用的细胞,既不添加新功能,也不提供额外能量,仅仅起到传递信息的信使作用。

（三）高效作用

激素是人体内高效能的生物活性物质。生理状态下,激素在血液中浓度很低,多在 pmol/L 至 nmol/L 的数量级。虽然其浓度低,但激素与受体结合后,可引发细胞内一系列的酶促反应,经逐级放大,可产生效能极高的生物放大效应。例如,1 mol 胰高血糖素能引起肝糖原分解,生成 $3×10^6$ mol 葡萄糖,其生物效应放大约 300 万倍;在下丘脑-垂体-肾上腺皮质轴的活动中,0.1 μg 促肾上腺皮质激素释放激素可使腺垂体释放 1 μg 促肾上腺皮质激素,后者再引起肾上腺皮质分泌 40 μg 糖皮质激素,最终可产生约 6000 μg 糖原储备的细胞效应。

（四）相互作用

内分泌腺体和内分泌细胞虽然分散在全身,但它们分泌的激素又都以体液为基本媒介传播,相互联系并形成一体化内分泌系统。因此,每种激素产生的效应总是彼此关联、相互影响、错综复杂的,这对于生理活动的相对稳定具有重要意义。

当多种激素共同参与同一生理活动的调节时,激素之间常表现出协同作用和拮抗作用,以维持特定生理活动的相对稳定。如生长激素与胰岛素都有促生长效应,只有同时应用时动物体重才显著增长;糖皮质激素、肾上腺素与胰高血糖素等具有协同升高血糖浓度的作用(图 11-4),而胰岛素与这些生糖激素的作用相反,通过多种途径降低血糖浓度,表现为拮抗作用。激素之间还存在一种特殊的关系,即某种激素对特定器官、组织或细胞没有直接作用,但它的存在却是另一种激素发挥生物效应的必要基础,这称为允许作用。糖皮质激素具有广泛允许作用的特征,其他许多激素需要它的存在才能呈现出相应的调节效应,如糖皮质激素本身对心肌和血管平滑肌并无直接增强收缩的作用,但只有当它存在时,儿茶酚胺类激素才能充分发挥调节心血管活动的作用。

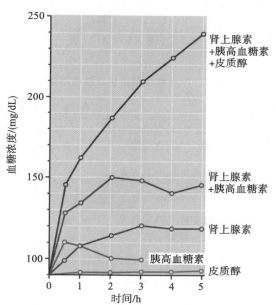

图 11-4　胰高血糖素、肾上腺素与糖皮质激素升高血糖浓度的协同作用

第二节　下丘脑与垂体

一、下丘脑与垂体的联系

下丘脑的一些神经元兼有神经元和内分泌细胞的功能。垂体按其结构和功能分为腺垂体和神经垂体两部分。下丘脑与垂体在结构和功能上的联系非常密切,可视为下丘脑-垂体功能单位,包括

下丘脑-腺垂体系统和下丘脑-神经垂体系统两部分(图11-5)。

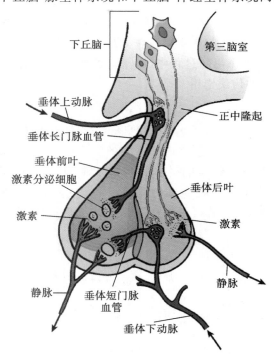

图中标注：
- 下丘脑
- 第三脑室
- 垂体上动脉
- 正中隆起
- 垂体长门脉血管
- 垂体前叶
- 激素分泌细胞
- 激素
- 垂体后叶
- 激素
- 静脉
- 垂体短门脉血管
- 静脉
- 垂体下动脉

图 11-5　下丘脑与垂体功能联系示意图

(一)下丘脑-腺垂体系统

下丘脑与腺垂体之间没有直接的神经联系,但存在特殊的血管网络,即垂体门脉系统,始于下丘脑正中隆起的初级毛细血管网,然后汇集成几条垂体长门脉血管进入垂体,并再次形成次级毛细血管网。这种结构可经局部血流直接实现腺垂体与下丘脑之间的双向沟通,而不需通过体循环。下丘脑的神经元能合成9种调节肽(表11-1),经垂体门脉系统运至腺垂体,调节腺垂体的活动,构成了下丘脑-腺垂体系统。

(二)下丘脑-神经垂体系统

神经垂体本身无合成激素的能力,但下丘脑与神经垂体有着直接的神经联系。下丘脑视上核和室旁核神经元的轴突下行到神经垂体,构成下丘脑-垂体束。下丘脑的视上核和室旁核神经元合成的抗利尿激素和催产素,沿下丘脑-垂体束的轴浆流动,运送并储存于神经垂体处,在适宜的刺激作用下,由神经垂体释放入血,构成下丘脑-神经垂体系统。

表 11-1　下丘脑调节肽的种类和主要作用

激素种类	缩写	化学性质	主要作用
促黑激素释放因子	MRF	肽类	促进促黑激素的分泌
促黑激素释放抑制因子	MIF	肽类	抑制促黑激素的分泌
生长激素释放激素	CHRH	肽类	促进生长激素的分泌
生长激素释放抑制激素 (生长抑素)	GHRIH	肽类	抑制生长激素的分泌
催乳素释放因子	PRF	肽类	促进催乳素的分泌
催乳素释放抑制因子	PIF	胺类/肽类	抑制催乳素的分泌
促甲状腺激素释放激素	TRH	肽类	促进促甲状腺激素的分泌
促肾上腺皮质激素释放激素	CRH	肽类	促进促肾上腺皮质激素的分泌
促性腺激素释放激素	CnRH	肽类	促进黄体生成素、卵泡刺激素的分泌

二、腺垂体激素

腺垂体是体内十分重要的内分泌腺,分泌7种激素,其中促黑(素细胞)激素(melanocyte stimulating hormone,MSH)、生长激素(growth hormone,GH)、催乳素(prolactin,PRL)直接作用于相应的靶细胞或靶组织,调节物质代谢、个体生长、乳腺发育与泌乳,以及黑色素代谢等生理过程;促甲状腺激素(thyroid stimulating hormone,TSH)、促肾上腺皮质激素(adrenocorticotropic hormone, ACTH)、卵泡刺激素(follicle stimulating hormone,FSH)和黄体生成素(luteinizing hormone,LH)则特异性地作用于各自的靶腺而发挥调节作用,故统称为促激素,对各自的靶腺起着促分泌、促增生的双重作用(表11-2)。

表 11-2　腺垂体激素及其主要功能

激　素	缩　写	化学性质	主　要　功　能
促黑激素	MSH	肽类	促进黑色素细胞合成黑色素
生长激素	GH	肽类	促进机体生长、发育,尤其对骨骼和肌肉
催乳素	PRL	肽类	促进乳腺生长发育,引起并维持泌乳
促甲状腺激素	TSH	蛋白质类	促进甲状腺分泌与增生
促肾上腺皮质激素	ACTH	肽类	促进肾上腺皮质分泌与增生
促性腺激素	FSH、LH	蛋白质类	促进生殖细胞的生长与性腺分泌

（一）生长激素

生长激素是腺垂体分泌的含量最多的激素。人生长激素(human growth hormone,hGH)由 191 个氨基酸残基组成,其化学结构与人 PRL 十分相似,故二者除自身的特定作用外,还表现为一定的重叠效应,即 GH 有较弱的泌乳始动作用,而 PRL 则有较弱的促生长作用。

1. 生长激素的主要生理作用

（1）促进机体各组织器官的生长,尤其是对骨骼、肌肉的作用较为显著,是调节机体生长的关键激素。人幼年时期如生长激素分泌不足,将出现生长停滞,身材矮小,称为侏儒症;如果幼年时生长激素分泌过多,则导致巨人症。成年后生长激素分泌过多,由于骨骺已钙化闭合,长骨不再增长,而肢端短骨、面骨及软组织可受刺激而增生,会出现手足粗大、鼻大唇厚、下颌突出症状,称为肢端肥大症。

（2）调节物质代谢,能加速蛋白质合成,特别是促进肝外组织的蛋白质合成;GH 可促进脂肪分解,增强脂肪酸氧化;GH 还可抑制外周组织摄取和利用葡萄糖,减少葡萄糖的消耗,升高血糖水平,GH 分泌过多时,可因血糖浓度升高而引起糖尿,导致垂体性糖尿。

2. 生长激素分泌的调节

腺垂体 GH 的分泌受下丘脑生长激素释放激素(growth hormone releasing hormone,GHRH)和生长抑素(growth hormone release inhibiting hormone,GHRIH)的双重调节。GH 与其他垂体激素一样,也可对下丘脑和腺垂体产生负反馈调节作用。除此之外,GH 的分泌还受到诸多因素的影响:①在进入慢波睡眠时,GH 分泌增多;转入异相睡眠时 GH 分泌则减少。慢波睡眠时 GH 分泌增多有利于机体的生长发育和体力的恢复。②饥饿、运动、低血糖、应激、能量供应缺乏或耗能增加,均可引起 GH 分泌增多。③急性低血糖刺激 GH 分泌的效应最显著,相反,血糖浓度升高则可抑制 GH 分泌。④高蛋白饮食和注射某些氨基酸可刺激 GH 分泌,而游离脂肪酸增多时则 GH 分泌减少。⑤甲状腺激素、雌激素、睾酮和应激刺激也能促进 GH 分泌。在青春期,血中雌激素或睾酮浓度增高,可使 GH 分泌明显增多而引起青春期突长。

（二）催乳素

人催乳素(prolactin,PRL)是由 199 个氨基酸残基组成的蛋白质,除腺垂体外,胎盘也能分泌少量 PRL,其受体在人体组织中也有广泛分布,PRL 除对乳腺、性腺发育和分泌起重要作用外,还参与对应激反应和免疫的调节,其主要作用如下。

1. 调节乳腺活动　PRL 可促进乳腺发育,引起并维持乳腺泌乳。在女性一生的不同时期,其作用有所不同。在女性青春期,PRL 对乳腺发育起着重要作用;在妊娠期,PRL、雌激素和孕激素分泌增多,使乳腺组织进一步发育,但此时血中雌激素和孕激素水平很高,可抑制 PRL 的泌乳作用,故乳腺虽已具备泌乳能力却不泌乳;分娩后,血中雌激素和孕激素水平明显降低,PRL 才能发挥其始动和维持泌乳的作用。PRL 还可促进乳汁成分中酪蛋白、乳糖和脂肪等重要成分的合成。

2. 调节性腺功能 小剂量应用 PRL 对卵巢雌激素和孕激素的合成有促进作用,但大剂量则有抑制作用。患闭经溢乳综合征的妇女表现为闭经、溢乳与不孕,这些症状是因为高浓度的 PRL 可通过负反馈方式抑制下丘脑 GnRH 的分泌,减少腺垂体 FSH 和 LH 的分泌,致使患者出现无排卵和雌激素水平低下的情况。对男性,PRL 可维持和增加睾丸间质细胞 LH 受体的数量,提高睾丸间质细胞对 LH 的敏感性,促进雄性性成熟。

3. 参与应激反应 在应激状态下,血中 PRL 浓度升高,并常与 ACTH 和 GH 浓度的升高同时出现,于刺激停止后数小时恢复正常,是应激反应中腺垂体分泌的三种主要激素之一。

4. 调节免疫功能 PRL 可协同一些细胞因子共同促进淋巴细胞的增殖,直接或间接促进 B 淋巴细胞分泌 IgM 和 IgG。同时,T 淋巴细胞和胸腺淋巴细胞等又可以产生 PRL,以旁分泌或自分泌方式发挥作用。

(三)促黑激素

促黑激素(MSH)的主要生理作用是刺激黑色素细胞,使细胞内的酪氨酸转化为黑色素,同时使黑色素颗粒在细胞内散开,导致皮肤和毛发颜色加深。此外,MSH 还可能参与生长激素、醛固酮、CRH、胰岛素和 LH 等激素分泌的调节,以及抑制摄食行为等。

(四)促激素

腺垂体分泌促甲状腺激素(TSH)、促肾上腺皮质激素(ACTH)和促性腺激素,促性腺激素包括卵泡刺激素(FSH)和黄体生成素(LH)。这些激素对各自的靶腺均有促分泌和促增生双重作用,故统称为促激素。以上促激素分别与下丘脑及靶腺形成了下丘脑-腺垂体-甲状腺轴、下丘脑-腺垂体-肾上腺皮质轴、下丘脑-腺垂体-性腺轴,构成激素分泌调节的轴心。靶腺激素还可通过反馈联系分别对腺垂体和下丘脑起调节作用,从而使血中各相关激素的浓度保持相对稳定(图11-6)。

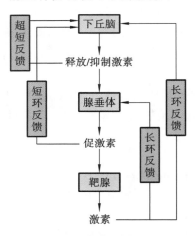

图 11-6　促激素分泌的调节轴

三、神经垂体激素

神经垂体本身不含内分泌细胞,不能合成激素,神经垂体激素实际是下丘脑的视上核、室旁核合成的,神经垂体只是储存和释放激素的部位。神经垂体储存的激素有抗利尿激素(antidiuretic hormone,ADH)和催产素(oxytocin,OXT)。

(一)抗利尿激素

抗利尿激素(ADH)主要能促进远曲小管和集合管对水的重吸收而发挥抗利尿作用。大剂量的抗利尿激素还可引起皮肤、肌肉和内脏的血管收缩,使血压升高,故又称为血管升压素(vasopressin,VP)。生理情况下,血浆中的 ADH 浓度很低,抗利尿作用十分明显,几乎没有升压作用。在大失血的情况下,ADH 释放量明显增多,才表现出缩血管作用,对提升和维持动脉血压起重要作用,临床上某些内脏出血时可使用大剂量 ADH 进行紧急止血。

(二)催产素

1. 生理作用 催产素又称缩宫素,主要靶器官是子宫和乳腺。主要生理作用是促进子宫收缩和乳汁排放。催产素对非妊娠子宫的作用较弱,而对妊娠子宫的作用较强。在分娩过程中,胎儿刺激子宫颈和阴道可反射性地引起催产素分泌增加,促使子宫收缩增强,有助于分娩。临床上可将催产素用于引产及产后出血。催产素能使哺乳期的乳腺腺泡周围的肌上皮细胞收缩,促使乳汁排出。

2. 分泌调节 吸吮乳头可反射性地引起催产素的分泌与释放,致使乳汁排出。在临产或分娩时,子宫和阴道受到压迫和牵拉可反射性地引起催产素的分泌与释放,使子宫收缩增强。

第三节　甲状腺和甲状旁腺

案 例 引 导

患者,男,31岁,近4个月摄食量日渐增多却身体消瘦,怕热多汗,烦躁易怒,每天不时出现心慌和不自主的手颤动。伴突眼、颈部增粗,无口干、多饮、多尿,无胸闷、胸痛等。实验室检查发现患者血中 T_3 及 T_4 水平显著增高,TSH 水平降低。体温 36.9 ℃,心率 118次/分,呼吸 18 次/分,血压 131/65 mmHg。

具体任务:

1.患者为什么会出现身体消瘦,怕热多汗等临床表现?

2.患者的心率和血压有何改变? 为什么?

3.该患者最可能被诊断为什么疾病?

案例解析
11-1

甲状腺是人体最大的内分泌腺,甲状腺的主要结构是腺泡(也称滤泡),其腺泡上皮细胞合成和释放甲状腺激素(thyroid hormones,TH),而腺泡腔是体内唯一的细胞外储存激素的部位。在甲状腺组织中,还有滤泡旁细胞,又称 C 细胞,能分泌降钙素(calcitonin,CT)。甲状旁腺能合成和分泌甲状旁腺激素(parathyroid hormone,PTH)。

一、甲状腺激素

TH 主要有两种,一种是甲状腺素(thyroxine),又称四碘甲腺原氨酸(T_4),另一种是三碘甲腺原氨酸(T_3),在腺体或血液中 T_4 含量较 T_3 多,约占总量的 90%,但 T_3 的生物学活性远高于 T_4 。合成 TH 的基本原料是酪氨酸和碘,因此,甲状腺活动与碘代谢有密切关系。

（一）甲状腺激素的合成与分泌

1.甲状腺激素的合成过程　TH 的合成过程可归纳为以下三个基本环节(图 11-7)。

(1)滤泡聚碘:生理情况下,甲状腺内的 I^- 浓度为血清中的 30 倍。滤泡上皮细胞能通过主动转运机制选择性摄取和聚集碘,此即碘捕获(iodide trap)。碘转运分为两步,先在细胞底部逆碘的电-化学梯度将碘浓集于细胞内,再顺碘的电-化学梯度经细胞顶部进入滤泡腔。在临床上,常用注入碘同位素示踪法检查与判断甲状腺的聚碘能力及其功能状态。

(2)酪氨酸碘化:酪氨酸碘化是指活化碘取代酪氨酸残基苯环上的氢。碘的活化是在甲状腺过氧化物酶(thyroid peroxidase,TPO)的作用下氧化成具有活性的碘,在滤泡上皮细胞顶膜与滤泡腔的交界处进行。同样在 TPO 催化下,"活化碘"迅速取代甲状腺球蛋白(thyroglobulin,TG)酪氨酸残基上的氢原子,合成一碘酪氨酸(monoiodotyrosine,MIT)残基和二碘酪氨酸(diiodotyrosine,DIT)残基,完成碘化过程。

(3)碘化酪氨酸缩合:碘化酪氨酸的缩合或偶联是在 TPO 催化下,两分子的 DIT 偶联成甲状腺素(T_4),或 1 分子的 MIT 与 1 分子的 DIT 偶联成三碘甲腺原氨酸(T_3)以及极少量的 rT_3 ,以胶质的形式储存在腺泡腔内。

Note

193

由上述环节可见,TG 是合成 TH 的"载体",甲状腺中 $90\%\sim95\%$ 的碘都用于 TG 上酪氨酸残基的碘化。缺碘时,TG 分子上 MIT 增多,T_3 含量增加;反之,T_4 含量随 DIT 的生成增多而增加。先天性缺乏 TPO,将使甲状腺激素合成发生障碍。抑制这一酶系的药物,如硫脲嘧啶等,有阻断 T_4、T_3 合成的作用,可用于治疗甲状腺功能亢进。

2. 甲状腺激素的分泌 TH 的分泌受促甲状腺激素(TSH)的调节。在 TSH 作用下,甲状腺滤泡细胞顶部一侧微绒毛伸出伪足,以吞饮的方式将含有多种碘化酪氨酸的 TG 胶质小滴吞入滤泡细胞内,并形成胶质小泡。胶质小泡随即与溶酶体融合成吞噬泡,在蛋白水解酶作用下,水解 TG 的肽键,释放出游离的 T_4、T_3 入血。

3. 甲状腺激素的运输 体内 $1/2\sim2/3$ 的 TH 存在于甲状腺外,并主要以结合形式存在于循环血液中。呈游离形式运输的 T_4 约占 0.03%、T_3 占 0.3%。结合形式的 TH 为储运形式,而只有游离的 TH 才有生物活性,二者保持动态平衡。结合形式运输的 TH 可以缓冲甲状腺分泌功能的急剧变化,且可在结合与游离状态激素之间起缓冲作用,并且防止 TH 被肾小球滤过,避免从尿中过快丢失。

4. 甲状腺激素的降解 T_4 与 T_3 在血液中存在和运输的形式不同,所以半衰期不同,T_4 可长达 $6\sim7$ 天,T_3 不足 1 天。TH 主要在肝、肾、骨骼肌等部位降解。在外周组织,80% 的 T_4 经脱碘酶的作用而脱碘,成为血液中 T_3 的主要来源。大约 15% 的 T_4 与 15% 的 T_3 经与肝内葡萄糖醛酸或硫酸结合后灭活,通过胆汁排泄,绝大部分又被小肠内细菌再分解,随粪便排出。5% 的 T_3 与 5% 的 T_4 在肝和肾内降解,随尿排出。

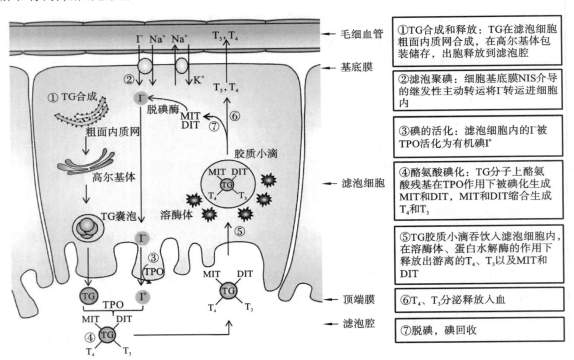

图 11-7 甲状腺激素的合成、分泌与运输示意图

(二)甲状腺激素的生理作用

1. 促进生长发育 TH 是促进人体生长发育的最重要激素,尤其是对脑和长骨的生长发育影响极大,在婴儿出生后最初的 4 个月内最为显著。在胚胎期,TH 促进神经元增殖、分化、突起和突触形成,促进胶质细胞生长和髓鞘形成,诱导神经生长因子和某些酶的合成,促进神经元骨架的发育

等。在幼年期，TH 与 GH 具有协同作用，调控生长发育，TH 刺激骨化中心的发育成熟，使软骨骨化，促进长骨和牙齿生长。先天性甲状腺功能不足的患者，不仅身材矮小，而且脑不能充分发育，智力低下，称为呆小症（克汀病）。

人类胎儿生长发育 11 周之前的甲状腺不具备浓集碘和合成 TH 的能力，因此这一阶段胎儿生长发育所需要的 TH 必须由母体提供。11 周后，随胎儿下丘脑与垂体结构的发育，甲状腺开始捕获碘，并不断分泌 TH。所以，缺碘地区的孕妇尤其需要适时补充碘，保证足够的 TH 合成，以降低呆小症的发病率。

【重点提示】
侏儒症与呆小症有什么区别？

2. 调节新陈代谢

（1）增强能量代谢：早年研究发现，基础代谢率（BMR）在甲状腺功能减退时显著降低；而在甲状腺功能亢进时可提高达 60%～80%，除脑、脾和性腺（睾丸）等少数器官组织外，TH 可使全身绝大多数组织的基础耗氧量增加，产热量增大。就整体而言，给予 1 mg T_4 可使机体产热量增加 4200 kJ（1000 kcal），BMR 提高 28%，耗氧量也相应增加。皮下注射 1 mg T_3，在一天内即可使甲状腺功能减退症（简称甲减）患者的 BMR 从 -20% 升至 +10%。

TH 对许多器官系统的作用常继发于其产热、耗氧效应。如，体温升高转而启动体温调节机制，使皮肤等外周血管舒张，增加皮肤血流量，加强体表散失热量，维持正常体温，但同时又导致体循环系统的外周阻力降低。

（2）调节物质代谢：TH 对物质代谢的影响广泛且复杂，包括合成代谢和分解代谢。生理水平的 TH 对蛋白质、糖、脂肪的合成和分解代谢均有促进作用，而大量的 TH 则对分解代谢的促进作用更为明显。

①糖代谢：TH 能加速肠黏膜吸收葡萄糖，增加外周组织利用糖以及糖原的合成与分解，提高糖代谢速率。TH 还能增强肝糖异生，也能增强肾上腺素、胰高血糖素、皮质醇和生长激素的生糖作用。T_4 与 T_3 既可同时加强外周组织对糖的利用，也能降低血糖浓度。TH 水平升高还能对抗胰岛素，使血糖浓度升高。因此，甲状腺功能亢进症（简称甲亢）患者餐后血糖浓度升高，甚至出现糖尿，但随后血糖浓度又能很快降低。

②脂类代谢：TH 能刺激脂肪合成与分解，加速脂肪代谢速率。甲减患者脂肪合成与分解均降低，体脂比例升高；甲亢患者则脂肪代谢增强，总体脂减少。正常时，TH 可加强胆固醇合成，但同时也增加了低密度脂蛋白受体的可利用性，使更多的胆固醇从血中清除，从而降低血清胆固醇水平。甲亢患者血中胆固醇含量低于正常，甲减患者则升高。

③蛋白质代谢：在生理情况下，TH 可促使结构蛋白质和功能蛋白质合成，有利于机体的生长发育和各种功能活动，但 TH 分泌过多时，以骨骼肌为主的外周组织蛋白质分解加速，尿酸含量增加，尿氮排泄增加，肌肉收缩无力，骨骼蛋白质分解，血钙浓度升高，骨质疏松。故甲亢患者往往有消瘦和肌无力的表现。TH 分泌过少时，蛋白质合成障碍，组织间黏蛋白沉积，使水分子滞留皮下，引起黏液性水肿。

3. 影响器官系统功能　　TH 对神经系统活动的作用主要表现为提高中枢神经系统的兴奋性。在甲状腺功能亢进时，中枢神经系统的兴奋性增高，患者出现注意力不易集中、喜怒失常、烦躁不安、肌肉纤颤等表现。相反，甲状腺功能减退时，中枢神经系统兴奋性降低，患者常出现记忆力减退、说话和行动迟缓、终日思睡状态。TH 对心血管系统也有明显影响，可使心率增快，心肌收缩力增强，心输出量增加。甲亢患者心动过速，心肌可因过度耗竭而致心力衰竭。

（三）甲状腺激素的分泌调节

甲状腺功能活动主要受下丘脑与垂体的调节。下丘脑、腺垂体和甲状腺三个水平紧密联系，组成下丘脑-腺垂体-甲状腺轴（图 11-8）。此外，甲状腺还可根据碘的供应进行一定程度的自身调节。

1. 下丘脑-腺垂体-甲状腺轴的调节　　下丘脑分泌的促甲状腺激素释放激素（TRH）通过垂体门

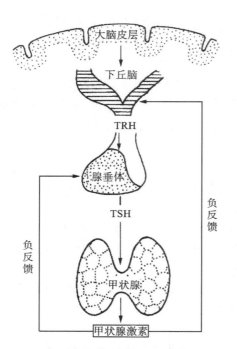

图 11-8　甲状腺激素分泌的反馈调节示意图

脉系统，作用于腺垂体，促进促甲状腺激素（TSH）的合成和释放。TSH 作用于甲状腺，刺激甲状腺合成和分泌甲状腺激素，并促进腺体增生。下丘脑 TRH 分泌量受内、外环境的影响，例如，寒冷环境下，刺激信息到达中枢神经系统，可促进下丘脑释放 TRH 增多，进而使腺垂体 TSH 分泌增加，最终使甲状腺激素的分泌量增加，产热增加，有利于御寒。

2. 甲状腺激素反馈调节　当血中甲状腺激素浓度升高时，可反馈性地抑制腺垂体 TSH 的分泌，继而使甲状腺激素的释放减少。这种负反馈作用是体内甲状腺激素浓度维持生理水平的重要机制（图 11-8）。当饮食中缺碘造成甲状腺激素合成减少时，甲状腺激素对腺垂体的负反馈作用减弱，TSH 的分泌量增多，从而刺激甲状腺细胞增生，甲状腺肿大，临床上称为单纯性甲状腺肿。

3. 甲状腺的自身调节　除了下丘脑、腺垂体对甲状腺进行调节以及甲状腺激素的反馈调节外，甲状腺本身还具有适应碘的供应变化，调节自身对碘的摄取以及合成与释放甲状腺激素的能力，这种调节完全不受 TSH 影响，故称自身调节或自我调节。当饮食中缺碘时，甲状腺将出现碘转运机制增强，摄取碘的能力增强，使甲状腺激素的合成与释放不致因碘供应不足而减少。相反，当饮食中碘过多时，最初 T_4、T_3 合成增加，但超过一定限度后，T_4、T_3 合成速度不再增加，反而明显下降，即过量的碘可产生抗甲状腺效应，称为 Wolff-Chaikoff 效应。自身调节作用使甲状腺能适应食物中碘供应量的变化，从而保证腺体内合成激素量的相对稳定。利用过量碘产生的抗甲状腺效应，临床上常用大剂量碘处理甲状腺危象和做手术前准备。

4. 自主神经对甲状腺活动的影响　刺激交感神经可使甲状腺激素合成分泌增加，刺激副交感神经则使甲状腺激素合成分泌减少。此外，有些激素也可以影响腺垂体 TSH 的分泌。例如，雌激素能增加腺垂体细胞上 TRH 受体的数量，使 TSH 分泌增多；糖皮质激素和生长激素则能抑制腺垂体分泌 TSH。

二、甲状旁腺激素和降钙素

甲状旁腺分泌的甲状旁腺激素（PTH）和甲状腺 C 细胞分泌的降钙素（CT），共同参与体内钙、磷代谢的调节，是控制血钙和血磷稳态的主要激素。

（一）甲状旁腺激素

甲状旁腺激素（parathyroid hormone，PTH）由甲状旁腺主细胞合成和分泌，是含有 84 个氨基酸残基的直链多肽。正常人血浆中的 PTH 浓度呈昼夜节律，其波动范围为 10～50 ng/L，清晨 6 时最高，之后逐渐降低，至下午 4 时达最低，以后又逐渐升高。

1. 甲状旁腺激素的生理作用

PTH 能升高血钙浓度、降低血磷浓度，是体内调节血钙浓度的最主要激素。骨和肾是 PTH 的主要靶器官。

（1）对骨的作用：PTH 可促进骨钙入血，其作用包括快速效应与延迟效应两个时相。PTH 的快速效应在数分钟内即可产生，其产生机制是骨细胞膜对 Ca^{2+} 的通透性迅速增高，引起血钙浓度升高。PTH 的延迟效应在激素作用 12～14 h 后出现，其作用机制是刺激破骨细胞的活动，加速骨基质的溶解,使钙、磷释放进入血液。因此,PTH 分泌过多可增强溶骨过程,导致骨质疏松。

（2）对肾的作用:PTH 能直接促进远曲小管对钙的重吸收,还能激活肾内的 1,25-羟化酶,使无活性的维生素 D_3 转变为有活性的维生素 D_3,间接促进小肠对钙的吸收,使血钙浓度升高;同时还能抑制近端小管对磷的重吸收,使血磷浓度降低。

血钙是维持神经、肌肉正常兴奋性的必要物质。临床上进行甲状腺手术时,若不慎误将甲状旁腺摘除,可引起严重的低血钙,导致手足抽搐,严重时因呼吸肌痉挛而窒息。

2. 甲状旁腺激素分泌的调节　血钙浓度是调节 PTH 分泌的最主要因素。血钙浓度降低时,PTH 分泌增加:反之,血钙浓度升高时,则 PTH 分泌减少。因此,若长期缺钙,会引起甲状旁腺增生,如佝偻病患儿,因血钙浓度长期偏低,往往出现甲状旁腺增大。

（二）降钙素

1. 降钙素的生理作用　降钙素的主要生理作用是降低血钙和血磷浓度。降钙素可抑制破骨细胞的活动,同时加强成骨过程,增加钙、磷在骨的沉积,因而使血钙和血磷浓度降低。此外,降钙素能抑制肾小管对的钙和磷重吸收,增加钙、磷在尿中的排出量。

2. 降钙素分泌的调节　降钙素的分泌主要受血钙浓度的调节。当血钙浓度升高时,降钙素分泌增多,反之则分泌减少。

第四节　肾　上　腺

案例引导

患者,女,32 岁,肥胖、头痛、乏力半年,行走困难、腰背酸痛、生活不能自理 1 个月。护理体检见向心性肥胖、满月脸、多血质及痤疮、下腹部两侧典型紫纹。拟诊断为库欣综合征入院治疗。

具体任务:

1. 还应进一步收集该患者的哪些实验室及辅助检查资料?

2. 患者为什么会出现向心性肥胖、满月脸等临床表现?

案例解析
11-2

肾上腺包括肾上腺皮质和肾上腺髓质,两者在发生、结构和功能上都不相同,实际上是两个独立的内分泌腺。肾上腺皮质分泌类固醇激素,作用广泛,对维持人体的基本生命活动十分重要。肾上腺髓质分泌儿茶酚胺类激素,在人体应急反应中起重要作用。

一、肾上腺皮质激素

肾上腺皮质由三层不同的细胞组成,从外向内分别为球状带、束状带和网状带。其中球状带分泌盐皮质激素,以醛固酮为主;束状带分泌糖皮质激素,以皮质醇为主;网状带分泌性激素,以雄激素为主,也有少量雌激素。

肾上腺皮质对于生命活动的维持极为重要。其作用主要表现在两方面,一是通过释放盐皮质激素,调节人体的水盐代谢,维持循环血容量和动脉血压;二是通过释放糖皮质激素,调节糖、蛋白质、脂肪的代谢,提高人体对伤害性刺激的抵抗力。关于醛固酮的生理作用和分泌调节在第八章已经介绍,有关性激素的内容将在第十二章介绍,本节主要介绍糖皮质激素。

(一)糖皮质激素的生理作用

正常人血浆中的糖皮质激素(glucocorticoid,GC)以皮质醇分泌量最大,作用最强,其次为皮质酮。糖皮质激素的作用广泛而复杂,对多种器官组织都有影响。

1. 对物质代谢的影响

(1)糖代谢:糖皮质激素具有抗胰岛素的作用,能抑制外周组织对葡萄糖的利用,还能促进糖异生,使血糖浓度升高。因此,糖皮质激素分泌过多或服用此类激素药物过多时,会使血糖浓度升高,甚至出现类固醇性糖尿。糖皮质激素分泌不足(如艾迪生病)时,可导致低血糖。

(2)蛋白质代谢:糖皮质激素能促进肝外组织,特别是肌肉组织的蛋白质分解,促使氨基酸转移到肝脏,生成肝糖原。因此,糖皮质激素分泌过多或长期使用糖皮质激素,可出现生长停滞、肌肉和淋巴组织萎缩、骨质疏松、皮肤变薄以及创口愈合延迟等现象。

(3)脂肪代谢:糖皮质激素能促进脂肪的分解,增强脂肪酸在肝内的氧化过程,有利于糖异生。糖皮质激素过多时,可导致脂肪组织由四肢向躯干重新分布,形成所谓的"向心性肥胖"的特殊体型,即四肢脂肪减少而面部及项背部脂肪大量沉积,形成所谓的"满月脸""水牛背"。

2. 影响水盐代谢 因结构的相似性,糖皮质激素也有一定的醛固酮作用,但其对肾的保钠排钾作用远弱于醛固酮。此外,皮质醇还可减小肾小球入球微动脉对血流的阻力,增加肾血浆流量,使肾小球滤过率增高;抑制抗利尿激素分泌,总效应是有利于水的排出。因此,肾上腺皮质功能严重缺陷时,患者排水能力明显下降,可出现"水中毒",如补充适量的糖皮质激素可得到纠正,但补充盐皮质激素则无效。

3. 对其他组织器官的作用 ①对血液系统的影响:糖皮质激素可使血中红细胞、血小板和中性粒细胞增多,而使淋巴细胞和嗜酸性粒细胞减少。因此,常用糖皮质激素治疗贫血、血小板减少性紫癜、中性粒细胞减少症、淋巴肉瘤或淋巴性白血病等。②对消化系统的影响:糖皮质激素能增加胃酸和胃蛋白酶的分泌,若长期大量使用糖皮质激素,可诱发胃溃疡。③对循环系统的影响:糖皮质激素对血管无直接作用,但能提高血管平滑肌对儿茶酚胺的敏感性,从而提高儿茶酚胺的缩血管效应(允许作用),有利于维持正常的动脉血压。糖皮质激素可降低毛细血管壁的通透性,减少血浆滤出,有利于维持血容量。④对神经系统的影响:皮质醇有提高中枢神经系统兴奋性的作用,小剂量可引起欣快感,大剂量则引起思维不能集中、烦躁不安和失眠等现象。

4. 参与应激 机体遭受来自内、外环境和社会、心理等因素一定程度的伤害性刺激时,除引起机体与刺激直接相关的特异性变化外,还引起一系列与刺激性质无直接关系的非特异性适应反应,这种非特异性适应反应称为应激反应(stress response)。在应激刺激作用下,肾上腺素、去甲肾上腺素和皮质醇分泌,皮质醇在儿茶酚胺激素的警觉反应中发挥允许作用,随后皮质醇分泌变慢,但作用更持久,机体的反应更久,同时抵消某些激素作用,动员储备的能量,以维持反应过程中的能量需求。可见,肾上腺皮质激素与髓质激素共同参与机体的应激反应过程,皮质醇的作用在于增强机体对伤害性刺激的基础"耐受性"和"抵抗力",而髓质激素则提高机体的"警觉性"和"应变力",并与应激过程中特殊的情绪反应和行为活动有关。当切除肾上腺皮质时,机体的应激反应减弱,严重时可危及生命。

糖皮质激素的作用广泛而复杂,以上仅简述了它们的主要作用。此外,它们还有多方面的作用,如促进胎儿肺表面活性物质的合成,增强骨骼肌的收缩力,抑制骨的形成而促进其分解等。临床上使用大剂量的糖皮质激素及其类似物,可用于抗炎、抗中毒、抗过敏和抗休克等。

(二)糖皮质激素分泌的调节

糖皮质激素的分泌主要受下丘脑-腺垂体-肾上腺皮质轴的调节(图 11-9)。

1. ACTH 的作用 糖皮质激素的分泌主要受腺垂体分泌的 ACTH 的调节。ACTH 对肾上腺皮质的作用主要包括：①促进糖皮质激素的合成与释放；②促进束状带和网状带的生长发育。ACTH 的分泌具有昼夜节律波动，入睡后 ACTH 分泌逐渐减少，午夜最低，随后又逐渐增多，觉醒起床前进入分泌高峰，白天维持在较低水平，入睡时再减少。ACTH 分泌的这种昼夜节律波动，使糖皮质激素的分泌也出现相应的波动。ACTH 分泌的这种昼夜节律波动，是由下丘脑促肾上腺皮质激素释放激素（corticotropin releasing hormone，CRH）节律性释放所决定的。

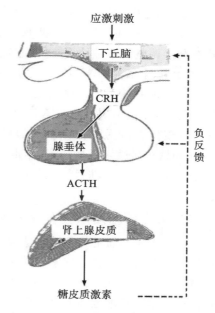

图 11-9　糖皮质激素分泌调节示意图

2. ACTH 分泌的调节　ACTH 调节糖皮质激素的分泌，而 ACTH 的分泌受下丘脑 CRH 的控制。下丘脑 CRH 神经元又受到脑内神经递质的调控，中枢神经系统可通过控制和影响下丘脑的活动，进而控制和影响肾上腺糖皮质激素的合成和释放。例如，人体在应激状态时，中枢神经系统可通过对各种有害刺激信息进行分析整合，使下丘脑-腺垂体-肾上腺皮质系统的活动加强，最终使血中 ACTH 和糖皮质激素水平明显升高。

3. 糖皮质激素的负反馈调节　当血中糖皮质激素浓度升高时，可通过负反馈作用抑制下丘脑 CRH 和腺垂体 ACTH 的分泌，从而维持体内糖皮质激素水平的稳态。值得注意的是，长期大量应用糖皮质激素的患者，由于负反馈作用，ACTH 分泌减少，促增生的作用减弱，甚至使肾上腺皮质逐渐萎缩，分泌功能降低。若突然停止用药，会出现急性肾上腺皮质功能不全，引起肾上腺皮质功能危象，甚至危及生命。因此，治疗中应逐渐减量停药或在用药期间间断给予 ACTH，以防肾上腺皮质萎缩。

知识拓展
11-2

二、肾上腺髓质激素

肾上腺髓质嗜铬细胞主要分泌肾上腺素（epinephrine，E）和去甲肾上腺素（norepinephrine，NE），它们都属于儿茶酚胺类物质。

（一）肾上腺髓质激素的生理作用

肾上腺髓质激素的作用广泛且多样，几乎对全身各系统均有作用。肾上腺素与去甲肾上腺素的主要生理作用见表 11-3。

表 11-3　肾上腺素与去甲肾上腺素的主要生理作用

	肾 上 腺 素	去甲肾上腺素
心脏	心率加快；收缩力明显增强，心输出量增加	心率减慢（减压反射作用）
血管	皮肤、胃肠、肾血管收缩，冠状动脉、骨骼肌血管舒张，总外周阻力降低	除冠状动脉舒张外，其他血管收缩，总外周阻力升高
血压	上升（心输出量增加）	明显上升
支气管平滑肌	舒张	稍舒张
代谢	增强	稍增强

肾上腺髓质受交感神经节前纤维支配，二者关系密切，组成交感-肾上腺髓质系统。当人体内、外环境急剧变化时（如运动、低血压、创伤、寒冷、恐惧等紧急情况），肾上腺髓质激素大量分泌，从而提高中枢神经系统的兴奋性，使人体处于警觉状态，反应灵敏；呼吸加深加快，肺通气量加大以增加

组织供氧量;心率加快,心肌收缩力加强,心输出量增加;全身血液重新分布,保证重要器官(如心脏、脑和骨骼肌等)的血液供应;肝糖原与脂肪分解增加,为骨骼肌、心肌等活动提供更多的能量。这些变化有利于调整人体各种机能,以适应环境急变,使人体更好地度过紧急时刻。在紧急状态下,通过交感-肾上腺髓质系统增强所发生的适应性反应,称为应急反应。

需要指出的是,应急与应激是两个不同但有关联的概念。应急反应以交感-肾上腺髓质系统活动加强为主,血液中的肾上腺素、去甲肾上腺素水平升高,侧重于调整人体各种机能,从而提高机体快速反应的能力,克服"困难"。应激反应以下丘脑-腺垂体-肾上腺皮质轴活动加强为主,使血液中的ACTH 和糖皮质激素水平升高,侧重于增强机体对有害刺激的耐受能力,提高生存能力。实际上,引起应急反应的刺激,同样也引起应激反应,二者既有区别又相辅相成,使机体的适应能力更加完善。

(二)肾上腺髓质激素分泌的调节

支配肾上腺髓质的神经属交感神经节前纤维,其末梢释放 ACh,通过 N 型胆碱能受体引起细胞释放肾上腺素与去甲肾上腺素。并在应急情况下,可使肾上腺素与去甲肾上腺素分泌量明显增加。

肾上腺髓质受交感神经节前纤维支配,交感神经兴奋能促进肾上腺髓质激素的分泌。ACTH 与糖皮质激素也可增强某些合成酶的活性,促进肾上腺素和去甲肾上腺素的合成和分泌。此外,肾上腺髓质激素的分泌也存在负反馈调节,当血中儿茶酚胺的浓度增加到一定水平时,又可反馈性地抑制儿茶酚胺的某些合成酶类的活性,使儿茶酚胺合成减少,浓度下降。

第五节 胰 岛

案 例 引 导

案例解析
11-3

患者,女,64 岁,多饮、多食、消瘦十余年,下肢水肿伴麻木一个月。十年前无明显诱因出现烦渴、多饮,饮水量每日达 4000 mL,伴尿量增多,主食由 6 两/日增至 1 斤/日,体重在6 个月内下降 5 kg,门诊查血糖 12.5 mmol/L,尿糖(+++),诊断为糖尿病,服用降糖药物治疗后好转。近一个月来出现双下肢麻木,时有针刺样疼痛,伴下肢水肿。

查体:T 36 ℃,P 78 次/分,R 18 次/分,BP 160/100 mmHg。双下肢凹陷性水肿,感觉减退,膝腱反射消失,余未见明显异常。

具体任务:

1.糖尿病患者三多一少症状如何产生的?

2.糖尿病患者出现感觉异常的原因是什么?

胰腺兼有外分泌和内分泌双重功能,胰腺的内分泌功能主要由胰岛完成。胰岛是散在于胰腺腺泡之间的一些如同岛屿一样的内分泌细胞群。根据形态和染色特点,人类胰岛细胞可分为 A 细胞、B 细胞、D 细胞及 PP 细胞四类细胞群。其中,B 细胞最多,占胰岛细胞总数的 60%~70%,分泌胰岛素(insulin);A 细胞约占 20%,分泌胰高血糖素(glucagon);D 细胞占胰岛细胞总数的 10%,分泌生长抑素;PP 细胞数量很少,分泌胰多肽。

一、胰岛素

胰岛素是由 51 个氨基酸组成的小分子蛋白质。血液中的胰岛素以与血浆蛋白结合和游离的两种形式存在,二者间保持动态平衡。只有游离形式的胰岛素才具有生物活性。胰岛素在血中的半衰期仅 5～6 min。

(一)胰岛素的生理作用

胰岛素是全面促进物质合成代谢的关键激素,与其他激素共同作用,维持物质代谢水平的相对稳定。当机体营养物质(糖、脂肪和蛋白质)供应充足时,胰岛素反应性分泌,可有效促进组织细胞利用这些营养物质,增强合成代谢,并抑制机体自身的同类成分在其他激素的作用下被动员。相反,当机体在饥饿或营养缺乏时,胰岛素分泌减少,使其抗衡体内其他激素的作用削弱,内源性成分则被动员、利用。胰岛素的靶器官主要是肌肉、肝和脂肪组织,主要通过调节代谢过程中多种酶的生物活性来影响物质代谢。

1. 对糖代谢的调节　胰岛素是生理状态下唯一能降低血糖浓度的激素,也是调节血糖浓度的关键激素。胰岛素一方面能促进全身组织对葡萄糖的摄取和利用,加速葡萄糖合成为肝糖原,即增加血糖的去路;另一方面能抑制糖原分解和糖异生,减少肝糖原的释放,即减少血糖的来源,因而使血糖浓度降低。胰岛素分泌不足,血糖浓度将升高,若超过肾糖阈,即可出现糖尿。

2. 对脂肪代谢的调节　胰岛素能促进脂肪的合成与储存,同时能抑制脂肪的分解,使血中游离脂肪酸减少。胰岛素缺乏时,脂肪分解增强,大量脂肪酸在肝内氧化生成过量酮体,引起酮症酸中毒。

3. 对蛋白质代谢的调节　胰岛素能加速细胞对氨基酸的摄取,促进蛋白质的合成,并抑制蛋白质的分解,因而能促进机体的生长,但胰岛素必须与生长激素协同作用,只有两者共同作用时才能发挥明显的促生长作用,而胰岛素单独作用时,促生长作用并不显著。

(二)胰岛素分泌的调节

1. 血糖浓度的调节　血糖浓度是调节胰岛素分泌的最重要因素。胰岛 B 细胞对血糖水平的变化十分敏感,血糖浓度升高时,可直接刺激胰岛 B 细胞,使胰岛素分泌增多,从而促进血糖浓度降低;相反,血糖浓度降低时则抑制胰岛素的分泌,从而维持血糖水平的相对稳定。

2. 氨基酸和脂肪酸的作用　许多氨基酸有刺激胰岛素分泌的作用,其中以精氨酸和赖氨酸的作用较强。血清氨基酸和糖对胰岛素分泌的刺激有协同作用,两者浓度同时升高时,可使胰岛素分泌量成倍增长。长时间的高血糖、高氨基酸和高脂血症可持续刺激胰岛素的分泌,致使胰岛 B 细胞衰竭而引起糖尿病。临床上常用口服氨基酸后血中胰岛素水平判断胰岛 B 细胞的功能。此外,血中脂肪酸和酮体大量增加时,也可促进胰岛素的分泌。

3. 激素作用　①胃肠激素均有促进胰岛素分泌的作用,如胃泌素、促胰液素、缩胆囊素和抑胃肽等;②胰高血糖素、生长激素、甲状腺激素、糖皮质激素等都可通过升高血糖浓度间接刺激胰岛素分泌,胰高血糖素也可直接作用于相邻的胰岛 B 细胞,刺激其分泌胰岛素;③肾上腺素可抑制胰岛素的分泌。

4. 神经调节　胰岛素受交感神经和迷走神经双重支配。迷走神经兴奋不仅可促进胰岛素的分泌,还可通过刺激胃肠激素的释放,间接促进胰岛素的分泌。交感神经兴奋则抑制胰岛素分泌。

二、胰高血糖素

与胰岛素的作用相反,胰高血糖素是促进机体分解代谢的激素。

(一)胰高血糖素的生理作用

胰高血糖素的靶器官主要是肝,它能促进糖原分解和糖异生,使血糖浓度明显升高;胰高血糖

【重点提示】
胰岛素的生理作用。

能使氨基酸加快进入细胞内并转化为葡萄糖;胰高血糖素还能促进脂肪分解,并促进脂肪酸氧化,使酮体生成增多。另外,胰高血糖素能抑制胃酸和胃蛋白酶分泌,药理剂量的胰高血糖素可增加心率和心肌收缩力,使平均动脉压升高。

(二)胰高血糖素分泌的调节

1. 血糖与氨基酸浓度的调节 血糖浓度也是调节胰高血糖素分泌的重要因素。当血糖浓度降低时,可促进胰高血糖素的分泌;反之则分泌减少。饥饿可促进胰高血糖素的分泌,这对维持血糖浓度,保证脑的代谢和能量供应具有重要意义。高蛋白餐或静脉注射氨基酸可刺激胰高血糖素的分泌,其效应与注射葡萄糖相反。血中氨基酸的作用,一方面通过促进胰岛素分泌降低血糖浓度;另一方面又通过刺激胰高血糖素的分泌而使血糖浓度升高,因而可避免低血糖的发生。

2. 其他激素的调节 胰岛素和生长抑素可以旁分泌的方式直接作用于相邻的 A 细胞,抑制胰高血糖素的分泌;胰岛素又可通过降低血糖浓度,间接促进胰高血糖素的分泌。胰岛素和胰高血糖素是一对相互拮抗的、调节血糖水平的激素。

3. 神经调节 交感神经兴奋时可通过 β 受体促进胰高血糖素的分泌;而迷走神经兴奋时则通过 M 受体抑制胰高血糖素的分泌。

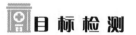

目标检测

在线答题

(李佳欢、代传艳)

第十二章 生　殖

能力目标

1.掌握：睾丸和卵巢的内分泌功能；雄激素、雌激素、孕激素的生理作用；月经周期中卵巢和子宫内膜的变化。

2.熟悉：月经和月经周期的概念；月经周期的分期及其形成原理。

3.了解：睾丸的生精作用；妊娠与分娩的基本过程。

生殖（reproduction）是指生物体生长发育到一定阶段后，能够产生与自己相似的子代个体的能力。生殖是生命活动的基本特征之一，它是确保生物繁衍和种系延续的重要生命活动，人类的生殖是通过两性生殖器官的活动来实现的。生殖系统包括主性器官和附性器官。能够产生生殖细胞的器官称为主性器官（即性腺），其余为附性器官。

第一节　男性生殖

男性的主性器官为睾丸（testis），附性器官有附睾、输精管、前列腺、精囊、尿道球腺和阴茎等。睾丸由曲细精管和间质细胞组成，具有产生精子和内分泌双重功能。曲细精管是精子生成的部位，间质细胞可以分泌雄激素。

一、睾丸的生精功能

精子是在睾丸小叶的曲细精管内生成的。进入青春期后，曲细精管基底膜上的精原细胞在腺垂体促性腺激素的作用下，依次经历初级精母细胞、次级精母细胞、精子细胞各个不同发育阶段，最终发育为成熟精子，这一过程称为睾丸的生精作用。整个生精过程大约需要两个半月。新生成的精子自身没有运动能力，被送至附睾进一步发育成熟，并获得运动能力（图 12-1）。一个精原细胞大约经过 7 次分裂可产生近百个精子，成人每天 1 g 睾丸组织可产生成千上万个精子。正常男性每次射精量为 3～6 mL，每毫升精液中含有 0.2 亿～4 亿个精子，若每毫升精液中精子数少于 0.2 亿个，则不易使卵子受精。

二、睾丸的内分泌功能

睾丸间质细胞分泌雄激素，主要为睾酮，支持细胞主要分泌抑制素。

（一）雄激素

雄激素（androgen）由睾丸的间质细胞分泌，主要包括睾酮（testosterone，T）、脱氢表雄酮

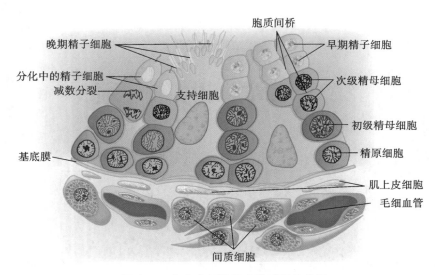

图 12-1 睾丸曲细精管生精过程示意图

(dehydroepiandrosterone,DHEA)、雄烯二酮(androstenedione)和雄酮(androsterone)等。在以上这些雄激素中,睾酮的生物活性最强,其余几种雄激素的生物活性不及睾酮的1/5。睾酮进入靶组织后还会转变为活性更强的双氢睾酮(dihydrotestosterone,DHT)。

血浆中仅约2%的睾酮以游离的形式存在,以这种形式存在的睾酮是具有生物活性的。其余98%的睾酮以结合形式存在,结合形式的睾酮可作为血浆中的睾酮储存库。睾酮主要在靶器官组织中降解,在肝内灭活,随尿液排出,少数经粪便排出。正常男子血中睾酮以20～50岁时含量较高,为19～24 nmol/L,50岁以上则随年龄增长而逐渐减少。此外,成年男子血中睾酮水平还表现为年节律、日节律及脉冲式分泌的现象,且个体差异较大。

睾酮的生理作用比较广泛,主要有以下几个方面:①维持生精:睾酮自间质细胞分泌后,可透过基底膜进入曲细精管,通过支持细胞与生精细胞的相应受体结合,促进精子生成。②促进附性器官的生长发育:睾酮能刺激前列腺、阴茎、阴囊、尿道球腺等附性器官的生长发育,并维持其处于成熟状态。③促进副性征的出现:青春期开始,在睾酮和双氢睾酮的作用下,男性外表出现一系列区别于女性的特征,称为男性副性征或第二性征,其主要表现为喉结突出、生殖器增大、胡须生长、嗓音低沉、骨骼粗壮、肌肉发达等。④影响代谢:睾酮能促进全身组织特别是肌肉、骨骼内蛋白质的合成,使骨骼中钙、磷沉积增加,并刺激骨髓以促进红细胞生成。男性在青春期,由于睾酮与腺垂体分泌的生长激素的协同作用,可使身体出现一次显著的生长过程。

(二)抑制素

抑制素(inhibin)是由睾丸支持细胞分泌的一种糖蛋白激素,可选择性作用于腺垂体,对FSH的合成和分泌具有很强的抑制作用,而生理剂量的抑制素对LH的分泌却无明显影响。此外,在性腺还存在与抑制素结构相似但作用相反的物质,它被称为激活素(activin),激活素可促进腺垂体FSH的分泌。

第二节 女性生殖

女性的主性器官是卵巢,是女性生殖系统的中心,具有生卵和内分泌双重功能,卵巢的内分泌功能可以分泌多种激素,主要有雌激素、孕激素。附性器官有输卵管、子宫、阴道和外阴。

一、卵巢的功能

（一）卵巢的生卵作用

从青春期开始到绝经期前，卵巢在形态和功能上可发生周期性的变化。在新生儿出生时，卵巢内约有200万个卵泡，经历儿童期直至青春期，卵泡数下降至只剩下30万～50万个；在女性一生中仅400～500个卵泡发育成熟并排卵，其余的卵泡发育到一定程度后通过细胞凋亡机制自行退化，这个过程称为卵泡闭锁。

临近青春期，原始卵泡开始发育，形成生长卵泡。原始卵泡由一个初级卵母细胞和周围的单层卵泡细胞组成。在腺垂体促性腺激素的作用下，原始卵泡经历初级卵泡、次级卵泡，最终发育为成熟卵泡。随着卵泡的发育成熟，其逐渐向卵巢表面移行并向外突出，当接近卵巢表面时，该处表面细胞变薄，最后破裂，出现排卵（ovulation）（图12-2），排出的卵子随即被输卵管伞捕捉送入输卵管。排卵多发生在两次月经中间，一般在下次月经来潮之前14日左右，卵子可由两侧卵巢轮流排出，也可由一侧卵巢连续排出。排卵后，卵泡壁塌陷，卵泡膜血管壁破裂，血液流入腔内形成血体，继而卵泡的破口由纤维蛋白封闭，残留的颗粒细胞变大，胞质内含黄色颗粒状的类脂质，此时血体变为黄体（corpus luteum）。若卵子未受精，在排卵后9～10日黄体开始萎缩，血管减少，细胞呈脂肪变性，黄色消退，最后细胞被吸收，组织纤维化，外观色白，称为白体（corpus albicans）；若卵子受精，黄体继续发育成妊娠黄体。排卵日至月经来潮的时期为黄体期，一般为14日，黄体功能衰退后月经来潮，此时卵巢中又有新的卵泡发育，开始新的周期。除妊娠期外，每个月有15～20个原始卵泡同时发育，但通常仅有一个卵泡发育成熟，其余卵泡在发育的不同阶段先后退化而形成闭锁卵泡。

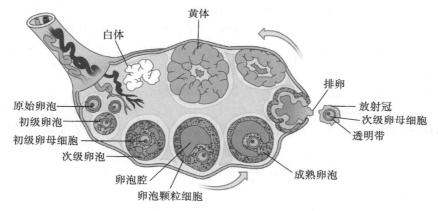

图12-2 卵巢生卵过程示意图

（二）卵巢的内分泌功能

卵巢主要分泌雌激素（estrogen）和孕激素（progestin）。雌激素主要是雌二醇（estradiol，E2），孕激素主要是黄体酮（孕酮），均属于类固醇激素。

（1）雌激素的生理作用：①促进子宫内膜、血管和腺体增生，但不分泌；促进输卵管运动，有利于精子、卵子的运行；促进阴道上皮增生、角化，增强抵抗力；促使阴道上皮细胞合成糖原产生乳酸，增强阴道抗菌能力。②促进乳房发育，刺激乳腺导管增生并产生乳晕，也可促使脂肪沉积于乳房、臀部等部位，毛发呈女性分布，音调较高，出现并维持女性第二性征。③可广泛影响代谢过程，对蛋白质、脂肪、骨和水盐代谢均产生影响，加速蛋白质合成，促进生长发育，降低血浆低密度脂蛋白含量而增高高密度脂蛋白含量，有利于抗动脉硬化；加速骨骼生长，促进骨的成熟及骨骺愈合；促进肾小管对水和钠的重吸收，有利于水钠潴留。④高浓度的雌激素对下丘脑和腺垂体具有正、负双重反馈作用。

【重点提示】雌激素的生理作用。

【重点提示】
孕激素的生理作用。

（2）孕激素主要为孕酮(P)，在卵巢内主要由黄体产生，又称黄体酮。肾上腺皮质和胎盘也可产生孕酮。孕激素的主要作用是在雌激素作用的基础上，为受精卵着床做好准备和维持妊娠。孕激素的生理作用：①使子宫内膜、血管、腺体进一步增生，血管扩张充血，腺体迂曲并分泌，为受精卵的着床提供良好的条件；抑制子宫活动；抑制母体对胎儿的排斥反应，保证胚胎有一个比较安静的环境。②促进乳腺腺泡的发育和成熟，为分娩后泌乳创造条件。③孕激素可促进人体产热，使基础体温升高。在月经周期中，排卵后体温升高则是孕激素作用的结果。临床上将这一基础体温的改变作为判断排卵日期的标志之一。④高浓度的孕激素对下丘脑和腺垂体具有负反馈作用。

二、月经周期

女性进入青春期后，随着卵巢功能的周期性变化，在卵巢分泌激素的作用下，子宫内膜发生周期性剥落，产生经阴道流血的现象，称为月经(menstruation)。月经形成的周期性变化过程称为月经周期(menstrual cycle)。人类的月经周期在20～40天范围内均为正常，一般为28天左右，月经期持续3～5天，第6～14天为增生期，第14天为排卵日，第15～28天为分泌期。前两期处于卵巢周期的卵泡期，而分泌期则与黄体期相对应。月经周期的时间界定为本次月经的第一天开始至下次月经来潮的前一天结束。

通常，女性成长到12～14岁出现第一次月经，称为初潮。初潮后一段时间，由于卵巢功能尚不稳定，月经周期可能紊乱，1～2年后趋向规则，逐渐进入性成熟期。到50岁左右，月经周期停止，称为绝经。

(一)月经周期中卵巢和子宫内膜的变化

在月经周期中，在卵巢分泌激素的作用下，子宫内膜会出现一系列形态和功能的变化，根据子宫内膜的变化可将月经周期分为三期，分别为增生期、分泌期和月经期(图12-3)。

【重点提示】
月经周期中卵巢和子宫内膜的变化特点。

1.增生期 从月经停止到排卵，大约是月经周期的第6～14天，相当于卵巢周期的卵泡期。此期内卵巢中的卵泡处于发育和成熟阶段，并不断分泌雌激素。在雌激素的作用下，子宫内膜增生变厚，血管、腺体增生，但腺体不分泌。此期末，卵泡发育成熟并排卵。

2.分泌期 从排卵后到下次月经来潮前，大约是月经周期的第15～28天，相当于卵巢周期的黄体期。在分泌期，排卵后的残余卵泡发育成黄体并分泌雌激素和大量的孕激素，促使子宫内膜进一步增厚，血管增生弯曲呈螺旋状并扩张充血，腺体迂曲并分泌。此时，子宫内膜变得松软而富有营养，子宫平滑肌相对比较静止，为胚泡的着床和发育做好准备。如果卵子未受精，黄体在排卵后的第9～10天开始退化萎缩。

3.月经期 从月经开始至出血停止，大约是月经周期的第1～5天，由于黄体退化萎缩，分泌雌激素和孕激素迅速减少，子宫内膜突然失去雌激素、孕激素的支持，发生血管痉挛，导致子宫内膜缺血、坏死、脱落出血，即进入月经期。月经期出血量为50～100 mL，其中混有脱落的子宫内膜，且月经血不凝固，主要是由于子宫内膜组织中含有较丰富的纤溶酶原激活物，将月经血中的纤溶酶原激活为纤溶酶，溶解纤维蛋白所致。子宫内膜脱落形成的创面容易感染，故此期内应注意保持外阴清洁和避免剧烈运动。

(二)月经周期的形成机制

月经周期的形成与下丘脑-腺垂体-卵巢轴的周期性功能活动密切相关(图12-4)。

1.月经期的形成 黄体期雌激素和孕激素的分泌达到高峰，对下丘脑和腺垂体的负反馈抑制作用较强，使 GnRH、FSH 及 LH 分泌处于低水平，致使黄体开始退化、萎缩，因而雌激素和孕激素的分泌突然减少。由于子宫内膜缺乏性激素的支持，子宫内膜中螺旋形小动脉发生收缩、痉挛、断裂，造成子宫内膜缺血、缺氧，子宫内膜的功能层失去营养而剥离、出血，形成月经期。

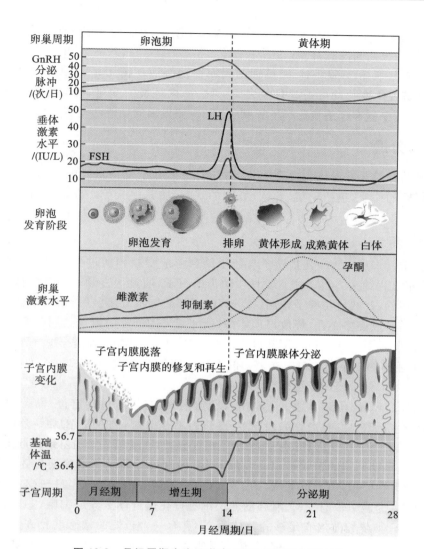

图 12-3　月经周期中生殖激素、卵巢和子宫内膜变化

2. 增殖期的形成　血中雌激素和孕激素浓度下降到最低水平,对下丘脑和腺垂体负反馈作用减弱,下丘脑分泌的 GnRH 增多,GnRH 经垂体门脉系统运送到腺垂体,促使腺垂体分泌 FSH 和 LH。FSH 促使卵巢内卵泡生长发育,并与 LH 配合,使卵泡分泌雌激素,在雌激素的作用下,子宫内膜发生增殖期的变化。至排卵前一天,血中雌激素浓度达到顶峰,但此时高浓度的雌激素对下丘脑不是起负反馈作用,而是起正反馈调节作用,使 GnRH 分泌增多,刺激 LH 和 FSH 分泌,特别是 LH 的分泌达到高峰,在高浓度的 LH 的作用下,已发育成熟的卵泡破裂发生排卵。

3. 分泌期的形成　卵泡排卵后,卵泡颗粒细胞和内膜细胞在 LH 的作用下转化为黄体细胞,形成黄体,继续分泌雌激素和大量孕激素。到排卵后 8～10 天,孕激素在血中的浓度达到高峰,雌激素则出现第二次高峰,进入分泌期。如果排出的卵子受精,黄体

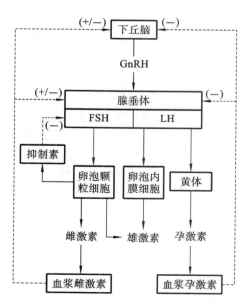

图 12-4　下丘脑-腺垂体-卵巢轴的功能联系

则继续生长发育形成妊娠黄体,并继续分泌孕激素和雌激素,从而使子宫内膜不但不脱落,而且继续增厚形成蜕膜,故妊娠期间没有月经。

由于月经周期与下丘脑-腺垂体-卵巢轴的周期性功能活动密切相关,所以下丘脑-腺垂体-卵巢轴的任何一个环节发生变化均可引起月经失调。此外,内环境的变化、社会心理因素的改变以及某些疾病等,都可通过中枢神经系统影响下丘脑-腺垂体-卵巢轴的功能活动,从而导致月经紊乱。

三、妊娠与分娩

妊娠是指胚胎和胎儿在母体内发育生长的过程,成熟卵子受精是妊娠的开始,胎儿及其附属物自母体排出是妊娠的终止,包括受精、着床、妊娠的维持、胎儿生长等。分娩是指胎儿及其附属物娩出母体的过程。

(一)受精与着床

1. 受精 受精(fertilization)是指精子与卵子结合形成受精卵的过程。通常受精发生在排卵后12 h内,整个受精过程约为24 h。进入女性生殖道的精子,通过子宫颈、子宫腔、输卵管到达输卵管壶腹部与峡部连接处,并在此与卵子相遇(图12-5)。精子与卵子接触后,精子顶体外膜与精子头部细胞膜融合、破裂,形成许多小孔,释放出顶体酶,使卵子外围的放射冠及透明带溶解,这一过程称为顶体反应。同时,进入卵细胞的精子尾部退化,细胞核膨大,形成雄性原核,并与雌性原核融合,形成1个具有23对染色体的受精卵。在一次射出的上亿个精子中,一般只有200个左右的精子运行到受精部位,通常仅有1个精子使卵子受精。

2. 着床 着床(implantation)是指胚泡植入子宫内膜的过程,包括定位、黏着和穿透三个阶段。受精卵在沿输卵管向子宫方向运行的过程中不断进行有丝分裂,约在受精后第3天,分裂成一个12～16个细胞的实心细胞团,称为桑葚胚。桑葚胚继续分裂,在受精后第4日形成胚泡并抵达子宫腔。在受精后5～6天,早期胚泡的透明带消失,在子宫腔内继续分裂发育成晚期囊胚,晚期囊胚植入子宫内膜的过程,称为孕卵植入,也称着床(图12-5),在受精后6～7天开始,11～12天结束。受精卵完成着床的条件如下:①透明带消失;②囊胚滋养层细胞分化出合体滋养层细胞;③囊胚和子宫内膜同步发育并相互配合;④孕妇体内有足够的黄体酮,子宫有一个极短的敏感期允许受精卵着床。着床的部位通常在子宫体上部的前壁或后壁,若植入子宫体腔以外的部位则称为宫外孕。

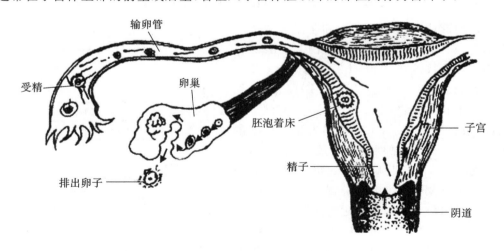

图 12-5 排卵、受精与着床示意图

(二)妊娠的维持及激素调节

正常妊娠的维持主要依赖于垂体、卵巢及胎盘分泌的各种激素的相互配合。受精以后,由于高浓度的雌激素、孕激素的负反馈作用,腺垂体分泌的黄体生成素减少,但此时黄体并不退化,因为在受精后 6 天左右合体滋养层细胞即可分泌人绒毛膜促性腺激素,替代黄体生成素,促进卵巢黄体进一步发育成妊娠黄体,继续分泌孕激素和雌激素,以适应妊娠的需要。妊娠 3 个月左右,妊娠黄体逐渐萎缩,此时胎盘的内分泌功能逐渐增强,可分泌大量的蛋白质激素、肽类激素和类固醇激素,调节母体与胎儿的代谢活动。

1. 人绒毛膜促性腺激素 人绒毛膜促性腺激素(hCG)是由胎盘绒毛组织的合体滋养层细胞分泌的一种糖蛋白激素,hCG 与 LH 有高度的同源性,二者生物学效应及免疫学特性也基本相似。hCG 的生理作用主要包括:①在妊娠早期刺激母体的月经黄体转变为妊娠黄体,并使其继续分泌大量雌激素和孕激素,以维持正常妊娠;②抑制淋巴细胞的活力,防止母体产生对胎儿的排斥反应。妊娠早期绒毛组织形成后,合体滋养层细胞即大量分泌 hCG,至妊娠 8~10 周时达到高峰,随后分泌逐渐减少,到妊娠 20 周左右降至较低水平,并一直维持到分娩。因其在妊娠早期即可出现在母体血液中,并由尿排出,所以,测定血液中或尿液中 hCG 是诊断早期妊娠的一个指标。

2. 其他蛋白激素和肽类激素 胎盘还可分泌人绒毛膜促生长激素、绒毛膜促甲状腺激素、促肾上腺皮质激素、ACTH、TRH、GnRH 及内啡肽等。人绒毛膜促生长激素为胎盘合体滋养层细胞分泌的单链多肽激素,具有生长激素的作用,能调节母体与胎儿的物质代谢和促进胎儿生长。

3. 类固醇激素 胎盘能分泌大量孕激素和雌激素。孕激素由胎盘的合体滋养层细胞分泌。随着妊娠的进展,母体血液中的孕激素水平逐渐升高,妊娠末期达到高峰。妊娠初期,母体血液中的孕激素的主要来源是卵巢黄体。到妊娠 10 周后,孕激素主要来源于胎盘。胎盘分泌的雌激素中,90% 是雌三醇,而雌酮和雌二醇则很少。雌三醇是胎儿与胎盘共同参与合成的,检测孕妇尿液中雌三醇的含量可反映胎儿在子宫内的情况,若雌三醇含量突然降低,则预示胎儿危险或发生宫内死亡。

（三）分娩

分娩(parturition)是指胎儿及其附属物从母体子宫、阴道全部娩出的过程。自然分娩的过程可分为三个阶段,也称三个产程。第一产程是宫口扩张期,第二产程是胎儿娩出期,第三产程是胎盘娩出期。开始由子宫底部向子宫颈的收缩波频繁发生,推动胎儿头部紧抵子宫颈,此阶段可长达数小时。然后子宫颈变软和开放完全,胎儿由子宫腔经子宫颈和阴道排出体外,一般需要 1~2 h。最后,在胎儿娩出后 10 min 左右,胎盘与子宫分离并排出母体,同时子宫肌强烈收缩,压迫血管以防止过量失血。在分娩过程中存在正反馈调节,胎儿对子宫颈部的刺激可引起缩宫素(催产素)的释放和子宫底部肌肉收缩增强,使胎儿对子宫颈的刺激更强,从而引起更多的缩宫素释放及子宫的进一步收缩,直至胎儿完全娩出。

妊娠后,催乳素、雌激素、孕激素分泌增加,使乳腺导管进一步增生,并促进腺泡增生发育,但因此时血液中雌激素、孕激素浓度过高,抑制催乳素的泌乳作用,故尚不泌乳。分娩后,由于胎盘娩出,雌激素和孕激素的浓度大大降低,对催乳素的抑制作用解除,乳腺开始泌乳。在哺乳过程中,婴儿吸吮乳头,可引起排乳反射,促使乳汁排出。由哺乳引起的高浓度催乳素,对促性腺激素的分泌具有抑制作用。因此,在哺乳期间可出现月经暂停,一般为 4~6 个月,它能起到自然调节生育间隔的作用。

 目标检测

在线答题

（李佳欢、代传艳）

参 考 文 献

CANKAOWENXIAN

[1]　姚泰.生理学[M].北京:人民卫生出版社,2005.

[2]　朱大年,王庭槐.生理学[M].8 版.北京:人民卫生出版社,2013.

[3]　葛均波,徐永健.内科学[M].8 版.北京:人民卫生出版社,2013.

[4]　彭波.生理学[M].北京:人民卫生出版社,2014.

[5]　唐四元.生理学[M].3 版.北京:人民卫生出版社,2012.

[6]　王庭槐.生理学[M].9 版.北京:人民卫生出版社,2018.

[7]　王庭槐.生理学[M].3 版.北京:人民卫生出版社,2015.

[8]　杜友爱,胡庆.生理学[M].北京:人民军医出版社,2013.

[9]　王光亮,孙玉锦,张敏.生理学[M].武汉:华中科技大学出版社,2012.